认 识 你 自 己

KNOW YOURSELF

——Socrates

江苏省“十二五”规划重点教材
江苏高校优势学科建设工程资助项目
江苏高校品牌专业建设工程资助项目

骨骼和肌肉表面解剖学

宋雅伟　王金勇　编著

人民体育出版社

编委会

主　编	宋雅伟	王金勇		
副主编	张曦元	樊晓丹	陆　矫	张伊卓
编　委	陈　艳	韦　娟	孔　铧	吉彦廷
	彭妹英	王　涛	刘淑文	薛　莲
	赵　鹏	倪　勇	刘　浩	张　猛
	郑之钦	王　浩	范　榕	潘　涛
绘图、动画	孙德刚	张　乐	宋成哲	
配　音	耿婉莹	赵纯纯		
审　校	李忠华	白　石	常加松	

序

“没有全民健康，就没有全面小康”，党中央提出了“健康中国”战略，倡导普及健康生活、优化健康服务、发展健康产业，提升全民健康素养。健康、健身产业越来越得到普罗大众的青睐，从事相关行业的人员越来越多，对从业人员要求越来越高，尤其是对从业人员的解剖专业知识水平，提出了更高的要求。运动员训练时，骨骼、肌肉、关节等组成了一个直观的、动态的运动系统，决定了教练员、运动员、运动医学队医、科研人员等必须了解和掌握人体解剖的结构知识。

“纸上得来终觉浅，绝知此事要躬行。”当今的解剖学学习方法，基本上是在标本上进行的，缺乏在活体上学习的操作探究，学生们不能联系实际理解和记忆。表面解剖学是研究人体表面形态结构和内在功能规律的科学，主要采用体表触摸、度量、观察、标测等方法去描述人体各部的形态结构。

“问渠那得清如许？为有源头活水来。”《骨骼和肌肉表面解剖学》这部专著的出版，从形态观察入手，为学习运动解剖学提供了一个新的方法和手段，对骨骼和肌肉进行更加直观的表达。展示强壮清晰的形态轮廓，省略了机理和琐碎细节，通过翔实、清晰的图片，展示人体的结构，配上简洁、科学的说明，更好地理解、学习人体的骨骼、肌肉。

“长江后浪推前浪，世上今人胜古人。”表面解剖学的内容，在国内主要零散地分布于一些解剖学专著中，至今少有系统的研究人体表面解剖专著问世。多年前，南京体育学院的顾德明教授编写了一本《运动解剖学图谱》，这本图谱影响了一代又一代从事运动医学，甚至医学院校的老师、学生。如今见到南京体育学院宋雅伟、王金勇学术团队精心编著的《骨骼和肌肉表面解剖学》，令人惊喜万分。宋雅伟教授理论基础扎实，王金勇医师实践操作深入至微，团队成员精诚合作，为专著的成功问世奠定了基础。

“采得百花成蜜后，为谁辛苦为谁甜。”这部专著的编写历时3年，是一个非常辛苦、繁琐、复杂的工作，编者们并没有急功近利，而是潜下心来，初心不变，以求为读者奉献一部精雕细琢的作品。书中的所有照片、插图、视频都是由宋雅伟教授团队拍摄、修改、编辑，保证了图片的真实性，也体现了编者们认真、严谨的治学态度。难能可贵的是，在体表、骨骼、肌肉等方面的图片融合，以及三维视频动画的配音制作，都是现代解剖学著作的一个创举、一个进步。

“撸起袖子加油干”，祝贺宋雅伟教授学术团队，用《骨骼和肌肉表面解剖学》的专著出版成果，践行“健康中国”的不忘初心，敬为之序！

中国工程院　资深院士

南方医科大学　教授　钟世镇

2019年春于广州

前　言

2014年国务院将“全民健身”提升为国家战略，2016年又在《“健康中国2030”规划纲要》（以下简称《纲要》）中明确提出要通过“广泛开展全民健身运动，加强体医融合和非医疗健康干预，促进重点人群体育活动”等方式来提高全民身体素质。“体医结合”的理念将成为推进健康中国建设，全面提升中华民族健康素质、实现人民健康的重要措施和依托。

随着运动人体科学研究的深入，体医结合越来越广泛，因而要求人们对于人体解剖的认识更加趋向于实践操作，但是广大的康复医学、运动健身、运动训练等从业人员并不能及时将所学解剖学知识进行实际应用，尤其是在骨肌系统（骨、韧带、肌腱、肌肉等）方面。目前解剖学的学习基本上都以标本、模型为主，缺乏在活体上的学习与操作，使得学生课后不能更好地将理论与实际相结合进行记忆与应用。

人体表面解剖学是研究正常人体表面形态结构和发展规律的科学，其中包括骨性标志、肌性标志、血管神经，以及重要器官投影、体型的年龄变化和表皮特征等，通常采用体表触摸、度量、观察、标测等方法去描述人体各部的形态结构，是解剖学的另一分支。人体表面解剖学的内容在国外解剖学著作中早有记载，在国内主要零散地分布于一些解剖学专著中，至今少有系统的研究人体表面解剖学的专著问世。

《骨骼和肌肉表面解剖学》从形态观察入手，对骨骼和肌肉进行直观的描述。由于人体形态存在个性差异，本书所含信息（图解、照片、文字、视频）均参考了正常人的体型，重点在于展示清晰的形态轮廓，省略了机理和琐碎细节。书中通过大量翔实、清晰的图片来显示人体的结构；通过简洁、准确的描述来阐述人体的体表形态、体表标志及触诊，这样可以更好地学习、研究人体的骨骼和肌肉。本书按绪论、头颈部、上肢、躯干、下肢的顺序编写，每个章节均包括：第一节，概述；第二节，骨及骨性标志；第三节，肌及肌性标志；第四节，体表标志及触诊；第五节，运动关节的肌群。在章节起始处列出了学习目标，包括章节要点及知识点掌握层次；在章节结束部分精选复习思考题，并配以章节练习题、拓展阅读以及动画演示，为学生拓展知识、提高自主学习能力提供帮助。全书配有插图300余幅，配有动画及人体彩绘（彩绘：毛依凡、赵纯纯；模特：陈庆倩、王紫怡、王翔宇、肖澳）合计200余部，书后配有附录，内容包括骨骼和肌肉结构要点、学习思维导图（朱子康绘制）和人体表面标志，便于读者快速学习与查询。

本教材理论结合实际，表面结合深层，图片结合说明，紧扣实际需要，每章较为详尽地收集和记载了各部位重要的骨性标志、肌性标志及其体表投影，同时将理论与运动实践紧密联系。编者们力求打造一本通俗易懂、条理清晰、图文并茂、实用性强的专业书籍，适合医学、体育院校的本科生和研究生使用。通过对本教材的学习，可以帮助相关专业的学生及相关领域的专业工作者更加快速地掌握骨骼和肌肉表面解剖学的知识，为他们更好地进行实际操作提供帮助。

编者们从事运动人体科学研究多年，他们中有直接从事解剖学教学的教师和从事运动训练的教练，亦有从事运动医学的医生和从事运动康复的PT师等。希望我们的工作能抛砖引玉，为人体解剖学的发展尽绵薄之力。由于首次编撰此类书籍，不足之处在所难免，希望广大读者多提宝贵意见，同时也希望相关专家不吝赐教，联系邮箱：syw0008@163.com。

本书的编写得到了江苏省优势学科、江苏省高校品牌专业建设工程（TAPP）的项目资助，并得到了江苏省击剑队、体操队、跳水队等教练员、运动员的支持，为本书图片的拍摄提供了场地和模特；另外还得到了北京艺视点科技有限公司、维拓启创（北京）信息技术有限公司在绘图制作等方面的帮助，在此一并表示感谢！

编者

2018年6月

目　录

下 肢

绪 论

一、骨骼和肌肉表面解剖学概况

解剖学属生物科学的一部分，主要研究正常人体器官位置、形态、结构及功能，以阐明人体结构的形态、成因、相互关系及发展规律为目的，是医学教育的重要基础课程。

根据研究角度、方法和目的的不同，解剖学不断衍生分化出新的分支。例如，按照组成人体的各系统，逐一研究和叙述各系统器官形态和结构的系统解剖学；按照人体的局部分区来研究器官的结构、位置、形态、体表标志与投影、层次和毗邻关系等的局部解剖学；研究人体各局部或器官断面形态结构的断层解剖学；密切联系外科手术的外科解剖学；专门阐述临床各种手术层次结构的手术解剖学；结合临床学科发展需求研究人体结构的临床解剖学；与临床影像技术相关的断层影像解剖学；运用X线技术研究人体结构的X线解剖学；研究神经的形态与功能的神经解剖学；与麻醉、护理操作技术密切相关的麻醉、护理解剖学；与口腔、美容密切相关的口腔、美容解剖学；配合并指导外科操作的微创外科解剖学；在出生前后研究人体生长、发育和正常结构及功能变化的发育解剖学（胚胎学和年龄解剖学）；采用数字化计算机技术研究人体结构的数字解剖学；从造型结构艺术角度研究人体结构的艺术解剖学；研究人体器官和结构在体育运动和训练中形态结构和功能关系的运动解剖学；在正常人体解剖学基础上通过观察、扪触、度量和标测体表，描述人体各部的形态结构，进行活体研究的表面解剖学等。

目前，在最新的国家标准、国际标准解剖学术语中虽还未见到“表面解剖学”或“surface anatomy”的标准术语，但早在两千年以前中医针灸腧穴定位中就已广泛应用。表面解剖学是研究正常人体表面形态结构的科学，是解剖学的重要分支，其内容包括骨性标志、肌性标志、血管神经及重要器官投影、体型的年龄变化和表皮特征等。

随着运动医学、康复医学、运动健身等体医结合模式越来越广泛，因而要求从事相关专业的人员对于人体解剖学的认识要向着专业与实践应用方向发展，但是相关人员并不能准确地将所学解剖学知识进行实际应用，尤其是在骨肌系统方面。由此，编者引入“骨骼和肌肉表面解剖学”的概念，即从形态观察入手为学习解剖学提供了一个新的方法和手段，对骨骼和肌肉进行更加直观的表达，重点在于展示骨、肌的形态结构及触诊方法。

本书所含的图解、照片、文字等内容参考了正常的成人体型，尽可能准确地表达对人体的认识和了解。书中通过大量清晰、翔实的图片展示人体的结构，配上简洁、科学的说明，从认识体表的形态、标志入手，更好地学习、研究人体的骨骼和肌肉。

二、骨骼和肌肉表面解剖学的任务

骨骼和肌肉表面解剖学的任务是揭示人体骨、肌的形态和结构特征，骨、肌结构间的毗邻和定位关系，引导学生将系统化、理论化的知识更好地应用到实践中。

（一）了解骨、肌的体表形态特征

现代解剖学研究在向“活体”“动态”方向转化，在自己或他人身体上准确定位骨骼、触摸肌肉，拓展了以往借助观察、触摸解剖标本的学习模式，在活体上实践与应用解剖学知识，从而更好地了解、认识、探究人体的形态结构。

（二）为体育锻炼和运动训练提供身体形态变化的理论依据

不同运动中，身体各部相对位置发生改变，骨骼和肌肉的皮下位置也发生改变，了解骨、肌的形态变化，结合运动项目特征可以更好地进行训练，为改善身体形态、提高身体机能和素质提供帮助。

（三）为学习后续课程奠定基础

人体科学中的许多课程都与人体形态结构知识有着内在的联系，掌握骨骼和肌肉表面解剖学知识对于人体测量、运动员选材、运动损伤诊断具有重要意义，也可为其他课程的学习提供基础。

三、人体的发育及形态

（一）人体的发育

人的生长发育具有连续、渐进的特点。在这一过程中伴随着人体量和质的变化，形成了不同的发育阶段。胎儿期和婴儿期的生长发育遵循头尾发展规律，按照头部、上肢、躯干、下肢的顺序自上而下发育；儿童、青春期的生长发育遵循向心律，呈自下而上、自四肢远端向躯干的顺序，四肢先于躯干、下肢先于上肢。在青春期开始阶段，四肢增长最快，在下肢增长中，足是最先增长也是最先停止的，然后依次是小腿、大腿，青春期后期躯干增长再次加快，最后是胸壁厚度的增加。

人在生长发育过程中，有两次高峰期。第一次在胎儿中期（4～6个月）至2岁，此阶段是一生中增长最快的阶段；在胎儿后期体重增长最快，3个月内可增长2～2.5kg，是一生中增重最快的阶段。出生后，增长速度虽开始减慢，但1周岁前身长仍增加20～25cm，体重增加6～7kg。第二次发育高峰在青春期，年龄约10～15岁，女孩比男孩早2年开始。高峰期后，生长发育的速度放缓，到20岁左右（女17～21岁、男23～26岁）基本停止，与身高相比，体重在青春期增长的时间较长，幅度也较大。青春期体重的增长除与骨骼有关外，还与肌肉和脂肪的增长有关。8岁时肌肉重量约占体重的1/4，17～18岁时肌肉重量约占体重的1/2。男性的肌肉发育一直持续到30岁才达到高峰。青春期以前，男女在身体形态上并无明显差异，进入青春期以后，男女的身体形态出现了明显的性别差异，男性体内脂肪含量不断减少，而女性脂肪却缓慢增加。男性骨骼粗壮，肌肉发达，骨性和肌性标志明显，整体线条粗犷；女性乳房发育，臀部丰满，皮下脂肪增多，整体线条比较柔和。

人体结构虽然基本相同，但由于遗传、环境、社会、营养、职业和锻炼等因素各不相同，所以每个人的躯体大小、高矮、形态也可有差别，这些特点在人体上的综合表现称为体型。

正常情况下，不同个体青春期发育开始时间可以相差6～7年。由于发育时间的早晚不同，在身体形态上也会出现差异。较早发育的儿童身体增长开始早，停止也早，整个生长发育期短，成年后多趋于矮胖型；晚发育的儿童虽然身体增长开始较晚，但整个生长发育期长，成年后多趋于瘦长型。故晚发育的儿童开始时比同龄早发育的儿童个子矮，但随着青春期发育的开始，可超过早发育的儿童，后来居上。

进入成年后，人的体型基本不再发生大的变化，一般分为三型：①矮胖型：体态粗短坚实，头大，四肢相对短小，腹围大于胸围，胸腹腔容积大；②瘦长型：细长瘦弱，四肢较长，胸围大于腹围；③适中型：介于矮胖型与瘦长型之间。体型不同的人，脏器的形状、大小也有相异之处。矮胖的人，一般心脏较大，多横位，肺短，胃宽短，位置较高。瘦长的人则相反，心多垂直位，肺长，腹部内脏相对细长，位置低。了解人体的体型不仅对其发育情况有帮助，而且对临床诊断也很有意义，这些体型的差异一般都属于正常情况而不作为病态处理。

（二）人体比例

人类的演化和人体正常发育密切相关，从猿到人的进化过程中，人体结构中有许多比例关系接近黄金分割率。

人体各部存在比例，各器官脏器之间也存在比例。人体比例大多基于身体各部分的相互比较——高度与高度、高度与宽度、高度与深度、宽度与深度的比较等。比如面部的审美，主要是指脸型和五官的比例是否达到“黄金分割”——1∶0.618这一标准。身体比例则主要由各骨的相对长度决定，可以将人体或人体各组成部分均分为若干份，如1/2、1/3、1/4等。对于人体来说，一个常用的长度单位就是头的长度，根据头的长度可以把人体分成6份、7份、7.5份、8份，甚至更多份。站立时，人的身高约为7.5个头长。坐正时，约为5个头长，其中从头顶到坐平面为3.5个头长。下蹲时，约为4.33个头长。席地坐时，约为4个头长。弯腰时由于程度不同，约为4.5~6个头长。

在人体生长的过程中，人体比例呈现年龄越大、头部越小的趋势，而下肢占全身的比例则是越来越大。胸围在发育过程中变宽，腰围在步入中年后变粗，随着年龄的增加，脊柱的弯曲程度和肋骨的斜度会出现相应的变化。此外，人体比例也因性别和种族差异而有所不同。（图1）

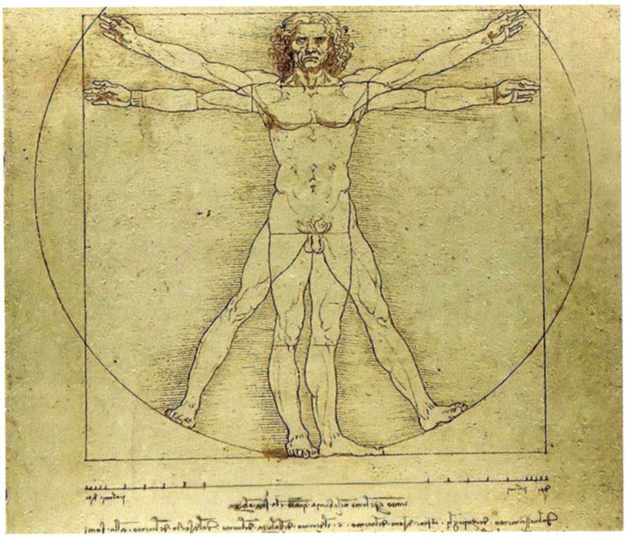

图1 维特鲁威人[①]

①《维特鲁威人》是列奥纳多·达·芬奇在1487年前后创作的世界著名素描，现被收藏于意大利威尼斯的学院美术馆中。该图展示了男性完美的身体比例。

人体的骨性标志点和肌性标志点都可用来度量身体比例，不过肌性标志点的个体差异较大，并且当人体的姿势改变时，肌性标志点也会发生移动。因此，通过骨、肌标志点的活体测量，可以阐明人体结构的形态与变异，并进行群体间体质特征测量、比较以及生长发育规律的探讨。

（三）皮肤、筋膜与脂肪

皮肤是人体最大的器官，重量约占人体的14%～16%，成人皮肤面积约为1.5～$2m^2$，主要有呼吸、吸收、分泌、排泄、保护、调节体温和感知的作用。皮肤由表皮层、真皮层和皮下组织构成，皮下组织又称脂肪层。表皮层厚度约为0.7～2mm，真皮层厚度约为3.5mm，皮下组织的厚度约为15.5～25mm，眼睑处较薄约为0.6mm。

皮肤可以在肌肉和位于皮下的骨骼上滑动。人体表面会出现无数的皮肤褶皱，当人体中相互关联的两部分被紧紧合拢在一起时，皮肤就会在两者接合处的屈曲侧形成嵴和皱纹，当两部分伸展开来时，这些皮肤褶皱即消失，但有时也会留下轻微的折痕。皮肤褶皱呈现为深色线条，可以勾勒出位于其下的身体部分形态，也可界定身体部位的末端位置，皮肤褶皱的方向通常垂直紧贴其下的肌纤维或肌腱。

筋膜由结缔组织构成，分为浅筋膜和深筋膜两种。浅筋膜位于真皮之下，包被全身各部，由疏松结缔组织构成，富含脂肪，又称皮下筋膜、皮下组织或皮下脂肪。某些部位浅筋膜分两层，浅层含脂肪较多，深层呈膜状，一般不含脂肪而含有较多弹性组织。深筋膜位于浅筋膜的深面，包被体壁、四肢的肌肉和血管神经等，由致密结缔组织构成，又称固有筋膜。深筋膜与肌肉的关系密切，随肌的分层而分层。在四肢，深筋膜插入肌群之间，并附着于骨，构成肌间隔，将功能、发育过程和神经支配不同的肌群分割开来，与包绕肌群的深筋膜构成筋膜鞘保证其单独活动，当一块肌肉由于水肿等原因肿胀时，由于筋膜限制其体积膨胀，可出现疼痛症状。如果骨面不够宽而周围肌群数目众多，筋膜可作为肌的附着点。

脂肪分布于皮下各个部位及腔内脏器旁。在13~14岁性发育成熟后，脂肪细胞的数目也就不再繁殖增加了，以后的胖瘦都是因为脂肪细胞体积的增大或缩小所致。由于不同的部位脂肪细胞增大率不同，往往导致人体各个部位肥胖的程度不同。脂肪分布于皮肤和肌肉之间的浅筋膜中，可在人体上形成大面积覆盖，掩盖体表的各种解剖学形态，使之光滑连续，但是在轮廓清晰或皮肤较薄的个体上也会发生脂肪几乎完全缺失的情况，这时肌肉纹理和骨性标志点便会显现出来。无论高矮胖瘦，决定人体表面形态的是脂肪量的多少，而非肌肉的发达程度，身体各区域的脂肪厚度并不相同，与四肢相比，躯干上的脂肪更多，常会囤积在人体的某些隐窝处，脂肪组织在女性身体中占比更大。

（四）人体器官的变异与异常

人体解剖学里描述的器官形态、构造、位置、大小及其血液供应和神经配布均指正常状态，在统计学上占优势。人体某些结构与正常形态虽不完全相同，但与正常值比较接近，差异不显著，称变异。如果超出一般变异范围，统计学上出现率极低，甚至影响正常生理功能者，称为异常。

四、名词及术语

人体可分为头、颈、躯干、四肢四个部分。躯干包括背部、胸部、腹部、盆与会阴部，对人体整体和各部的描述均建立在人体标准解剖学姿势上。

（一）解剖学姿势

人体标准解剖学姿势是：身体直立，两眼平视正前方，两足并拢，足尖向前，双上肢下垂于躯干两侧，掌心向前。描述任何人体结构时，均应采用人体标准解剖学姿势。

（二）人体的轴与面

轴和面是描述人体器官的形态，尤其是叙述关节运动时常用的术语。人体可设计出互相垂直的三种轴，即垂直轴、矢状轴和冠状轴；依据上述三种轴，还可设计出人体互相垂直的三种面，即矢状面、冠状面和水平面。

为了正确描述人体形态结构，将人体解剖学中常用的轴、面和方位介绍如下（图2）：

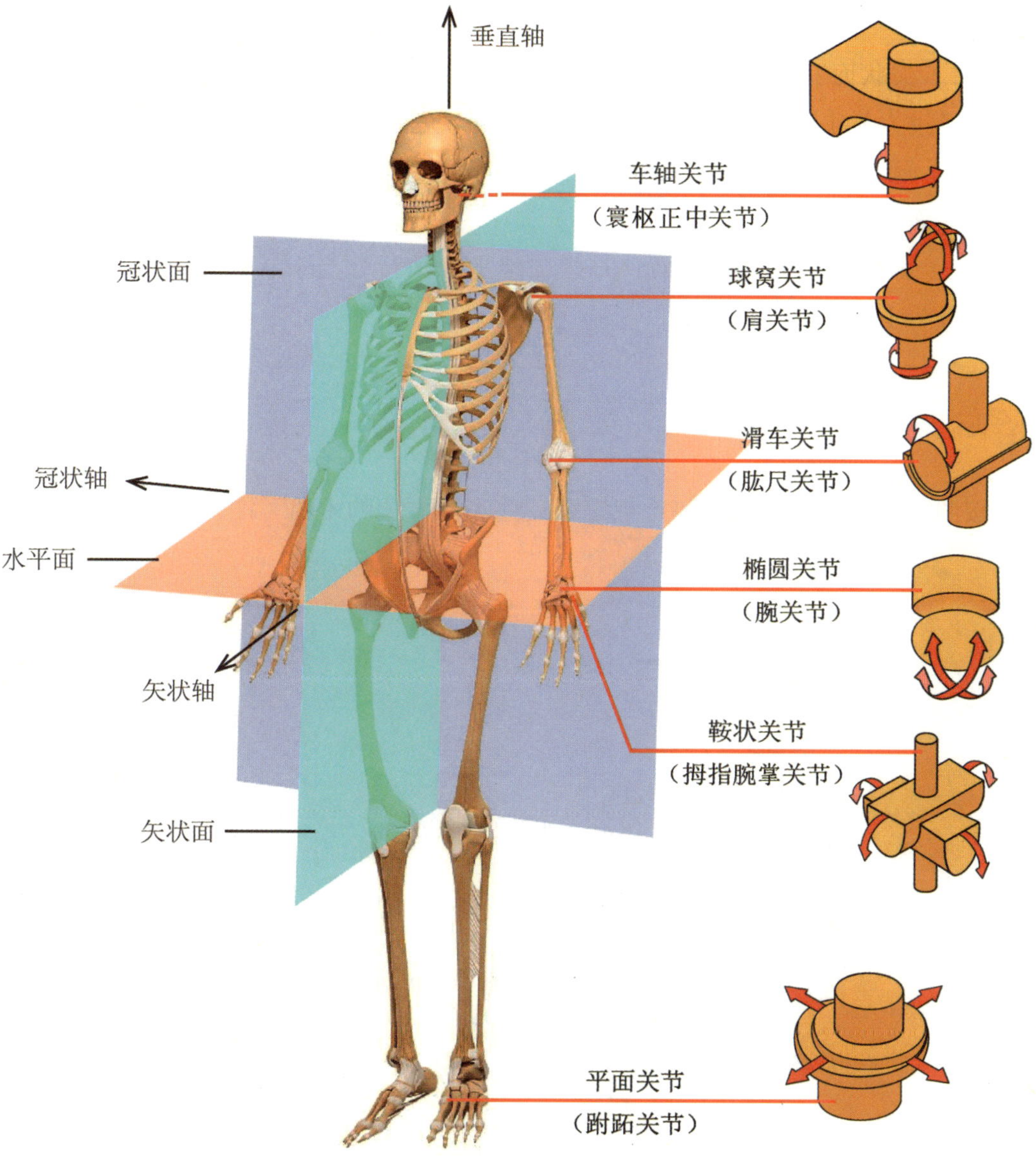

图2　人体的轴与面

1. 轴

（1）垂直轴：为上下方向垂直于水平面，与人体长轴平行的轴。

（2）矢状轴：为前后方向与人体长轴相垂直的轴。

（3）冠状轴：为左右方向与上述两轴相垂直的轴，又称额状轴。

2. 面

（1）矢状面：是指前后方向，将人体分成左、右两部的剖面，该切面与地平面垂直。经过人体正中的矢状面称为正中矢状面，它将人体分为左右相等的两部分。

（2）冠状面：是指左、右方向，将人体分为前、后两部的剖面，该切面与水平面及矢状面互相垂直。

（3）水平面：又称横切面，是指与地平面平行，与矢状面和冠状面相互垂直，将人体分为上、下两部的平面。

（三）方位术语

按照人体标准解剖学姿势，规定了一些表示方位的术语（图3）。

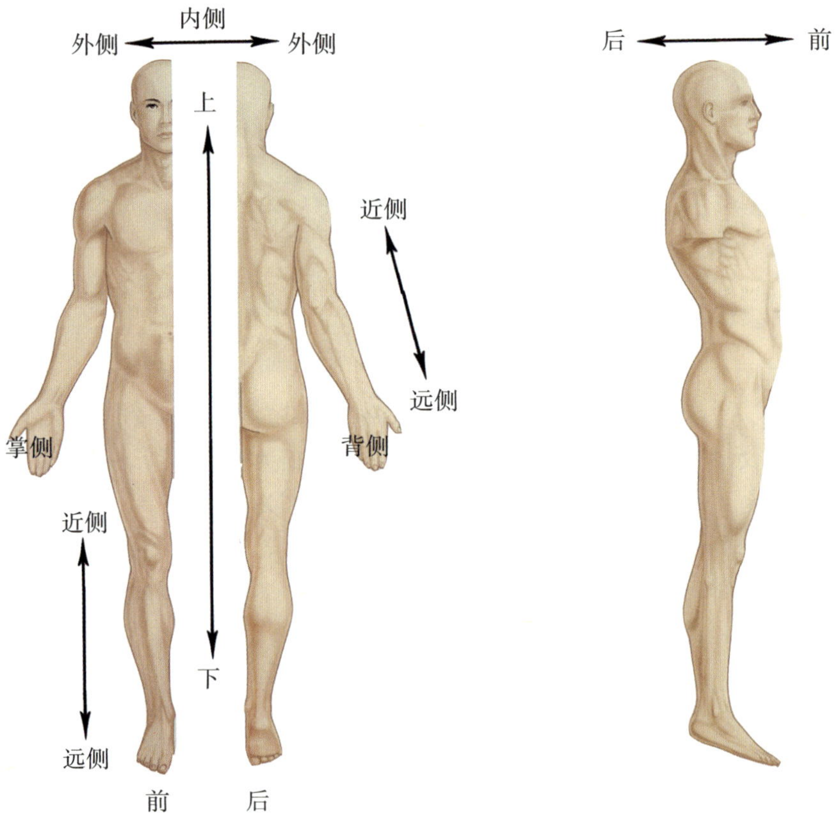

图3　方位术语

上和下：是描述器官或结构距颅顶或足底的相对远近关系的术语。按照解剖学姿势，近颅者为上，近足者为下。例如，眼位于鼻的上方，而口位于鼻的下方。在人脑描述时，也常用颅侧和尾侧代替上与下。

前（腹侧）和后（背侧）：是指距身体前、后面距离相对远近的名词。距身体腹侧面近者为前，而距身体背侧面近者为后。

内侧和外侧：是描写人体各局部或器官、结构与人体正中矢状面相对距离远近而言的术语。例如，眼位于鼻的外侧、耳的内侧。

内和外：是描述空腔器官相互位置关系的术语，近内腔者为内，距内腔远者为外，内、外与内侧和外侧有显著区别，初学者必须注意这一点。

浅和深：是描述与皮肤表面相对距离关系的术语，近皮肤者为浅，远离皮肤而距人体内部中心近者为深。

在四肢，距肢体根部较近者为上，又称为近侧；反之为远侧。上肢的尺侧与桡侧，和下肢的胫侧与腓侧，分别与内侧和外侧相对应，该术语是按前臂的尺骨与桡骨、小腿的胫骨与腓骨的排列关系而规定的，在前臂内侧为尺侧，外侧为桡侧；在小腿内侧的为胫侧，外侧为腓侧。还有一些术语，诸如左和右、垂直、水平和中央等则与一般概念相同。

※复习与思考

1. 简述人体解剖学的分类。
2. 简述人体标准解剖学姿势、轴与面及方位术语。
3. 人体生长发育与形态变化的关系是什么？

第一章　人体骨骼和肌肉概述

※ 学习目标

了解：人体骨骼、肌肉的结构特征；

熟悉：人体骨性标志的定义，人体肌肉形态的分类；

掌握：骨骼和肌肉的命名特点。

人体与其他一切脊椎动物一样，结构呈两侧对称，人体表面是皮肤，皮肤下面有肌肉和骨骼。在头部和躯干部，由皮肤、肌肉和骨骼围成两个大的腔：颅腔和体腔，颅腔和脊柱里的椎管相通。人体可分为头、颈、躯干、上肢和下肢等部分，对人体整体和各部的描述均建立在人体标准解剖学姿势的基础上。

经过长期的进化，人体结构已形成了完全适应直立和劳动的姿势。人在直立姿势中，头位于最上方，头下方为稍细的颈项部，既对头部起到支撑作用，也是维持头部运动的主要结构。由于人体的直立，上肢由原来支撑和行走为主变成了以劳动为主的结构。上肢进化变得细长，垂于躯干两侧；加之肩胛骨和锁骨横架于胸廓上方，使得两肩距离明显增宽，这种构造极大地增加了上肢的运动范围与灵活性。在胸腹交界处，躯干逐渐变细，与自然下垂的两上肢之间保持一定的距离。在髋部，由于臀部和大腿根部的肌肉较为发达，加之骨盆的支撑，左右之间距离再次增宽。下肢位于躯干下部，上粗下细，足增宽且前后增长，增加了支撑面积，维持人体直立的稳定性。下肢的骨骼和肌肉均较上肢明显粗壮，这种构造完全适应了支持体重并完成走、跑、跳等功能的需要。

第一节　人体的骨骼

一、骨概述

脊椎动物各种动作的完成主要是肌肉收缩作用于骨骼的结果。运动是以骨为杠杆、骨连结为枢纽、肌肉收缩作为动力而完成，所以运动系统包括骨、骨连结及肌肉3个部分，这3个部分同时还完成了人体的支架和基本形状。它们占人体重量的大部分：一个成年人的骨、骨连结、肌肉约为人体全部重量的72%（肌肉占全身重量的2/5，骨占1/7~1/5）。

骨是人体构造的关键，骨的形态多种多样，分为长骨、短骨、扁骨和不规则骨，在外形上决定着人体比例的长短、体形的大小以及各部分肢体的形状。成人有206块骨（包括6块听小骨），分为颅骨、躯干骨、上肢骨、下肢骨4个部分，骨与骨之间借骨连结相连，骨是组成脊椎动物支架的坚硬器官，具有运动、支持和保护身体等功能。

骨的基本形态是由遗传因素调控的，但环境因素对骨生长发育也有密切影响。当骨的功能加强时，可促使骨质增生，使骨坚韧粗壮；当骨的功能减弱时，骨质变得疏松。

体育锻炼可使骨得到正常发育，长期对骨的不正常压迫，如儿童的不正确姿势，可引起骨的变形。

一般而言，男性骨骼比较粗大且表面粗糙，肌肉附着处的突起明显，骨密质较厚，骨质重；而女性骨骼则比较细小，骨面光滑，骨质较轻。

图1-1、图1-2分别为人体骨骼不同观察平面（简称观面，下同）的示意。

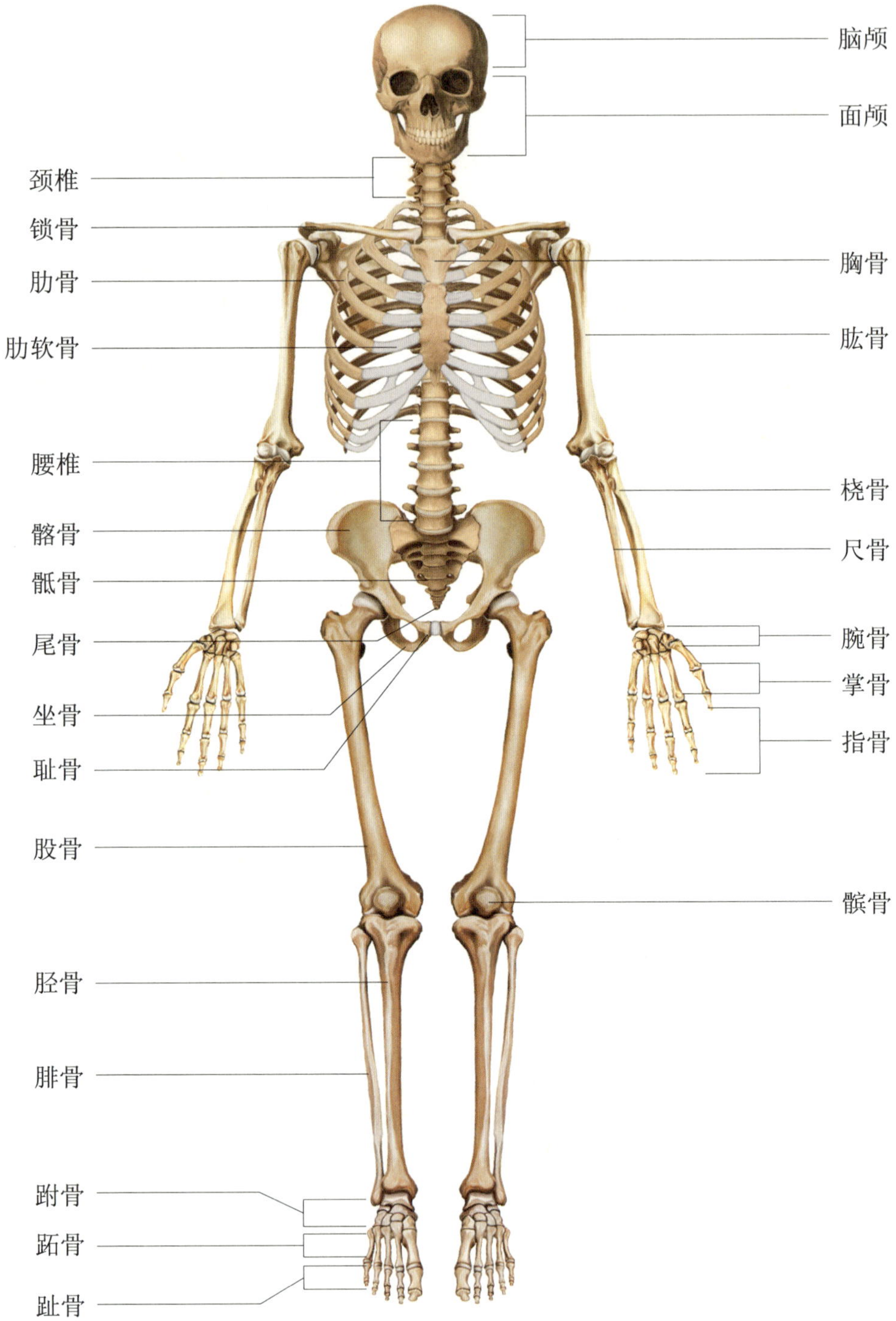
脑颅
面颅
颈椎
锁骨
胸骨
肋骨
肱骨
肋软骨
腰椎
桡骨
髂骨
尺骨
骶骨
尾骨
腕骨
掌骨
坐骨
指骨
耻骨
股骨
髌骨
胫骨
腓骨
跗骨
跖骨
趾骨

图1-1　人体骨骼前面观

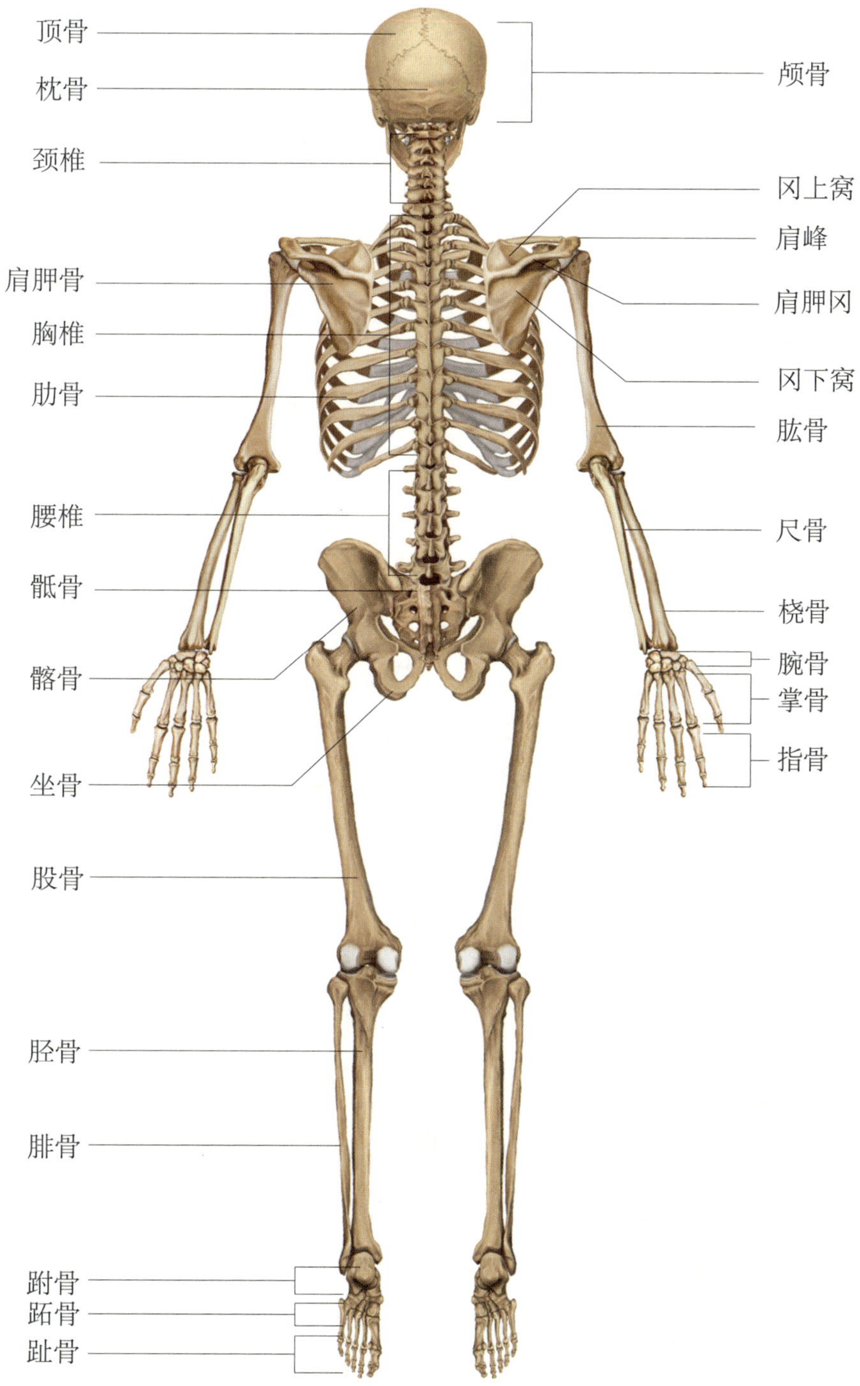
顶骨
枕骨
颈椎
肩胛骨
胸椎
肋骨
腰椎
骶骨
髂骨
坐骨
股骨
胫骨
腓骨
跗骨
跖骨
趾骨
颅骨
冈上窝
肩峰
肩胛冈
冈下窝
肱骨
尺骨
桡骨
腕骨
掌骨
指骨

图1-2　人体骨骼后面观

二、骨性标志

骨可以直接构成人体表面形态（如额骨、锁骨、尺骨鹰嘴、胫骨的内侧面），或深藏于肌肉中（如颈椎、肱骨体、腓骨体）。人体某些部位的骨，常在人的体表形成较明显的隆起或凹陷，临床上常作为定位、测量及描述等应用，称为骨性标志。骨多嵌于身体的软组织中，骨性标志是寻找骨确切位置的关键，是测量人体比例的重要参照。

一些骨性特征在人出生时就已存在，另一些则是因为外力牵拉形成的。例如，外耳道一出生时就有，而乳突是由于颈肌长期牵拉骨性附着处才形成的。因此，骨在韧带和肌腱的附着部位有形成骨性突起的能力。

人体在长期坚持体育锻炼时，由于新陈代谢加强，骨的血液供给改善，骨的形态结构和性能都会发生良好变化。经常参加体育锻炼，骨骼肌对骨的牵拉和重力作用可使骨在形态上产生变化，不仅使骨密质增厚、骨变粗，骨表面肌肉附着处的突起更加明显，而且使骨的机械性能也得到相应的提高。多数骨、软骨、肌腹和肌腱的体表标志可以看到并能触摸到，骨和软骨在其临近的肌肉松弛时较易辨识，而肌腹和肌腱则在其收缩或对抗阻力时才能辨认。在肌肉发达的人体上，骨的皮下端点和嵴也会呈现为突出肌肉环绕的凹陷。骨性标志点若由脂肪围绕起来，则通常呈现为凹窝，在身材瘦削的人体上，由于其骨肌系统和脂肪组织欠发达，上述骨区域则会呈现为隆起的嵴和端点。

骨的表面因受肌肉牵拉、血管神经的走行和贯通及与周围脏器毗邻而产生一定的形态并赋以特定的名称，如三角肌粗隆、桡神经沟、乙状窦沟等。

（一）压迹、沟、凹陷和开口

骨凹陷呈盆状或沟槽样，有肌肉、神经和血管走行其中。大的凹陷称窝，小的称凹或小凹；长形的凹称沟，浅的凹称压迹。如肱骨远侧末端和骨盆的髂骨都有窝，肱骨近侧端的两结节之间有结节间沟。

开口是允许神经、血管、肌肉通过的一个洞或者通道。许多开口交汇产生填充空气的腔称为窦、房或腔。描述骨开口的术语有裂、孔和道。裂是裂隙或裂口，例如与眼球后面相邻的颅骨眶上裂；孔通常是圆形的口，有小有大，例如枕骨大孔，它是脊髓和脑干相连的通道；道是通路，为长形的骨内腔洞，例如颞骨的外耳道。

（二）骨性突起

关节处的骨面可见一些结节或者突起，它们通常位于骨的末端，包括椭圆膨大的髁（如股骨外上髁）、扁平的面（如耻骨联合面）、膨大较圆的头或小头（如肱骨小头）。头下略细的部分称颈，如肱骨解剖颈、股骨颈。

结节和隆起表示了肌腱和韧带的附着点，由于肌肉产生的力和类型不同，结节和隆起的形状及大小也各不相同。一些附着部位比较窄长，如嵴、线、冠；一些呈圆形，如结节、粗隆、转子；另一些是骨连结软组织的突出部分，如上髁、乳突和棘。基底较大的突起称隆起（如胫骨髁间隆起），粗糙的隆起称粗隆（如三角肌粗隆）；圆形的隆起称结节（如肱骨小结节），细长的锐缘称嵴（如骶正中嵴），低而粗涩的嵴称线（如股骨粗线）；较尖锐的小突起称棘（如髂前上棘），突然高起的称突（如尺骨茎突）；骨的边缘称缘（如肩胛骨内侧缘），边缘的缺口称切迹（如坐骨大切迹）。骨典型特征与命名如表1–1所示。

表1–1　骨典型特征与命名

特征	描述	举例
髁	呈钝圆或椭圆的膨大部分， 通常与另一根骨相连	股骨内侧髁、外侧髁 胫骨外侧髁
上髁	髁上的突出部分	肱骨内上髁、外上髁
关节面	小而平滑的关节接触面	椎骨的关节面
头	骨近端处大而圆的凸起	股骨头
颈	头下略细的部分	股骨颈
嵴	细长的嵴状凸起缘	髂嵴，肱骨小结节嵴
线	较小的、沿着骨的嵴状凸起	股骨粗线
突起	所有较大的凸起部分	肩胛骨喙突、肩峰、尺骨鹰嘴突
棘	骨上大而细长的隆起部分	椎骨棘突、坐骨棘
缝	骨与骨之间的缝隙	颅骨之间的缝
转子	非常大的隆起	股骨小转子
结节	小而圆的凸起	肱骨小结节
粗隆	大而圆、表面粗糙的凸起	坐骨粗隆
孔	骨上圆形的孔洞或开口	椎孔、横突孔
窝	骨上表面平整的浅窝	冈上窝、冈下窝
切迹	骨边缘的缺损	坐骨切迹

第二节　人体的肌肉

一、骨骼肌概述

骨骼肌分布于头、颈、躯干和四肢，通常附着于骨，可分为头颈肌、躯干肌和四肢肌。

骨骼肌是运动系统的动力部分，在神经系统的支配下，骨骼肌收缩牵拉骨产生运动。人体有600余块骨骼肌，总重量随年龄不同而有所不同：新生儿骨骼肌总重不到体重的1/4；成年后大约占人体体重的2/5；经常从事体力劳动和体育锻炼的人，肌肉比较发达，可以占到体重的一半左右；男性的肌肉比女性的发达，肌肉在男性体重中占有更高的百分比；到了老年肌肉萎缩，水分减少，肌肉重量就可能减少到体重的1/4。

每块肌肉都由许许多多的肌纤维组成，一组肌纤维集合成肌束，肌束再集合成一个完整的肌腹。肌腹可以有一个或多个头，肌头的形状和大小各异。一块肌肉可以完全由肌腹组成，也可以在一端或两端含有肌腱。

一块肌附着的点或区域，可以是骨、软骨、韧带或其他肌的表面、腱、肌间隔，甚至是皮肤的深层，这些点或区域为肌的附着点。对于一块特定的肌来说，几乎固定不动的附着点（如骨盆），称为起点；活动相对较多的附着点（如股骨），称为止点。通常情况下，位于身体近侧的附着点是起点，而处于身体远侧的附着点则是止点。

体育锻炼可增加现有肌纤维的厚度，进而增大肌肉的体积，但肌纤维的数量始终不变。体育运动或体力工作可以使骨骼肌的横断面增大，也就是肌肉的体积增大，因而肌肉显得发达、结实、健壮、匀称而有力。这种骨骼肌横断面增大的现象，称为“工作性肥大”。相反，如果因运动受到创伤，以石膏绷带固定，长时间不活动，则肌肉就会萎缩，横断面积减少，这种现象称为“废用性萎缩”。一般认为，运动员具有发达的肌肉，是由于肌纤维增粗，而其数量并不增多，肌纤维增粗，可使肌肉重量增加。

人体全身的肌肉随着人的年龄不断增长，骨骼肌的弹性纤维会逐渐被结缔组织所代替，结缔组织虽然很结实，但没有弹性，因此肌肉收缩能力下降，导致老年人的肌肉力量衰退。

图1-3、图1-4分别为人体肌肉不同观面的示意。

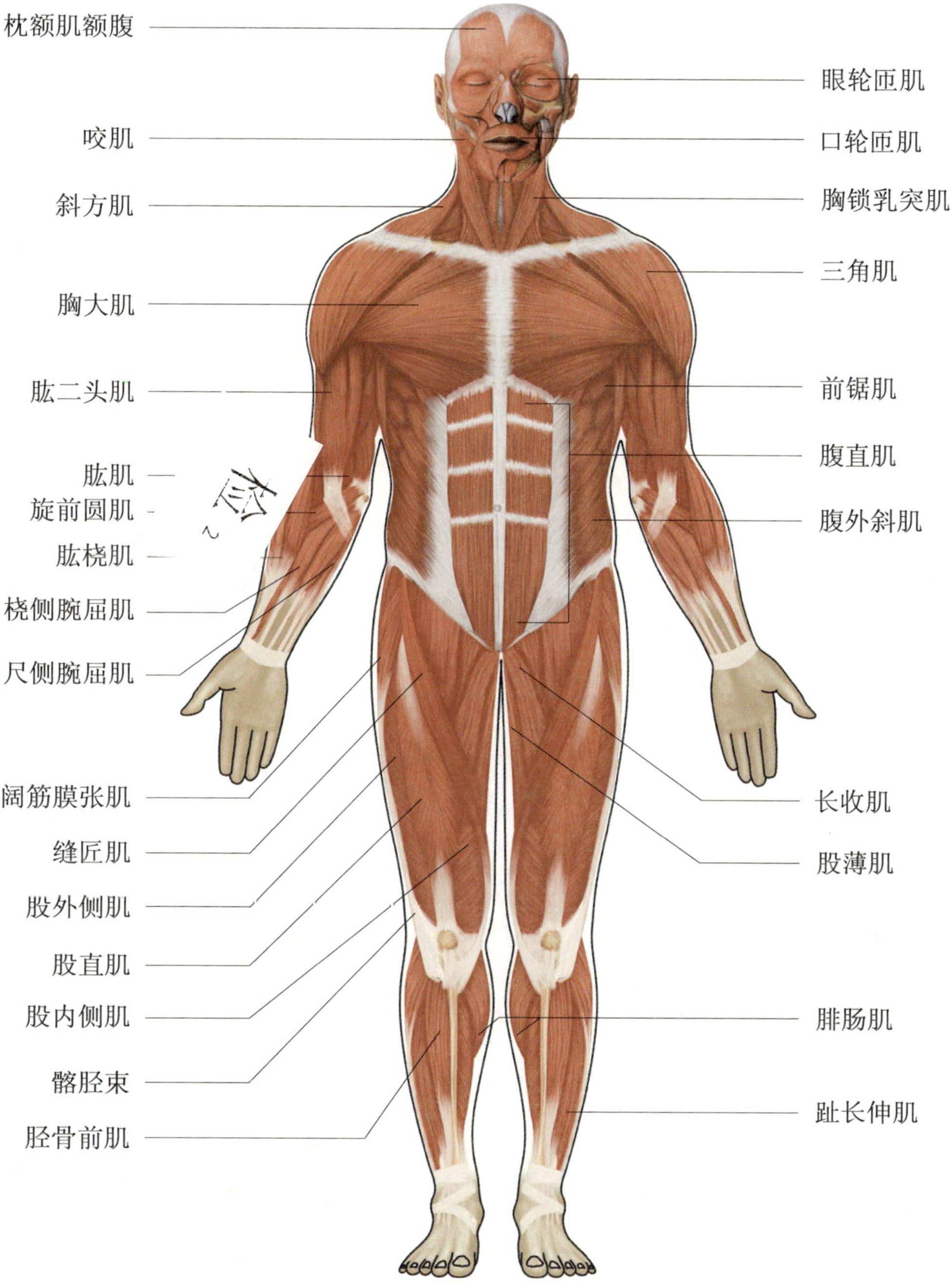

图1-3　人体肌肉前面观

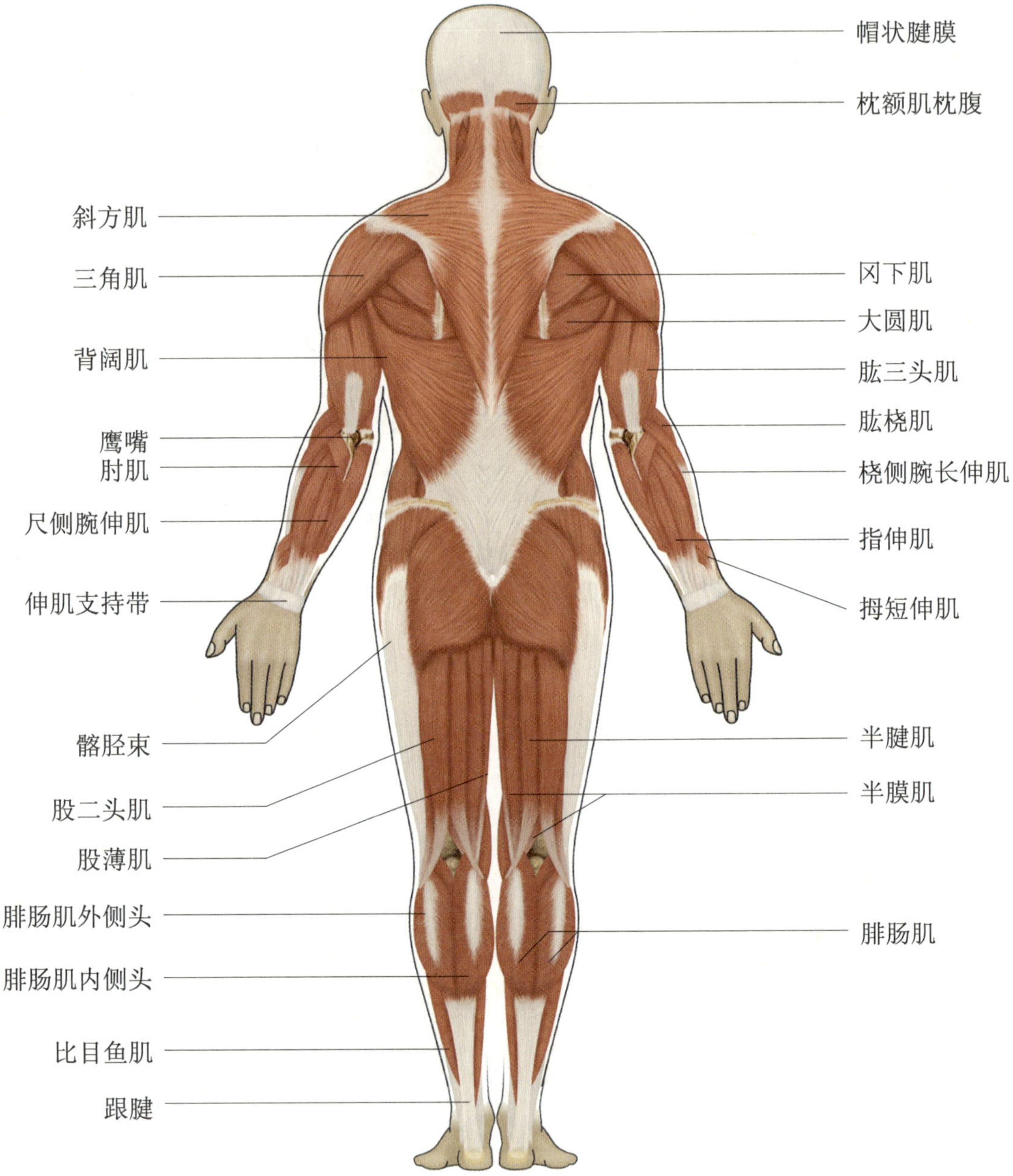
帽状腱膜
枕额肌枕腹
斜方肌
三角肌
冈下肌
大圆肌
背阔肌
肱三头肌
肱桡肌
鹰嘴
肘肌
桡侧腕长伸肌
尺侧腕伸肌
指伸肌
伸肌支持带
拇短伸肌
髂胫束
半腱肌
股二头肌
半膜肌
股薄肌
腓肠肌外侧头
腓肠肌
腓肠肌内侧头
比目鱼肌
跟腱

图1-4　人体肌肉后面观

二、肌的形态和命名

对于一块特定的骨骼肌来说，肌腹和腱的长度比例总是因个人、种族和性别而异。肌肉收缩时变得短而厚，伸展时则变得长而薄，且收缩时呈现清晰的鼓凸形状，使得躯体轮廓更加清晰。同一块肌肉在不同运动过程中或者不同姿势下会呈现不同的形态，肌肉的轮廓有时也会受到其上覆盖的筋膜、并排或上下层叠肌肉的影响，因此了解各块肌肉的附着点（即肌肉起止点）、肌肉的相互位置关系，对于掌握每块肌肉的基本形态至关重要。

（一）肌的形态

肌的形态多样，按其外形可分为长肌、短肌、扁肌、轮匝肌四种。长肌多分布于四肢，肌纤维通常与肌的长轴相平行，收缩可引起四肢大幅度运动；短肌小而短，具有明显的节段性，多分布于躯干的深层，可持续收缩以保持身体姿势与躯干的运动；扁肌宽扁呈薄片状，多分布于胸腹部除运动功能外，还具有保护内脏器官的功能；轮匝肌主要由环形的肌纤维组成，位于孔裂周围收缩时可关闭孔裂。

根据肌纤维的分布情况可对长肌进行分类。平行肌纤维组成的肌肉呈片状（如大菱形肌），或带状（如缝匠肌、胸骨舌骨肌、股薄肌）；梭形肌两头尖，中间鼓（如肱二头肌、胫骨前肌）；当呈斜向走势的肌纤维附着在一根腱的单侧，形成了半羽状肌，亦称半羽肌或单羽肌（如尺侧腕屈肌、半膜肌）；当呈斜向走势的肌纤维分别附着于一根腱的两侧形成了羽状肌，亦称羽肌或双羽肌（如股直肌、比目鱼肌）；多羽状肌（如三角肌、肩胛下肌）有许多组倾斜的肌纤维，它们起止的腱呈辫状；大量肌纤维集中于一窄条腱的，成为辐射状肌或者三角状肌（如颞肌、肘肌、背阔肌）。由长条或带状的平行状肌纤维组成的肌肉，它们的运动幅度比短肌的要大；梭形肌更加适应于快速运动；各种羽状肌，由于包含了许多短的肌纤维，所以活动幅度小，但牵引力很大。（表1–2）

表1-2　肌纤维排列形态

排列形式	形态	作用	范例
梭形肌	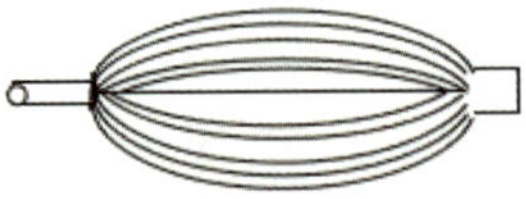	对其附着的特殊骨性标志集中产力	肱肌 肱二头肌
环形肌	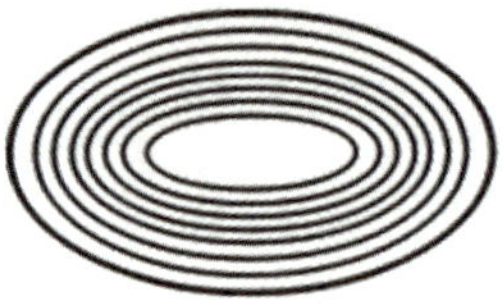	收缩时关闭孔裂，舒张时打开	口轮匝肌 肛门括约肌
带状肌	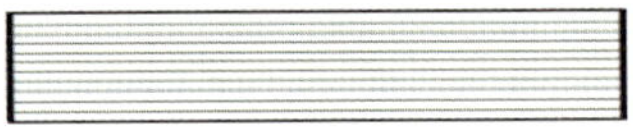	收缩方向一致	胸锁乳突肌 缝匠肌
扇形肌	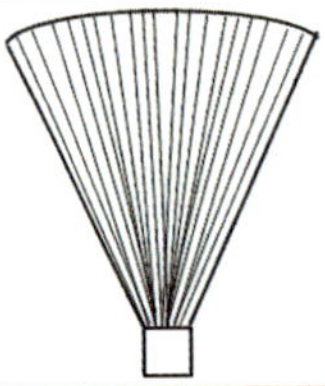	使活动分散，可产生多种运动	胸大肌 斜方肌
半羽状肌	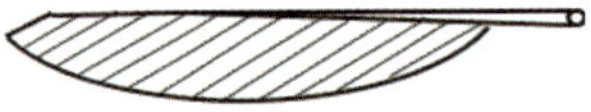	从一个方向产生较大收缩力	尺侧腕屈肌 半膜肌
羽状肌	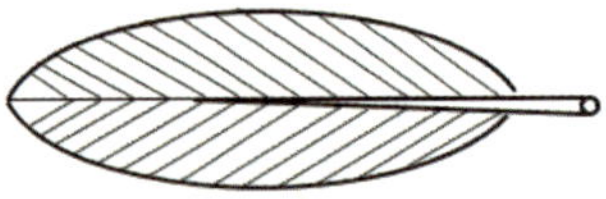	从两个方向产生强大收缩力	股直肌 比目鱼肌
多羽状肌	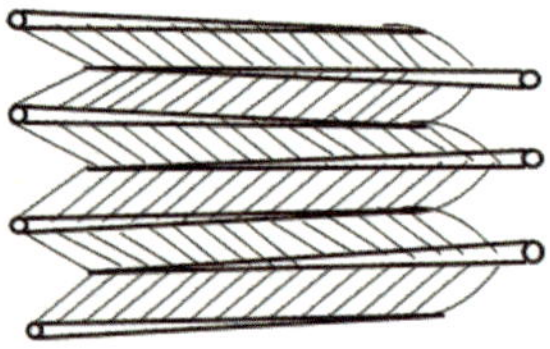	多个方向肌收缩，力量较弱	三角肌 肩胛下肌

腱呈白色的条索状或带状，无弹性且极其坚韧，使肌腹附着于骨骼。即使在受到肌肉收缩的牵引时，腱也不会因延展、拉长或以任何形式改变其原有形态。腱的厚度、形状、长度和宽度各异。同一根腱也可能以一种形状起始（如圆状），而以另一种形状（如扁平状）结束。腱的走向既可以始终依随肌肉的轴线，也可以中途拐向另一方，如同绳索绕行在滑轮上。腱划是指嵌入肌腹，且与该肌腹及其肌纤维相交呈一斜角，或彼此垂直的若干腱（如腹直肌、半腱肌上的腱划）。（表1-3）

表1-3　肌腱形态

排列形式	形态	作用	范例
圆索状	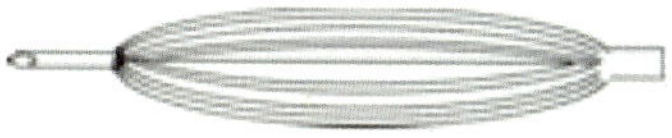	长肌腱的附着点	跟腱
扁平状（膜状）	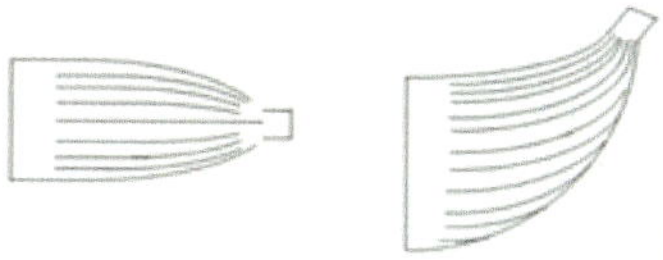	扁肌腱的附着点，固定范围宽广	背阔肌

（二）肌的命名

一块肌的名称可反映这块肌的某个特征。

肌的命名源于它们所处的位置（如肱肌、肩胛下肌、冈下肌）、方向（前肌、中间肌、后肌、外肌、内肌）、走势（直肌、斜肌、横肌）、活动类型（屈肌、伸肌、收肌、展肌、旋前肌、旋后肌、对掌肌）、形状（圆肌、菱形肌、三角肌、比目鱼肌、梨状肌、方肌）、大小（大肌、小肌）、结构或组成个数（二头肌、三头肌、四头肌）和附着点（如胸锁乳突肌、肱桡肌）。

※复习与思考

1. 试述骨性标志的定义。
2. 简述人体的肌肉分类。
3. 梭形肌和羽状肌的功能有何差异？
4. 经常参加体育锻炼对骨骼、肌肉的形态有何影响？

头、颈部

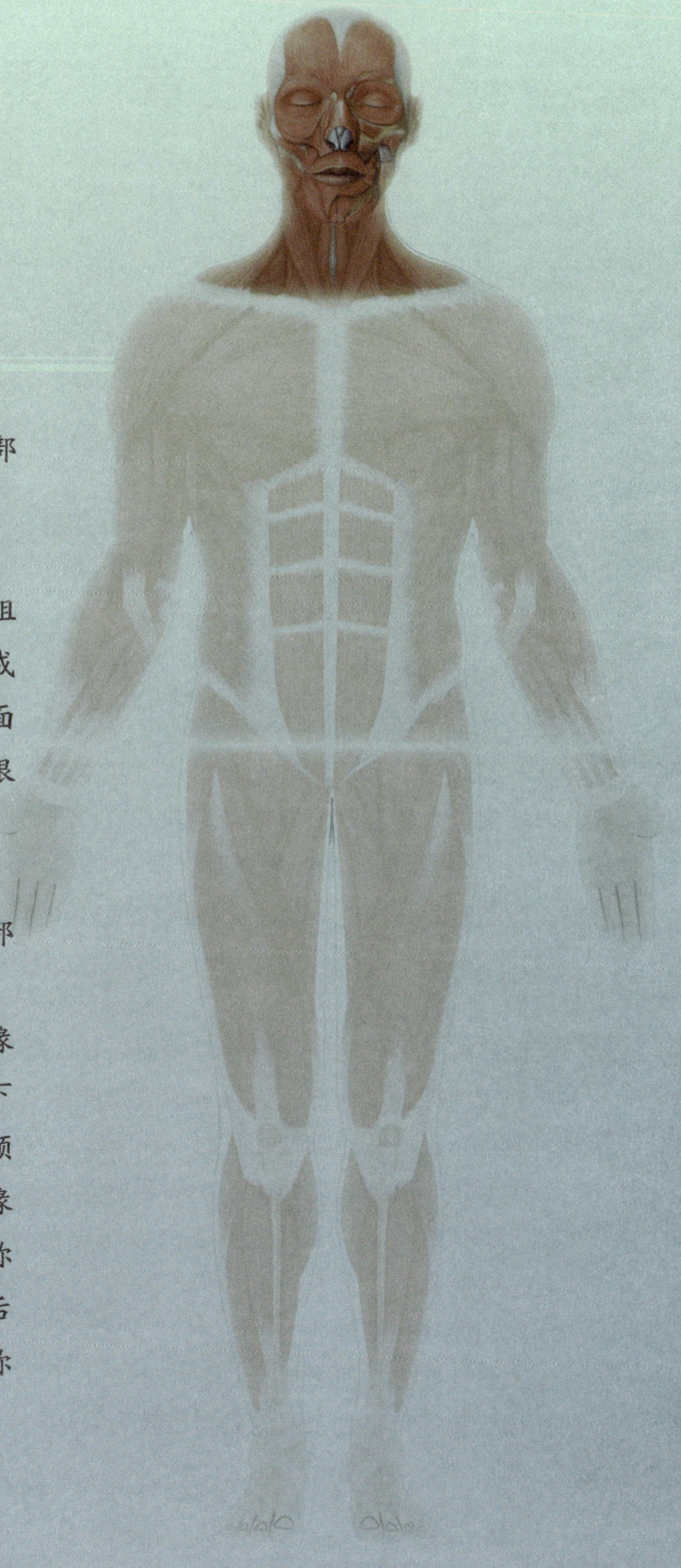

头颈部可以分为头部和颈部两部分，借颈椎与躯干部相连，位于人体的最上部。

头部由脑颅和面颅两部分组成，脑颅由8块骨彼此连接构成卵圆形的颅腔，容纳脑组织；面颅由15块骨构成，围成口腔、眼眶及鼻腔。颈部运动比较灵活，可以做前屈、后伸、左右侧屈，以及回旋和环转运动，完成头部复杂的运动。

头部借眶上缘和外耳门上缘的连线分为后上方的颅部和前下方的面部；颈部分为颈前部和颈后部，颈前部是两侧斜方肌前缘之间和脊柱颈段前方的部分，称固有颈部，一般称为颈部；颈后部被斜方肌覆盖的部分，一般称为项部。

第二章　头、颈部

※ 学习目标

了解：胸锁乳突肌的起止点；第7颈椎棘突、喉结、颈阔肌、胸锁乳突肌、中斜角肌的触诊方法；

熟悉：胸锁乳突肌、中斜角肌的功能；

掌握：颅骨的组成；胸锁乳突肌、颈阔肌的形态；运动头、颈部的肌群。

第一节　概述

颅位于人体的最上部，由29块扁骨和不规则骨组成，包括脑颅骨8块、面颅骨15块以及听小骨6块。颅呈卵圆形，后面稍宽，前面稍窄；前后长度约是左右长度的两倍。脑颅骨包括额骨、顶骨、颞骨、筛骨、蝶骨及枕骨。额骨组成了前部分，大约占了整个颅部的1/3；颅中央的顶骨和颅后方的枕骨大约占了2/3，颅骨的上面被帽状腱膜覆盖，上有头发和眉毛，其内容纳脑。

面部有睫毛、胡须等，并有视器、位听器、鼻、口等器官。口和鼻分别是消化道和呼吸道的门户。面部是人类传递表情的重要部位，面部丰富的表情变化为人类所特有，唇是介于皮肤和黏膜之间的一种结构。

颈部位于头与胸之间，连接头和躯干。颈上方以下颌骨下缘、乳突、上项线及枕外隆凸的连线与头面部分界；下方以胸骨颈静脉切迹、胸锁关节、锁骨与第7颈椎棘突连线与胸部、上肢及背部为界。喉部位于颈部正中，走行在两侧胸锁乳突肌之间，位于第3到第6颈椎椎体水平。

头颈部前方的肌多纵行且较细小，由于头的重心位于寰枕关节的前方，故颈后部的肌肉数量多且粗大，两侧肌肉也较为发达。

图2-1至图2-3分别为头、颈部不同观面的示意。

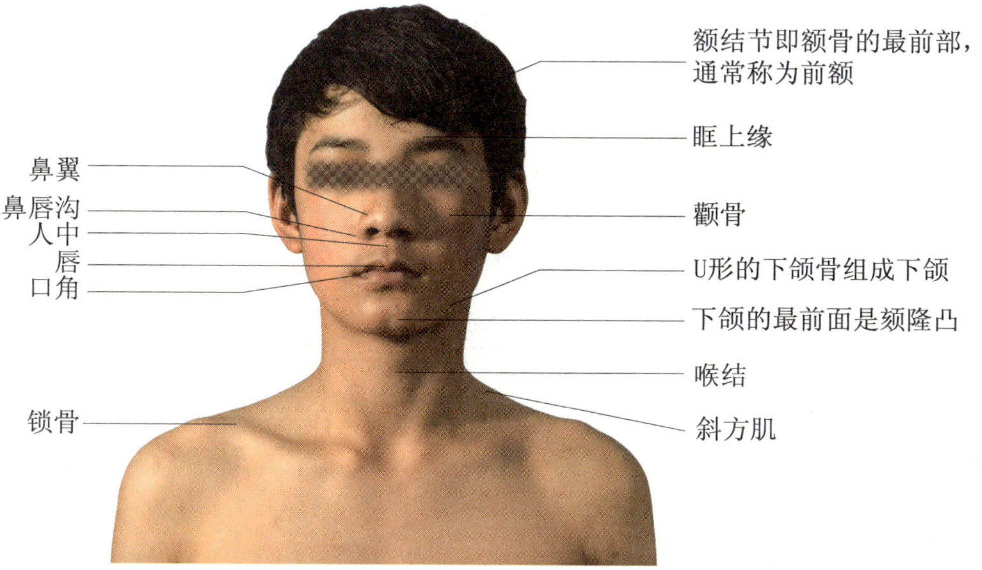

图2-1　头、颈部前面观

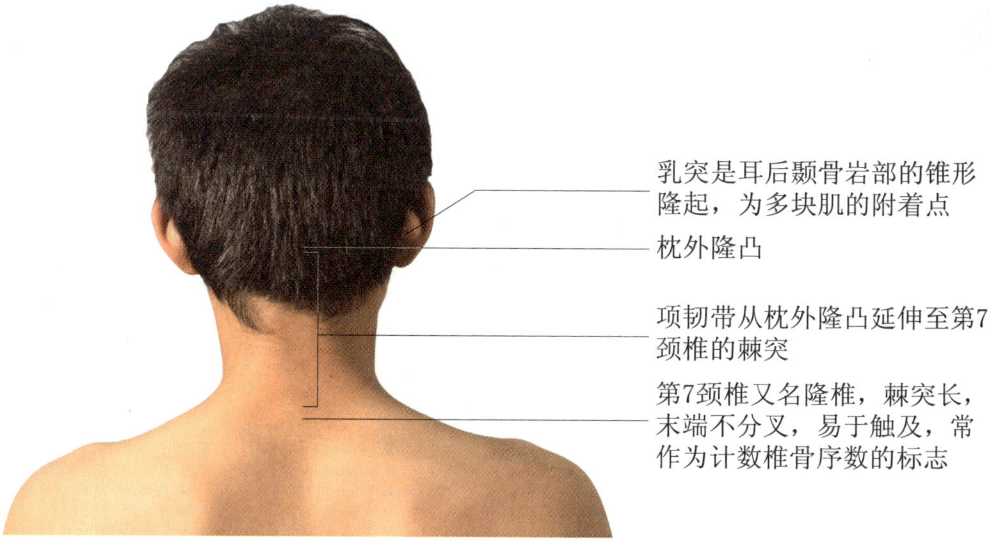

图2-2　头、颈部后面观

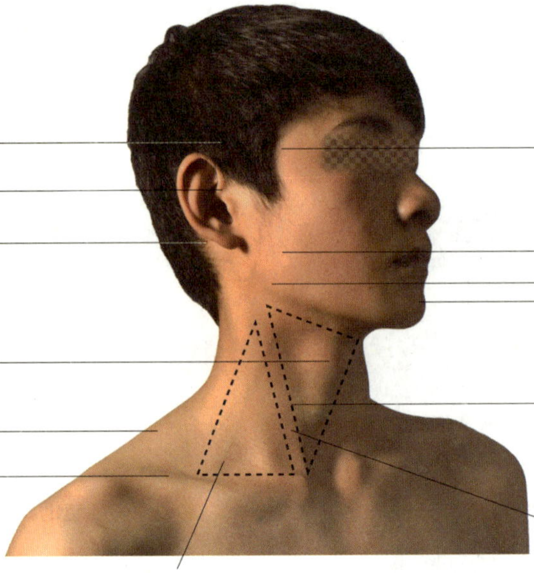

图2-3　头、颈部侧面观

第二节　骨及骨性标志

一、颅骨各部

1. 脑颅骨

脑颅骨位于颅的后上部，共8块，包括不成对的额骨、枕骨、筛骨、蝶骨和成对的顶骨、颞骨，它们共同围成颅腔。脑颅呈卵圆形，颅腔容纳脑。

2. 面颅骨

面颅骨位于颅的前下部，共15块，其中包括不成对的犁骨、下颌骨和舌骨及成对的上颌骨、鼻骨、泪骨、颧骨、下鼻甲及腭骨。它们构成面部的基本轮廓，并参与构成口腔、鼻腔和眼眶。

3. 听小骨

听小骨位于颞骨岩部内，两侧对称，每侧3块，共6块。根据其位置由外向内依次分为锤骨、砧骨和镫骨。

图2-4至图2-6分别为颅骨不同观面的示意。

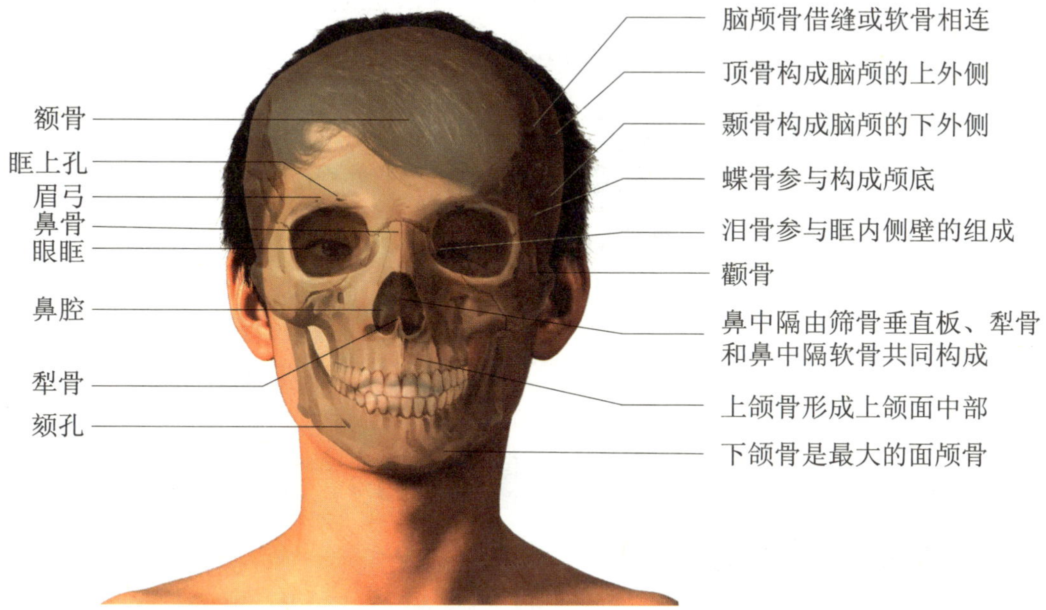

图2-4　颅骨前面观

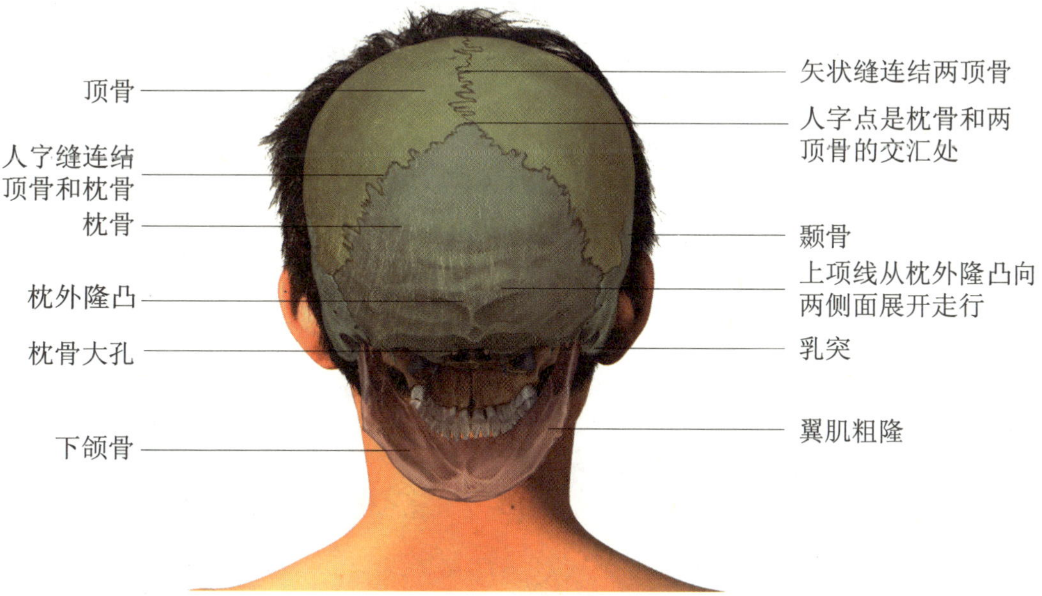

图2-5　颅骨后面观

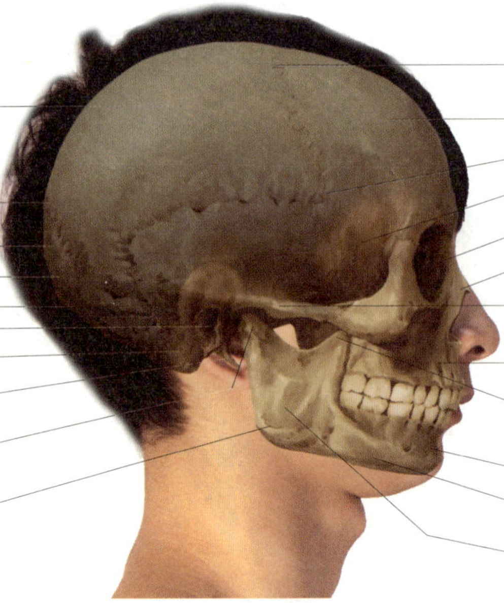

图2–6　颅骨侧面观

二、颈椎

颈椎椎体小，呈椭圆形，椎孔大，呈三角形。颈椎的棘突短而分叉，横突上有孔称横突孔，有椎动脉通过，横突末端有两个结节称前、后结节，关节突关节面近似水平位。第3～7颈椎椎体上面的外侧缘有明显向上的嵴样突起，称椎体钩，如该处变性增生使椎间孔狭窄而挤压脊神经，可产生临床症状。

图2–7至图2–9分别为颈椎不同观面的示意。

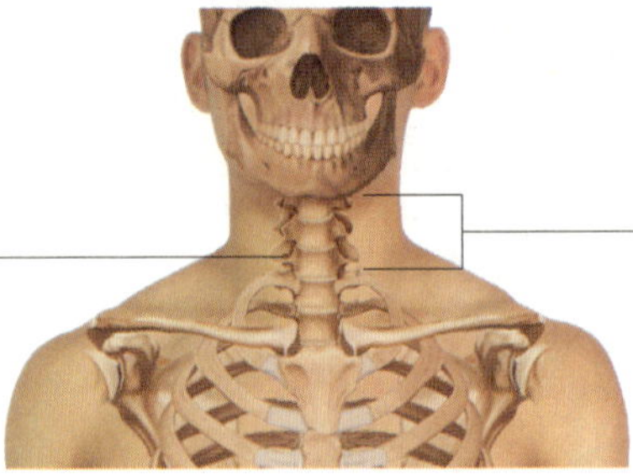

图2–7　颈椎前面观

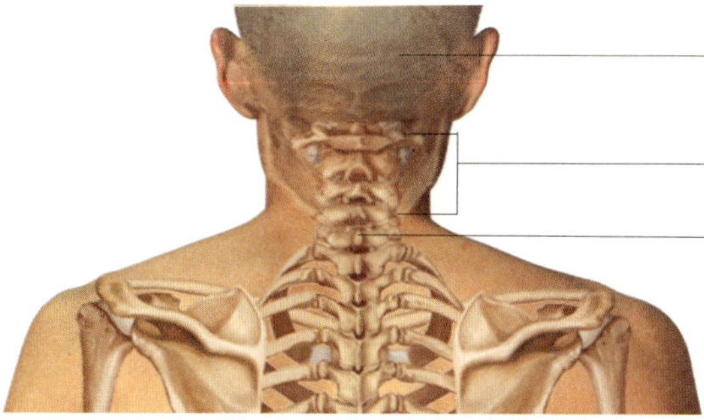

图2-8　颈椎后面观

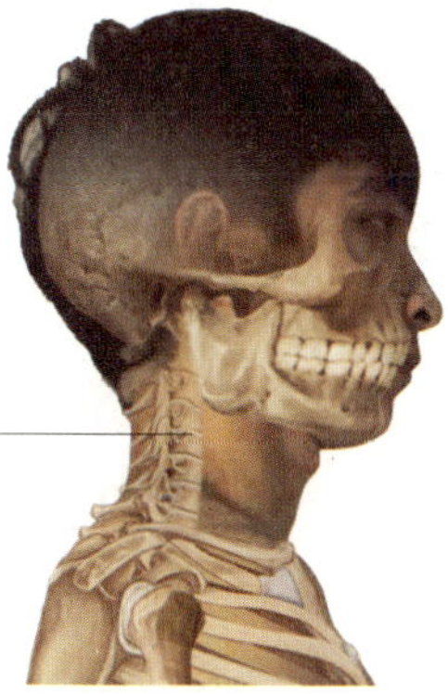

图2-9　颈椎侧面观

第三节　肌及肌性标志

颈以斜方肌前缘为界分为前后两部，前部为颈部，后部为项部。根据颈肌的位置，将颈肌分为颈浅肌与颈外侧肌、颈前肌、颈深肌三群和颈部筋膜。

颈前部的浅层肌有多种功能，它们大而宽，跨越锁骨、颅底和上部脊柱，使颈部进行屈曲、侧屈和旋转。颈部后面呈“风筝”状的斜方肌支撑颈后部并能运动头颈和肩胛骨。胸锁乳突肌在其侧面，可使头前屈、后仰，颈部侧屈、旋转。斜方肌的深面是头夹肌和颈夹肌，这些肌可使头后仰，颈部侧屈、旋转。

为保持头的正常体位，颈部肌肉必须有一部分经常处于较紧张的状态；另一部分则处于较松弛的状态，以保持头和颈椎的平衡，并控制全身的姿势。不良的姿势可破坏颈项部肌肉紧张与松弛的平衡，因此，在日常工作中应当经常保持正确的姿势，防止平衡失调。

图2–10至图2–12分别为颈部肌肉不同观面的示意。

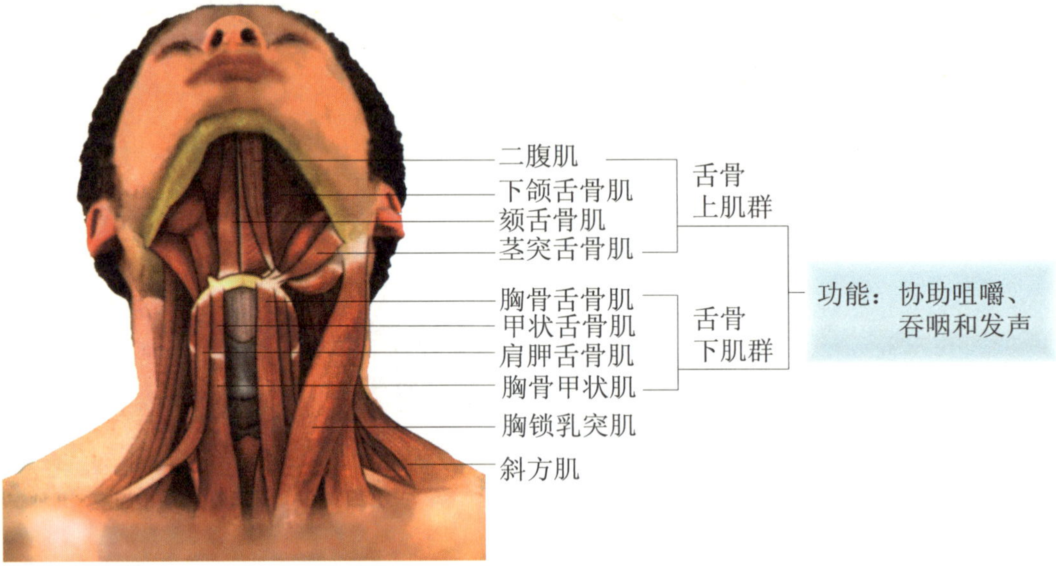

图2–10　颈肌前面观

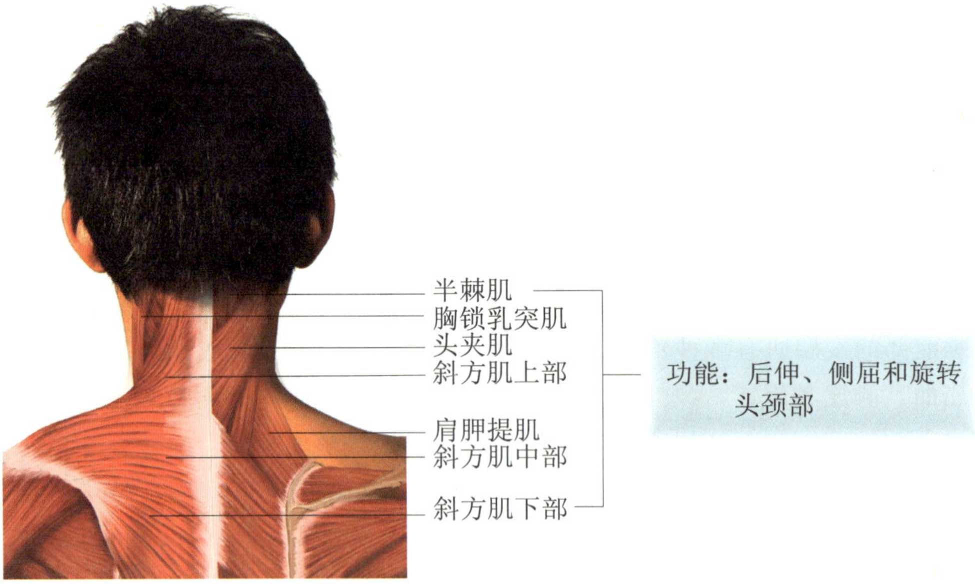

图2–11　颈肌后面观

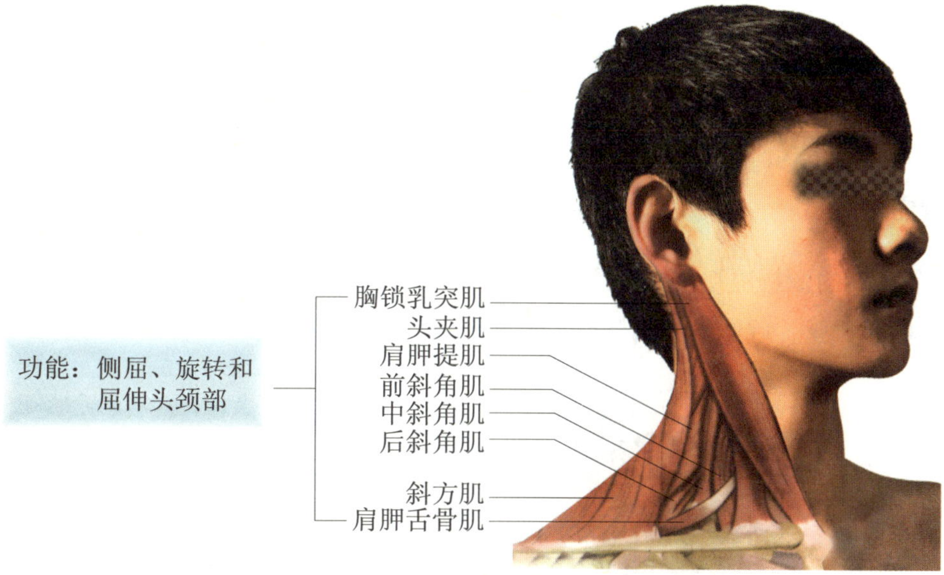

图2-12　颈肌侧面观

第四节　体表标志及触诊

一、体表标志

颈前右侧面观如图2-13所示。

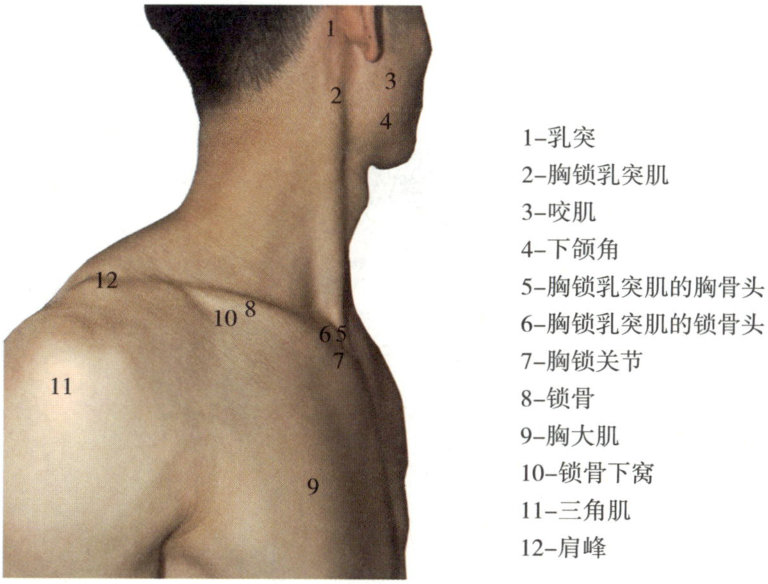

图2-13　颈前右侧面观

二、骨触诊

1. 脊柱颈段

由7个相邻的颈椎连接而成（图2-14）。

颈段可做前屈、后伸、左右侧屈、旋转和环转运动，比胸段和腰段活动范围更广。

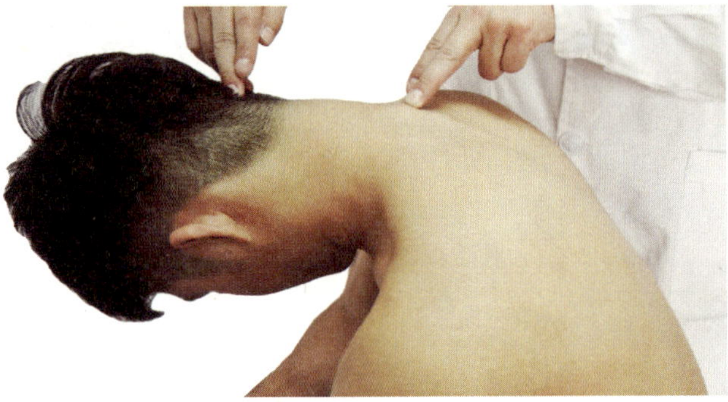

图2-14　脊柱颈段触诊

2. 第7颈椎棘突

棘突特长，末端不分叉，可在皮下扪及，又名隆椎。

低头时，项部后方正中从上往下第一个最明显的骨性突起为第7颈椎或第1胸椎棘突。此时，受试者将颈部前屈，同时左右转动头颈，第7颈椎的棘突会产生转动，而第1胸椎的棘突维持不动，由此辨别第7颈椎及第1胸椎的棘突（图2-15）。

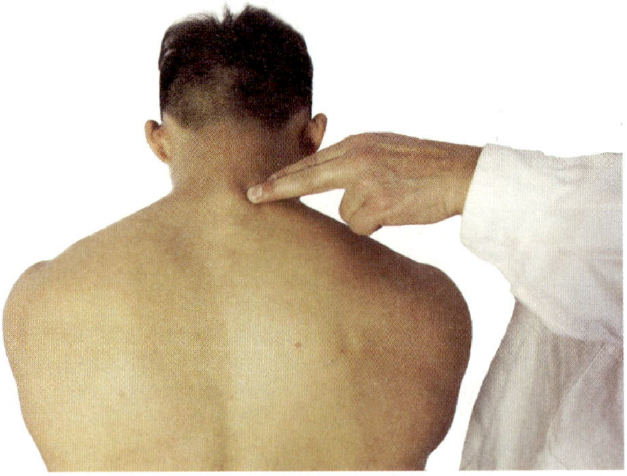

图2-15　第7颈椎棘突触诊

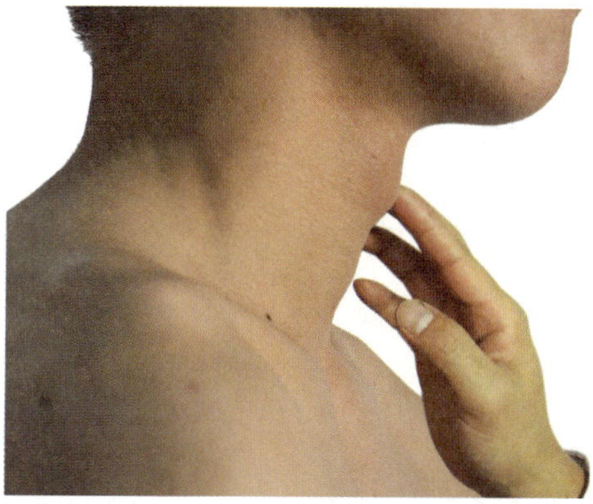

图2-16 喉结触诊

3. 喉结

从侧面观察，在甲状软骨的前面有一个突起，为喉结，男性较为明显。如图2-16所示，检查者示指所指即为喉结。

注：甲状软骨位于环状软骨上方，构成喉的前壁和侧壁，由前缘互相愈合的呈四边形的左、右软骨板组成，融合处称前角，前角的上端向前突起称为喉结。

三、肌触诊

1. 颈阔肌

位于颈部浅筋膜内的皮肌，薄而宽阔。在上方的唇齿联合和下方的胸肌、三角肌区之间，紧贴皮肤的深面。

唇角向下、向外和向后时，可见其轮廓，受试者将牙齿咬紧，如同咆哮的表情，可在下颌及胸部上半部之间扪及此肌，此肌收缩可使颈部变粗（图2-17）。

注：颈阔肌（位置1）起自胸大肌和三角肌表面的筋膜，向上内止于口角、下颌骨下缘及面下皮肤。

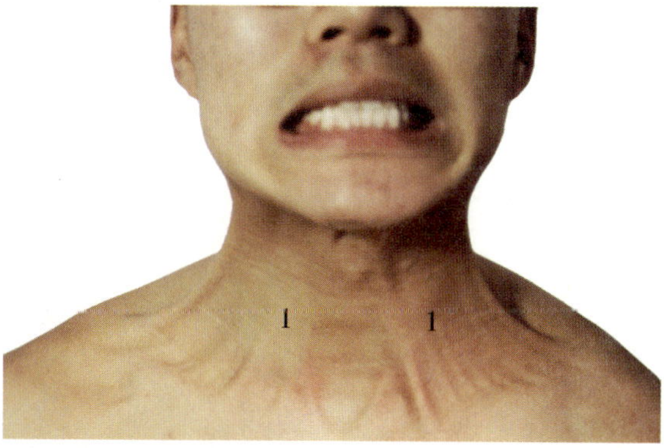

图2-17 颈阔肌

颈阔肌应用小贴士：

下拉嘴角；张嘴说“啊”；咧嘴

2. 胸锁乳突肌

胸锁乳突肌呈宽阔的带状，中央部分最厚，位于颈部两侧，大部分为颈阔肌所覆盖（图2–18）。

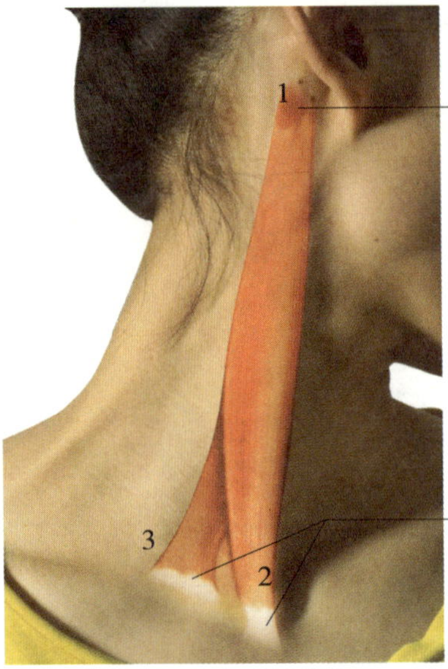

图2–18　胸锁乳突肌侧面观

从耳后出发沿颈部侧面向下延伸一直抵达颈窝，运动时轮廓十分明显。

被检查者向对侧旋转头颈，并轻微前屈抵抗检查者左手在头部施加的阻力，沿着右侧胸锁乳突肌隆起的肌腹向上可触及颞骨乳突。如图2–19所示，检查者示指所指即为颞骨乳突。

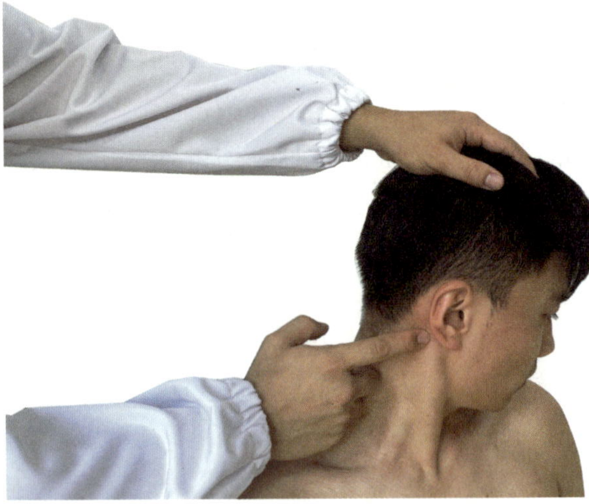

图2–19　胸锁乳突肌颞骨乳突触诊

胸锁乳突肌锁骨头斜行于浅层，远端止于锁骨内侧1/3的上面，遮盖了深层直行的锁骨乳突头。

被检查者向对侧旋转头颈部，并向同侧侧屈及轻微前屈，可清晰地看到胸锁乳突肌，定位好胸锁乳突肌胸骨头后，图中中指尖下（外侧突显的肌性结构）即为胸锁乳突肌锁骨头（图2-20）。

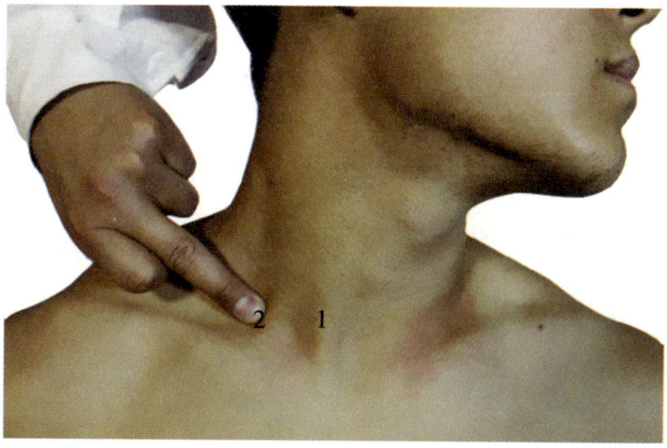

1-胸锁乳突肌胸骨头
2-胸锁乳突肌锁骨头

图2-20　胸锁乳突肌锁骨头触诊

胸锁乳突肌应用小贴士：

头球射门（足球）；负重抬头、扭头；竞技自行车稳定头部

第五节　运动头、颈的肌群

一、头颈部关节

使头颈部运动的关节是由寰枕关节、寰枢关节以及第2~7颈椎之间的连结组成。由7块颈椎骨和6块椎间盘（第1块椎间盘位于第2颈椎和第3颈椎之间，第6块椎间盘位于第7颈椎和第1胸椎之间）及附属韧带构成。颈椎是脊柱椎骨中体积最小、灵活性最大、活动频率最高的椎骨，具有支撑、保护和运动等功能。

颈部的屈伸活动主要由第2至第7颈椎完成，侧屈主要由中段颈椎完成，对侧韧带限制颈段过度侧屈，左右旋转由寰枢关节完成，环转运动则由上述活动的连贯作用完成，以适应视觉、听觉和嗅觉的刺激反应。

二、运动头、颈的肌群

1. 头颈部前屈的主要肌群（图2–21）：斜角肌，颈长肌，头长肌，头前直肌

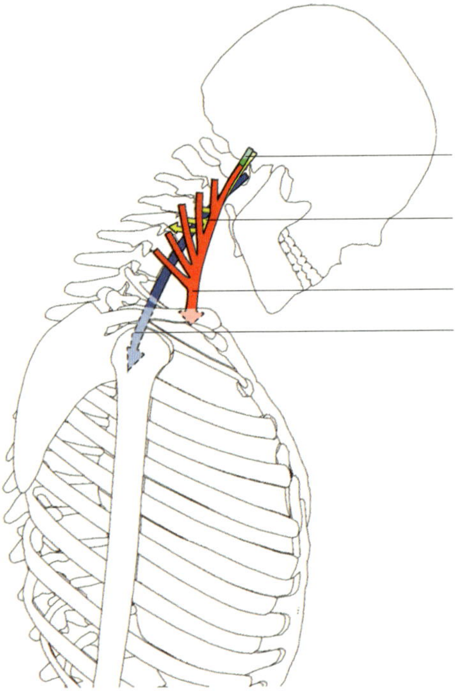

图2–21　头颈部前屈示意图

头颈部前屈是指头颈部在矢状面绕冠状轴向前的运动，也就是低头的动作，其前屈活动范围一般是0°～45°。头颈部前屈的主动肌是斜角肌，颈长肌、头长肌、头前直肌参与协同工作。如果长时间低头，易引发颈椎间盘突出、颈部肌肉僵硬和劳损等疾病。自抗力头前压练习可以发展斜角肌的力量。

2. 头颈部后伸的主要肌群（图2-22）：斜方肌，胸锁乳突肌，夹肌，肩胛提肌

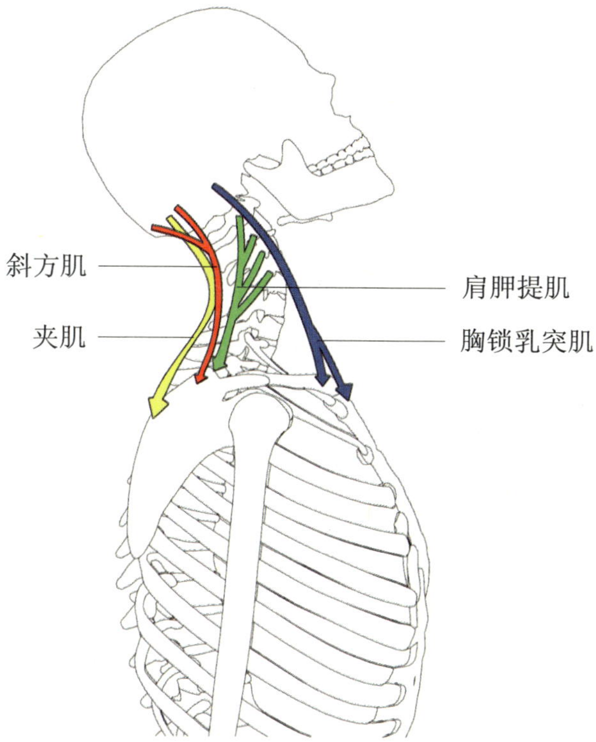

图2-22　头颈部后伸示意图

头颈部后伸是指头颈部在矢状面绕冠状轴向后的运动，也就是仰头的动作，其活动范围一般是0°～45°。头颈后伸的主动肌是斜方肌上束，胸锁乳突肌、夹肌和肩胛提肌参与协同工作。俯卧颈部抗阻练习可以发展颈后肌群的力量。

3. 头颈部侧屈的主要肌群（图2-23）：胸锁乳突肌，斜角肌，斜方肌，肩胛提肌

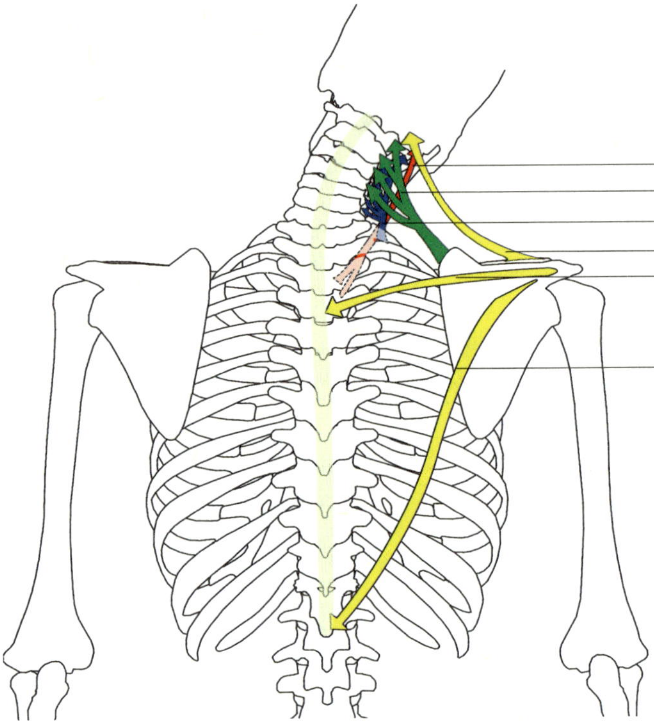

图2-23　头颈部侧屈示意图

头颈部侧屈是指头颈部在冠状面向侧面靠拢的运动，一般的活动范围是0°～45°。头颈部侧屈的极限是将耳朵接近肩部顶端（保持肩部稳定不动），这时会感觉到对侧肌肉有强烈的拉伸感。头颈部侧屈的主动肌是胸锁乳突肌，斜角肌、斜方肌和肩胛提肌参与协同工作。颈部静力性侧推练习可以发展颈部侧面肌群的力量。经常左右摆头（侧屈）可以防止肌肉僵硬，也可以预防颈椎病。

4. 头颈部旋转的主要肌群（图2–24）：胸锁乳突肌，斜方肌，夹肌，肩胛提肌

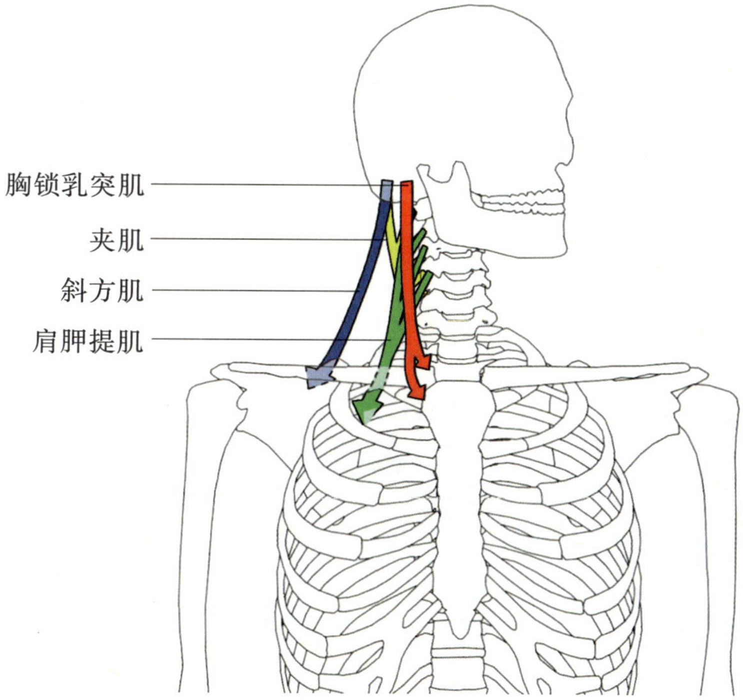

图2–24　头颈部旋转示意图

头颈部旋转是指头颈部在水平面上绕垂直轴向两侧的运动，左右转动的活动范围一般是0°～60°。头颈部旋转的主动肌是胸锁乳突肌，斜方肌、夹肌和肩胛提肌参与协同工作。久坐电脑前固定头部不动，易引发中风、高血压、颈椎病等疾病，经常左右转动头颈部可以增加脑部的供血并能预防疾病。坐姿头套颈部抗阻练习可以发展胸锁乳突肌、斜方肌和肩胛提肌的力量。

※复习与思考

1. 简述颅骨、颈椎的组成，以及翼点、颈椎的结构特点。
2. 简述胸锁乳突肌的位置、起止点、功能。
3. 简述头颈部的运动。
4. 简述胸锁乳突肌的触诊动作要领。
5. 第7颈椎和第1胸椎的触诊是如何进行的？

①本章练习　②动画演示　③拓展阅读

上 肢

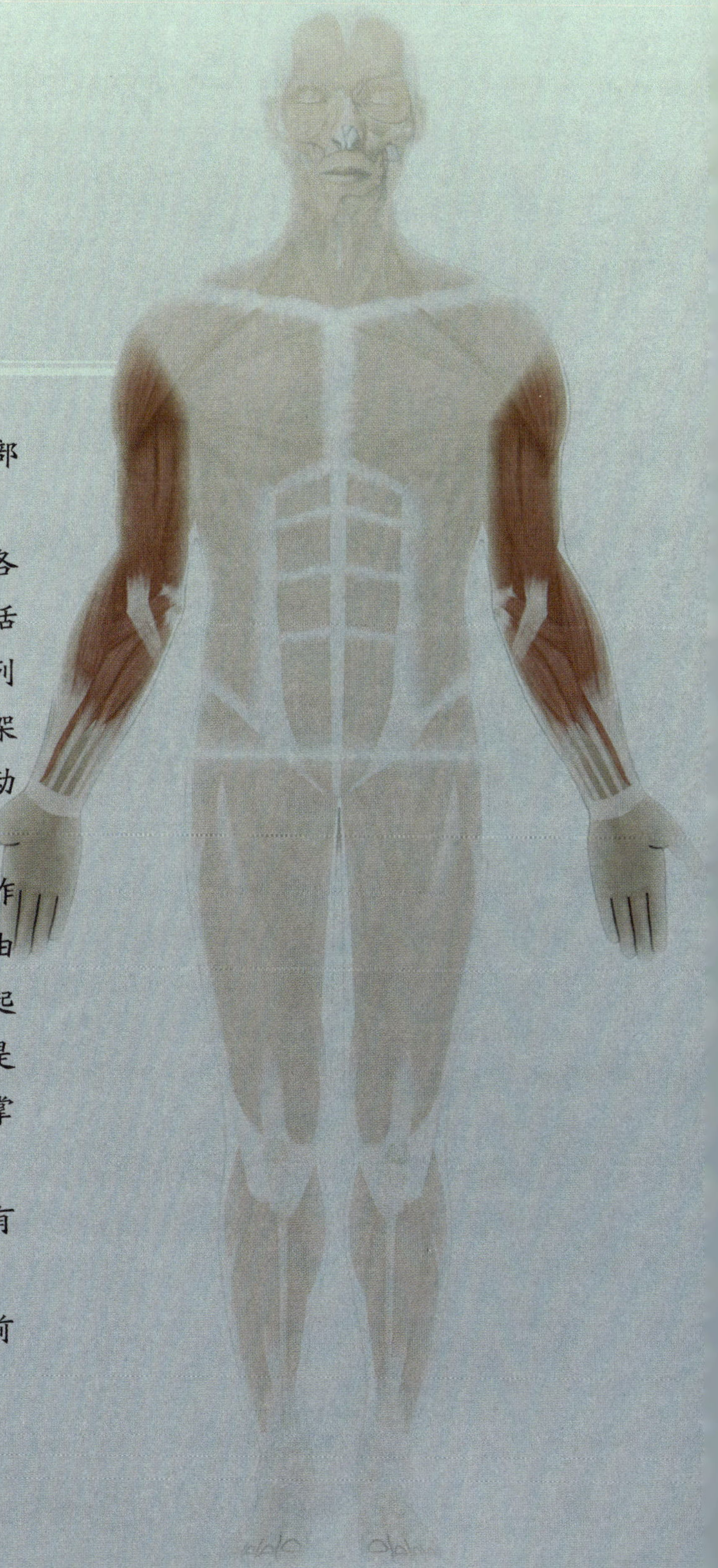

上肢借肩部与颈部、胸部相连。

上肢的肌肉众多且形态各异，以适应上肢各关节的灵活性，这些肌高度分化，并且排列复杂。上肢的肩胛骨和锁骨横架于躯干上端的两侧，增大了运动范围，提高了工作效率。另外，上肢对直立和行走起着平衡作用。在上肢的肩、肘关节处，由于骨端的膨大和较多的肌肉起止，外形上明显增粗。腕和手是前臂的延伸，以适应旋转和对掌的功能。手不仅可以完成握、持、捏、拿等运动功能，也具有触觉功能。

上肢可分为肩、臂、肘、前臂、腕和手部。

第三章　肩、臂部

※ **学习目标**

了解：肱肌、喙肱肌、大圆肌、小圆肌、肩胛下肌、冈下肌、冈上肌的起止点；肩胛骨、锁骨、肱骨的触诊方法；

熟悉：肩部的运动功能，肩部周围肌肉的功能；

掌握：锁骨肩峰端、肱骨头、肩胛冈、肩峰的骨性标志；冈上肌、背阔肌、肱二头肌、肱三头肌、三角肌、胸大肌的位置与形态；肩袖的组成及功能。

第一节　概述

肩部为上肢的顶端部分，包括腋区、三角肌区和肩胛区。肩部有丰满的肌肉，皮肤较厚，其外形呈浑圆状。肩上部连于颈根，呈半圆坡状，坡度因人而异。前方的锁骨和肩锁关节，外侧的肩峰和后方的肩胛冈围成开口向内的“V”形，它们构成肩上部的骨性标志。当耸肩或外展臂时，可见斜方肌和冈上肌的隆起。三角肌起自锁骨外1/3、肩峰外缘和肩胛冈下缘，形成肩部的圆隆外貌。腋窝位于肩关节下方、臂和胸上部之间，腋窝处皮肤松弛，移动性大。

臂部，又称上臂，位于肩和肘之间。上界为腋前、后壁外侧端在臂部的连线，下界为通过肱骨内、外上髁近侧两横指处的环行线。借肱骨内、外上髁分别向上作的垂线，把臂分为臂前区和臂后区。臂前区的皮肤薄且具有移动性，中间有隆起的肱二头肌肌腹，在其内、外侧分别为肱二头肌内侧沟和肱二头肌外侧沟。臂后区皮肤较厚，移动性较大，表面可见肱三头肌内、外侧头的轮廓，在肘关节过伸时尤为明显。

图3–1至图3–4分别为肩、臂部不同观面的示意。

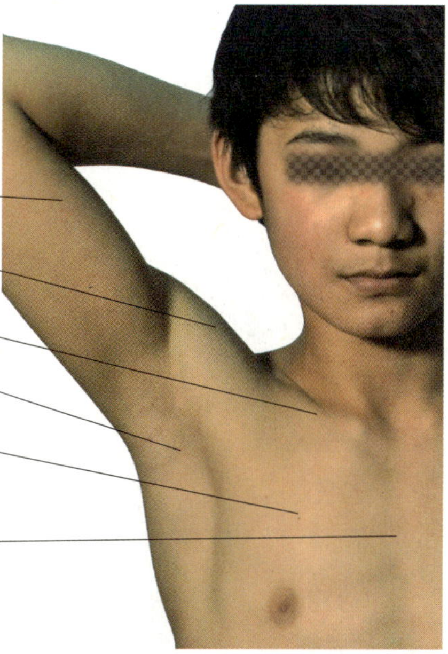

图3-1　肩、臂部前面观

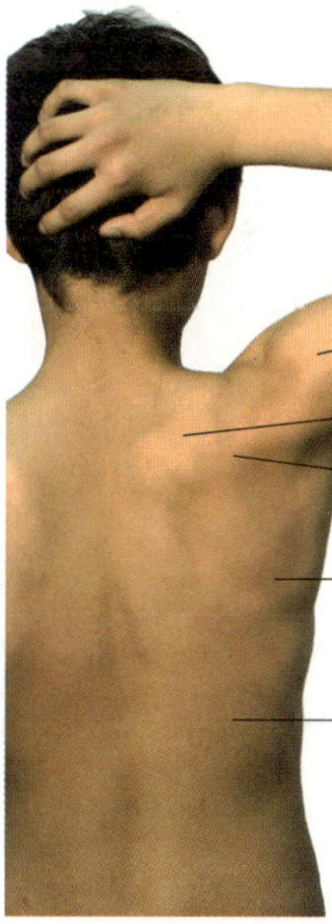

图3-2　肩、臂部后面观

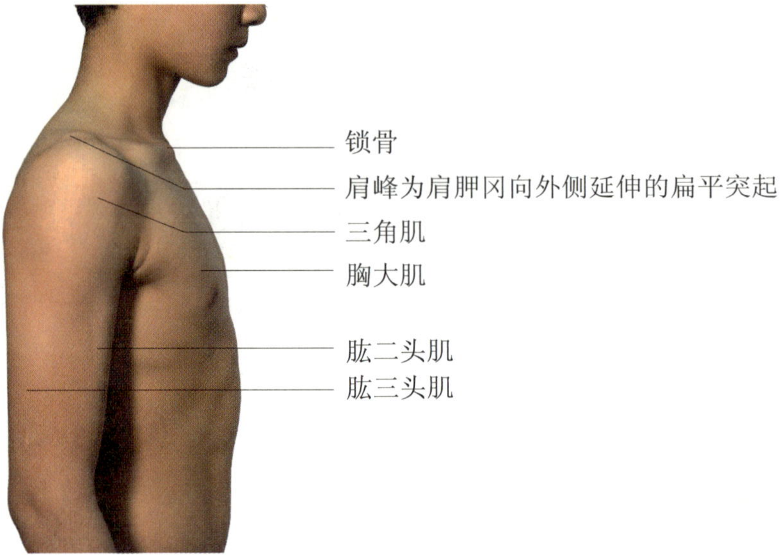

图3-3　肩、臂部侧面观

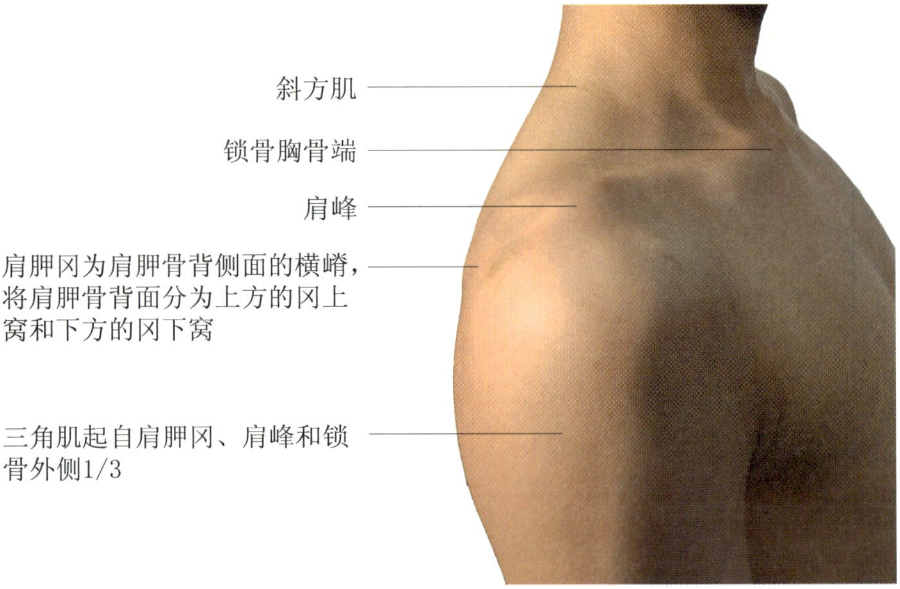

图3-4　肩、臂部上面观

第二节　骨及骨性标志

一、锁骨

锁骨的位置几乎是水平方向，上面光滑，下面粗糙，呈横向“S”形，全长于皮下均可扪及，与胸骨柄的上方外侧构成胸锁关节，是颈与胸的体表分界标志。锁骨内侧2/3凸向前，外侧1/3凸向后；内侧端粗大，有胸骨关节面，与胸骨柄相关节；外侧端扁平，有肩峰关节面，与肩胛骨的肩峰相关节。锁骨是唯一与躯干骨构成关节的上肢骨。

二、肩胛骨

肩胛骨在锁骨后方外侧，外上端的肩峰与锁骨外侧端构成肩锁关节，贴于胸廓后外上方，位于2～7肋之间，为三角形的扁骨。有前后两面，上、下、外侧三个角和内侧缘、外侧缘、上缘三个缘。肩胛骨在背部的体表投影：肩胛骨上角平第2肋，肩胛冈内侧端平第3胸椎棘突；肩胛骨下角平对第7肋或第7肋间隙，为计数肋和测量胸围的骨性标志。

三、肱骨

肱骨位于上臂部，是上肢最长的管状骨，分为一体两端。上端半球形的膨大为肱骨头，与肩胛骨的关节盂相关节，头的周缘有环状浅沟称解剖颈。肱骨头前下方的突起称为小结节，小结节外侧较大的隆起称为大结节。沿大、小结节向下延伸的骨嵴分别称为大结节嵴和小结节嵴，大小结节之间有一条纵沟称结节间沟，有肱二头肌长头腱通过。肱骨体中部外侧面的粗糙隆起称为三角肌粗隆。

图3-5至图3-8分别为锁骨、肩胛骨、肱骨不同观面的示意。

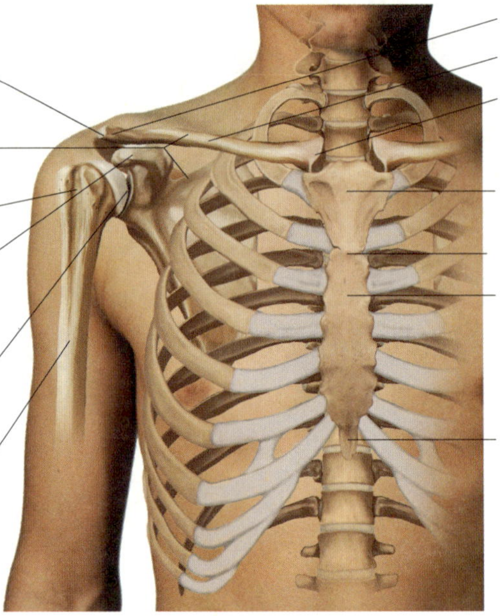

图3-5　锁骨、肩胛骨、肱骨前面观

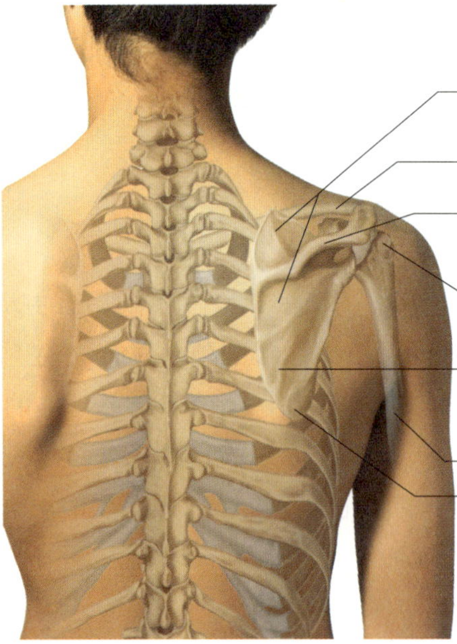

图3-6　锁骨、肩胛骨、肱骨后面观

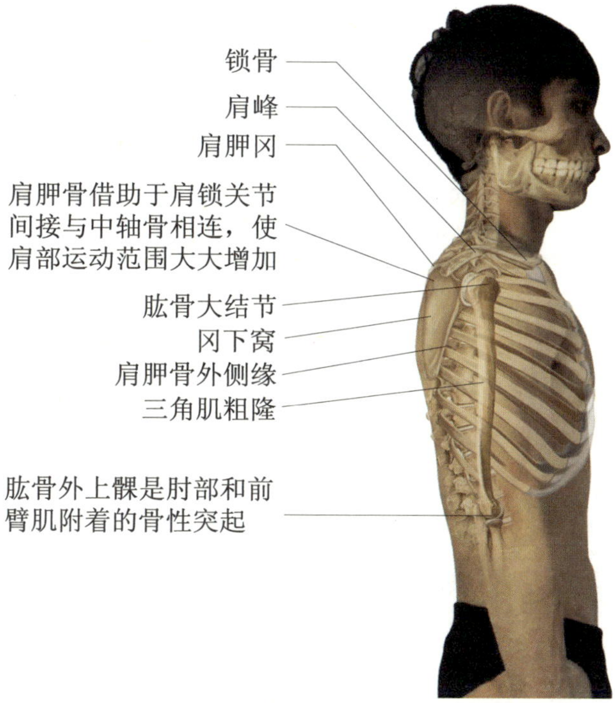

图3-7　锁骨、肩胛骨、肱骨侧面观

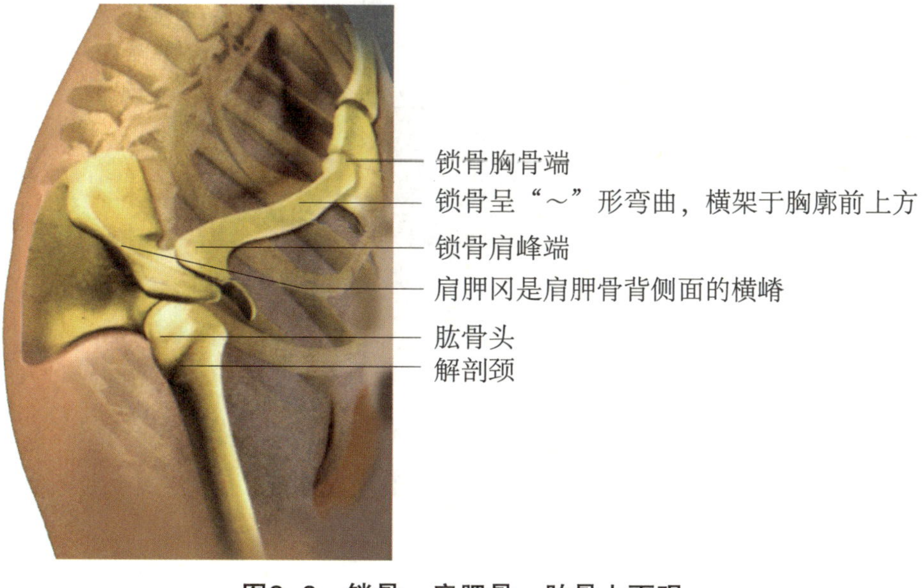

图3-8　锁骨、肩胛骨、肱骨上面观

第三节　肌及肌性标志

肩部肌肉配布于肩关节周围，均起自肩胛骨、锁骨，止于肱骨。包括浅层的三角肌，深层的冈上肌、冈下肌、小圆肌、大圆肌、肩胛下肌，能使肩关节运动，并能增强肩关节的稳定性。

臂肌覆盖肱骨，分为前、后两群，前群为屈肌，后群为伸肌，包括前群的肱二头肌、喙肱肌、肱肌，后群的肱三头肌。

肩部肌肉及韧带、滑膜囊等结构，在体育运动的支撑、悬吊和推拉等动作中起着重要作用，亦可完成投掷、鞭打之类的复杂运动。因此肌肉的相互协同运动有助于提高工作效率，更好地完成锻炼、运动及各种日常活动。

图3–9至图3–10分别为肩、臂部肌肉不同观面的示意。

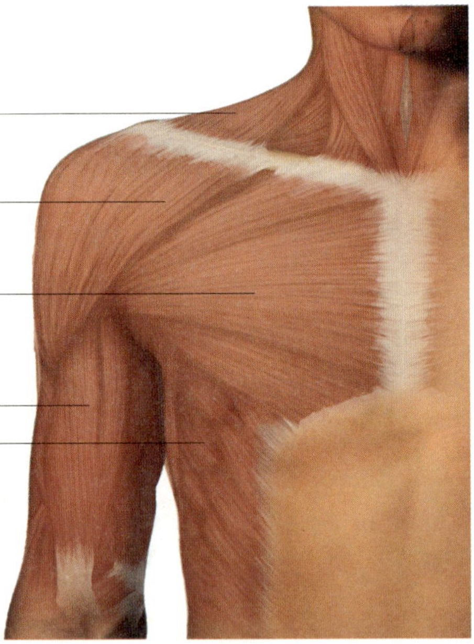

图3–9　肩、臂部肌肉前面观

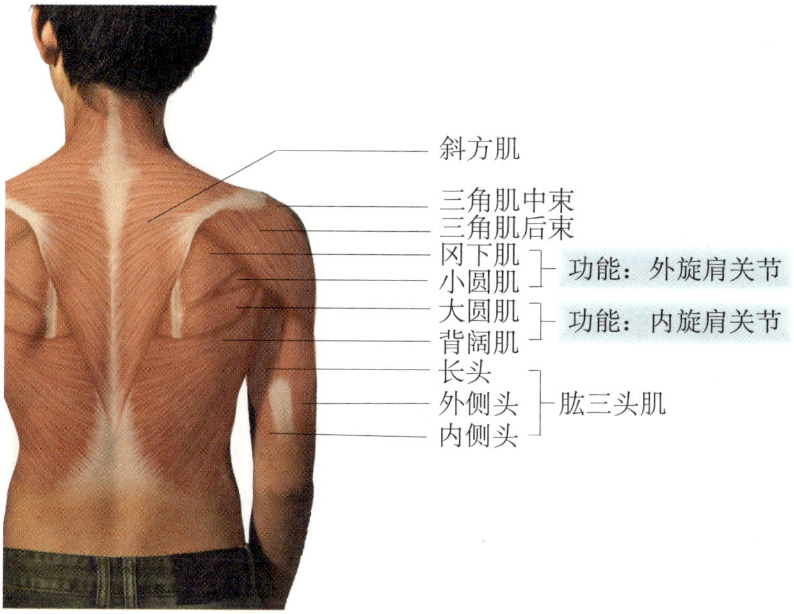

图3-10　肩、臂部肌肉后面观

第四节　体表标志及触诊

一、体表标志

1. 肩部前面观（图3-11）

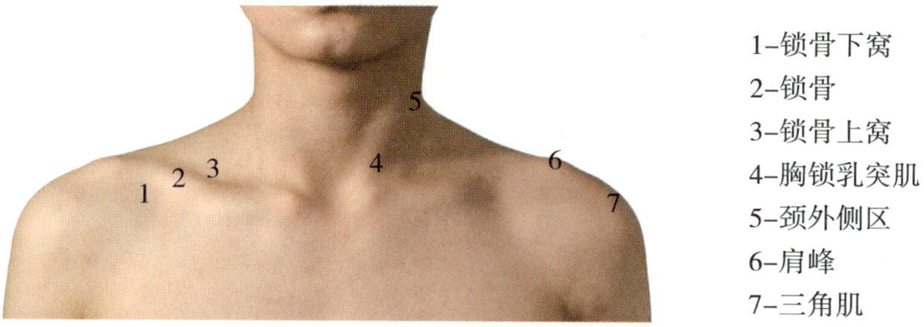

图3-11　肩部前面观

2. 腋窝前面观（图3-12）

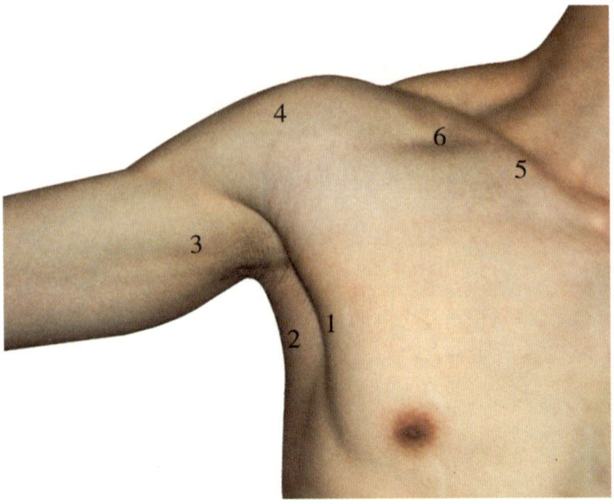

1-腋前壁
2-腋后壁
3-肱二头肌短头
4-三角肌
5-锁骨
6-锁骨下窝

图3-12　腋窝前面观

3. 肩后区（图3-13）

1-冈上肌
2-肩胛冈
3-冈下肌
4-肩胛骨内侧缘
5-大圆肌
6-肩胛骨下角
7-背阔肌
8-肩峰
9-三角肌

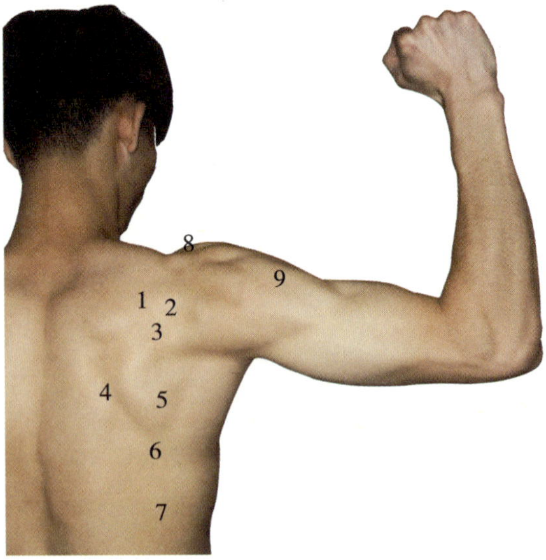

图3-13　肩后区

4. 肩部肌后群（图3–14）

肩部肌后群直接与肩胛骨相连。其中只有1块在肩胛骨的前面，为肩胛下肌。其余4块（位置1—4）都在肩胛骨的后面。

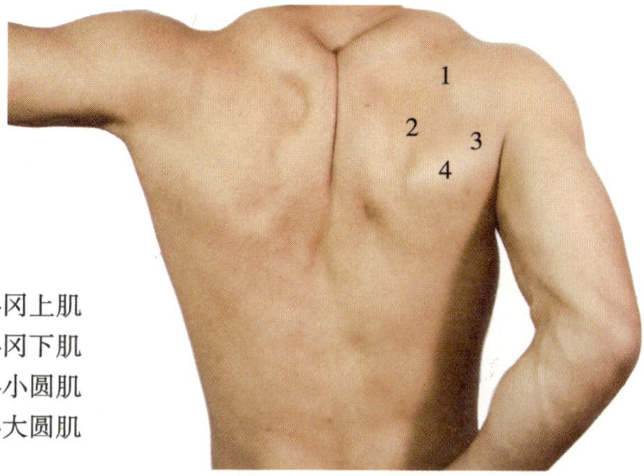

1–冈上肌
2–冈下肌
3–小圆肌
4–大圆肌

图3–14　肩部肌后群

5. 臂前面观（图3–15）

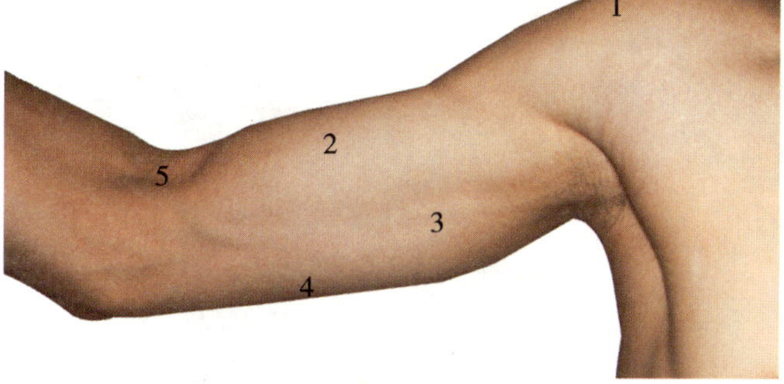

1–三角肌
2–肱二头肌肌腹
3–肱二头肌内侧沟
4–肱三头肌内侧头
5–肘窝

图3–15　臂前面观

6. 臂后面观（图3-16）

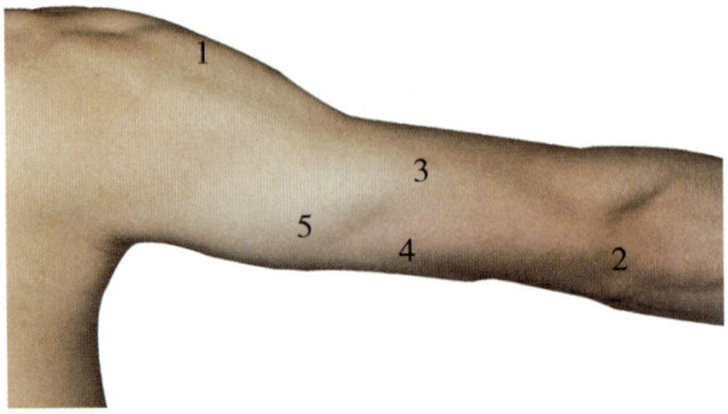

1-三角肌
2-鹰嘴
3-肱三头肌外侧头
4-肱三头肌内侧头
5-肱三头肌

图3-16　臂后面观

7. 臂侧面观（图3-17）

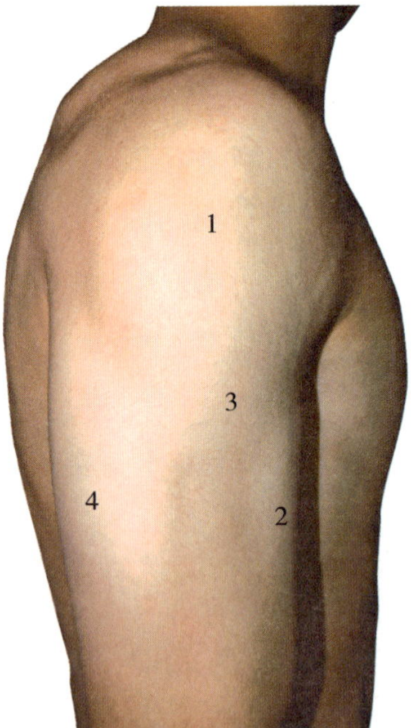

1-三角肌
2-肱二头肌
3-肱二头肌外侧沟
4-肱三头肌

图3-17　臂侧面观

二、骨触诊

1. 锁骨内侧端（胸骨端）

锁骨内侧端关节面与胸骨的锁切迹及第1肋软骨构成胸锁关节，关节腔内有关节盘装置，属球窝关节（图3-18）。

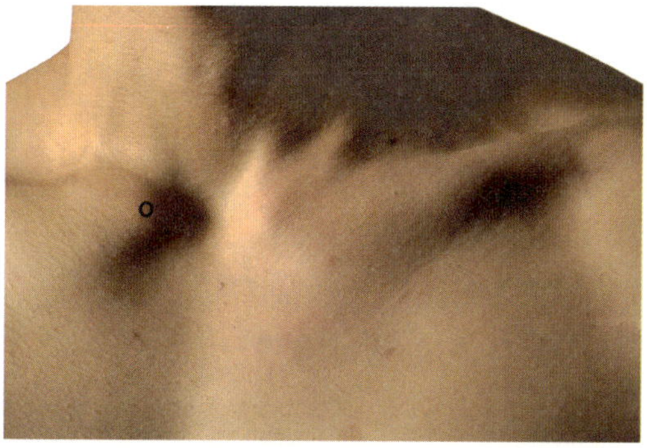

图3-18 锁骨内侧端（胸骨端）

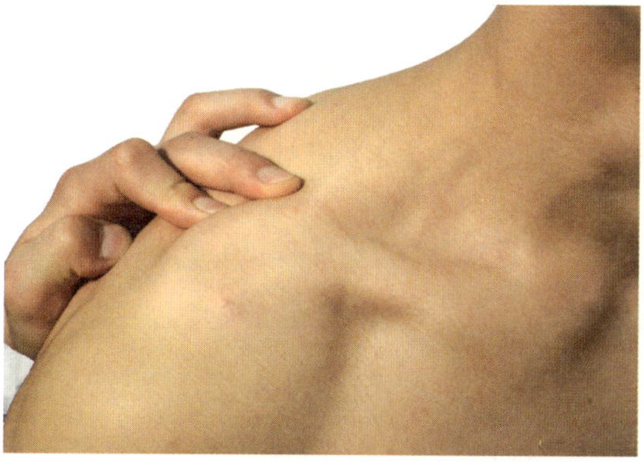

图3-19 锁骨外侧端（肩峰端）触诊

2. 锁骨外侧端（肩峰端）

锁骨外侧端扁平，与肩胛骨的肩峰构成了肩锁关节。由于位置表浅，锁骨中外1/3交界处较为薄弱，易骨折（图3-19）。

3. 肩胛冈

肩胛冈是一个突起的骨性结构，横向位于肩胛骨的后面，把肩胛骨的后面分为上1/4和下3/4两部分。

检查者两示指之间是肩胛冈，其向外侧逐渐变宽形成肩峰（图3-20）。

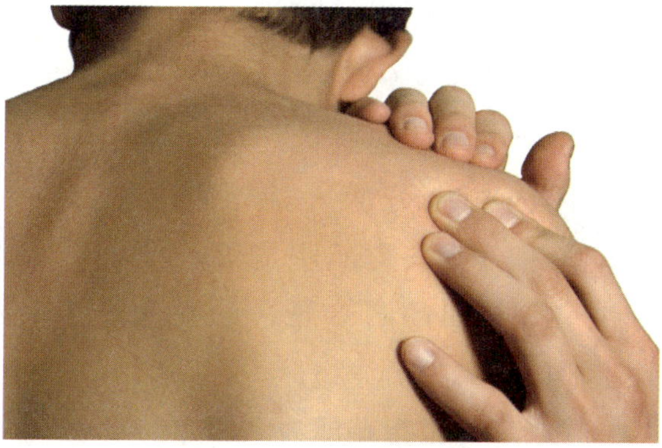

图3-20 肩胛冈触诊

4. 肩峰

（1）肩峰后面

肩峰是肩胛冈向外延伸的扁平突起，是三角肌的附着点，与锁骨的肩峰端相连接，构成肩锁关节。

检查者示指和中指之间是肩胛冈的外侧端，其向外侧逐渐变宽形成肩峰（图3-21）。

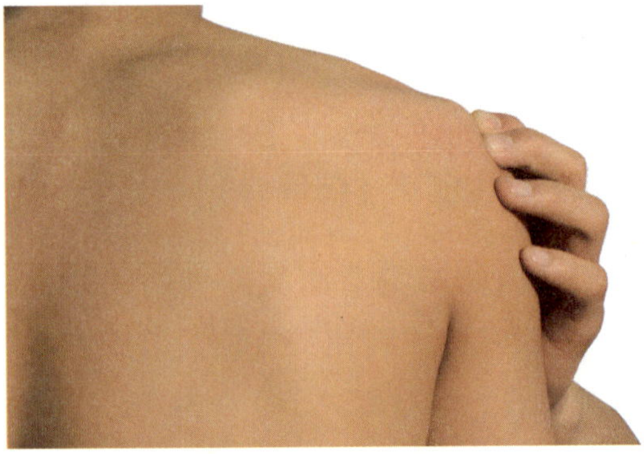

图3-21　肩峰后面触诊

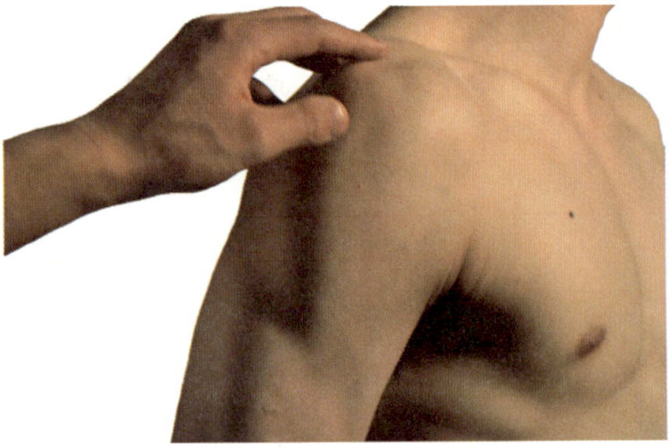

图3-22　肩峰外侧面触诊

（2）肩峰外侧面

检查者示指下即为肩峰（图3-22）。

5. 肩胛骨（内侧缘）

约在第2～8胸椎外侧5cm处，是肩胛骨三缘中最长的一缘，被肩胛冈内侧端分为上、下两部分，大部分为斜方肌所覆盖。上方是肩胛提肌的附着处，下方是菱形肌的附着处。

检查者四指指端即为内侧缘的下方（图3-23）。

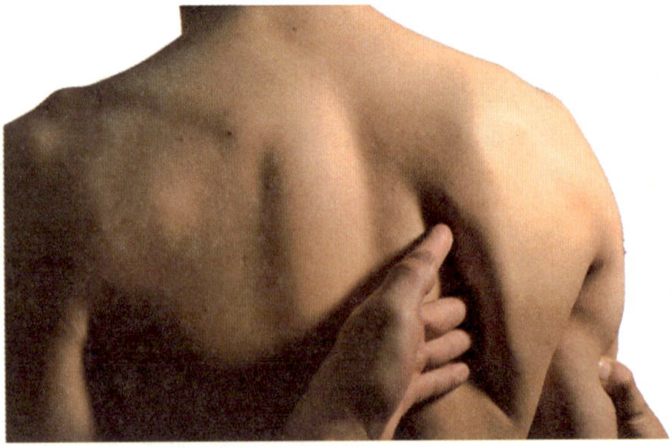

图3-23　肩胛骨内侧缘触诊

6. 肩胛骨（下角）

肩胛骨下角厚而粗糙，是肩胛骨内、外侧缘的交点。背阔肌有一束变异较大的肌纤维附着于此处，可以在7～8肋骨的后方外侧处辨识到此结构。

被检查者将手臂上抬到颈部以上的高度，可以看到及感觉到肩胛骨下角沿着胸壁往外移，最远可至腋中线（图3–24）。

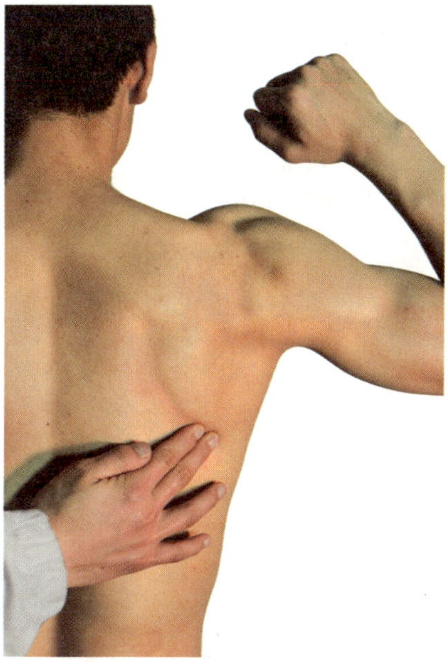

图3–24　肩胛骨下角触诊

7. 肱骨头

肱骨上端朝向上后内方，呈半球形结构。

检查者的手呈U形控制着被检查者的肱骨头，要求被检查者肘关节屈曲90°，肩关节交替旋内和旋外，检查者的手指即能感觉到肱骨头的旋转（图3–25）。

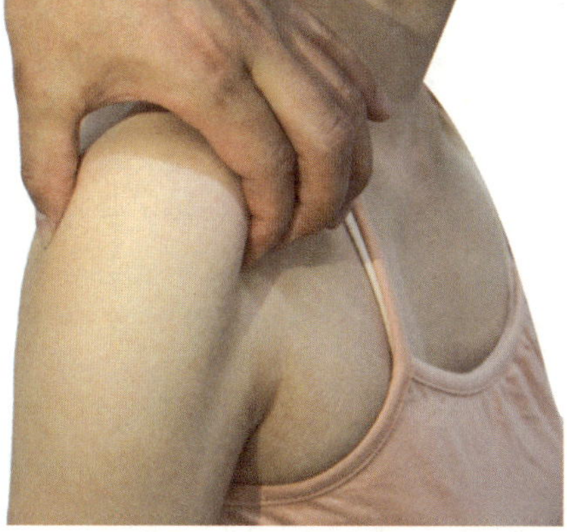

图3–25　肱骨头触诊

三、肌和肌腱触诊

1. 上肢带肌

（1）三角肌（涉及肩关节的所有运动）

三角肌呈三角形，位于肩部皮下，覆盖着肩关节（图3–26）。

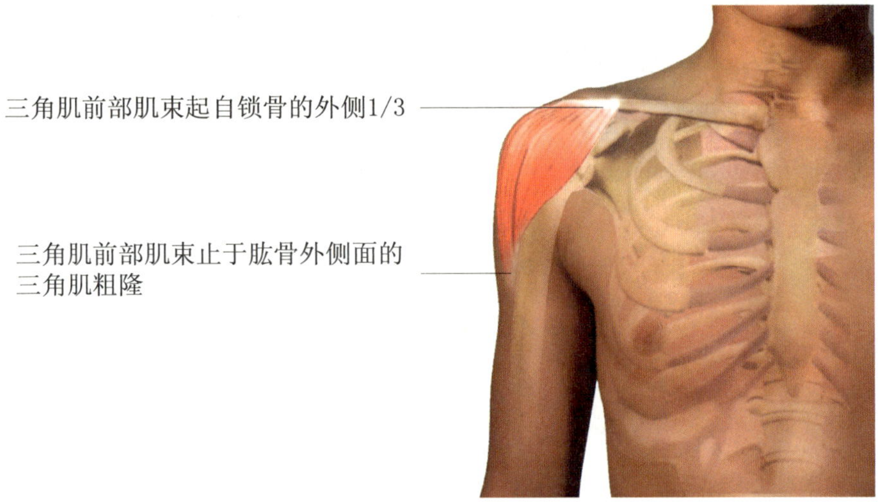

图3–26　三角肌前面观

三角肌位于肩部，包含前、中及后三部分（图3–27），前部和后部的肌束为半羽状肌，中部肌束为多羽状肌。

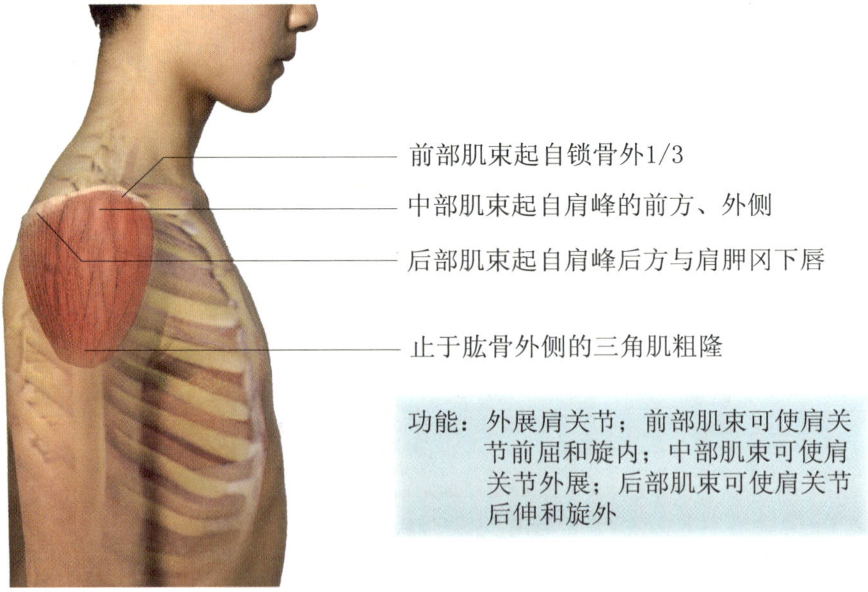

图3–27　三角肌侧面观

三角肌几乎是肩部所有运动的原动肌。

被检查者采用肩部外展、肘关节屈姿势，检查者的两拇指之间为三角肌的中束，在前束和后束之间（图3–28）。

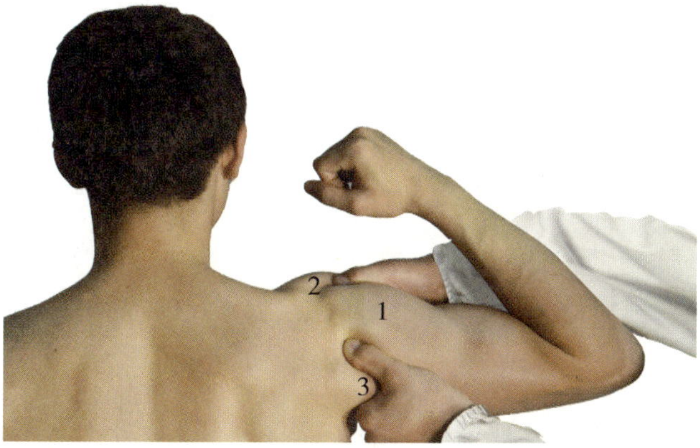

图3–28　三角肌中束触诊

三角肌应用小贴士：

涉及肩关节的所有运动；哑铃前平举、侧平举；划船；肩上举

（2）冈上肌

冈上肌从肩峰下方越过肩关节顶部，为羽状肌，在冈上窝内，被斜方肌所覆盖（图3–29）。

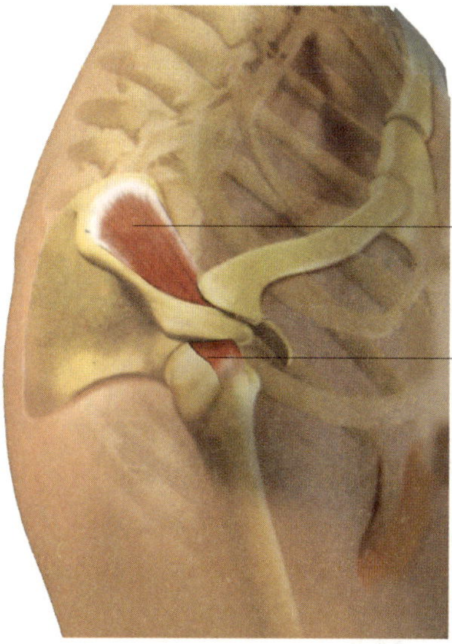

图3–29　冈上肌上面观

冈上肌是组成肩袖的四块肌之一，可将肱骨头牵拉回关节窝，进而从上方稳定肩关节。

肩部外展时，检查者能更好地触及此肌（图3-30）。

注：此肌是肩袖的一部分，由于冈上肌腱位于肩峰下，因此冈上肌易患肌腱炎。

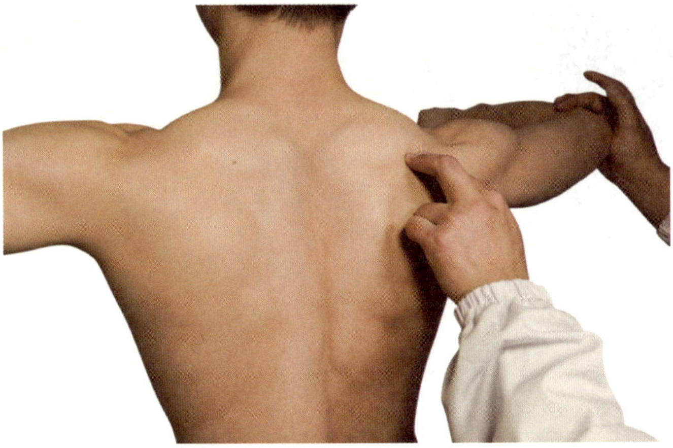

图3-30　冈上肌触诊

（3）冈下肌

冈下肌呈扁平的三角形，为多羽状肌，位于肩胛冈下方的肩胛骨后侧（图3-31）。

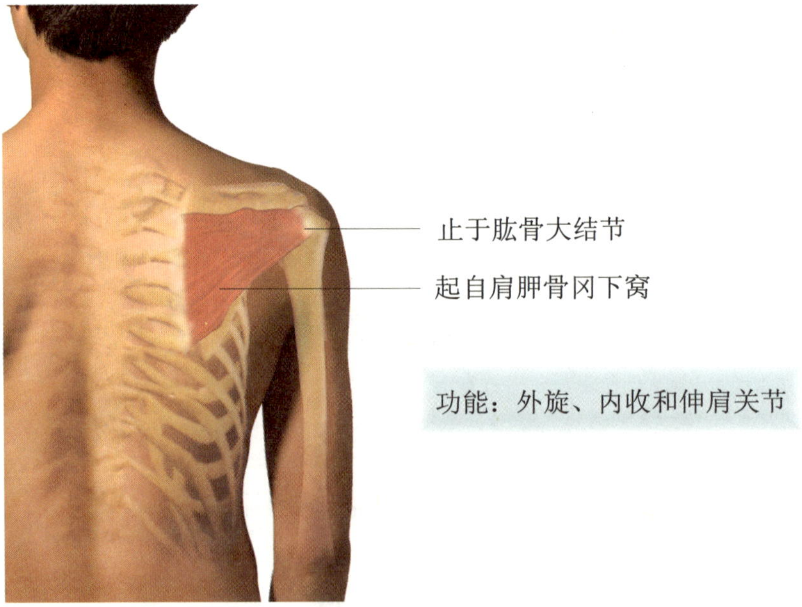

图3-31　冈下肌后面观

冈下肌是组成肩袖的肌肉，是肩关节强有力的外旋肌之一，和小圆肌一起可使肱骨头向后就位于关节窝内，并可防止肱骨头撞击肩胛骨的喙突。

被检查者坐位，肩外展90° ，要求被检查者外旋肩关节，即可在肩胛骨冈下窝处触及冈下肌（图3-32）。

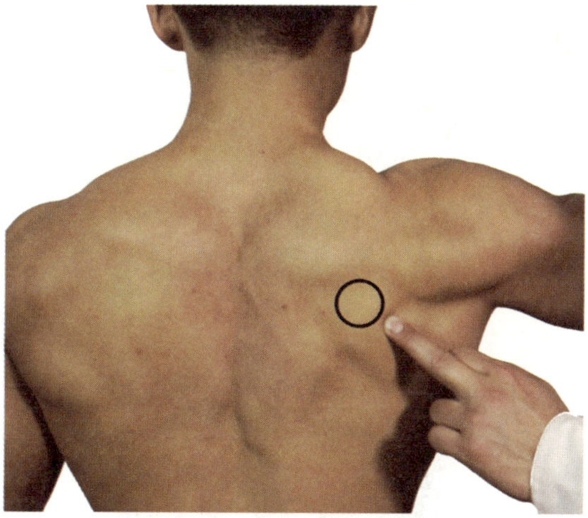

图3-32　冈下肌触诊

（4）小圆肌

小圆肌呈小而狭长的圆柱形，为多羽状肌，位于冈下肌的下方（图3-33）。

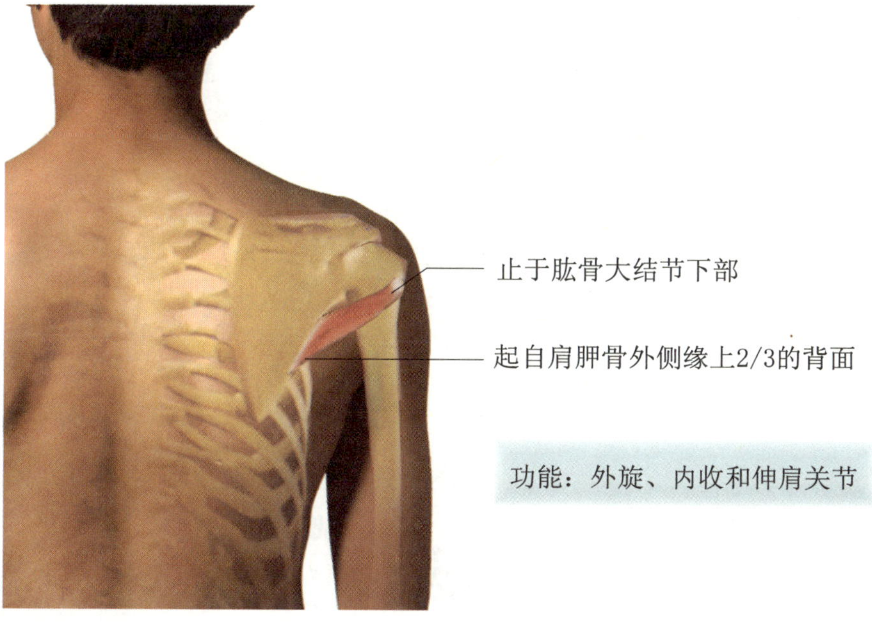

图3-33　小圆肌后面观

小圆肌是组成肩袖的肌肉，是肩关节强有力的外旋肌之一，和冈下肌一起可使肱骨头向后就位于关节窝内，并可防止肱骨头撞击肩胛骨的喙突。

被检查者坐位，肩外展90°，屈肘90°，前臂旋前；检查者的左手两指触摸在肩胛骨外侧缘的三角肌后束（位置1）和大圆肌（位置2）之间。要求被检查者外旋肩关节，可感觉到手指下小圆肌的收缩（图3-34）。

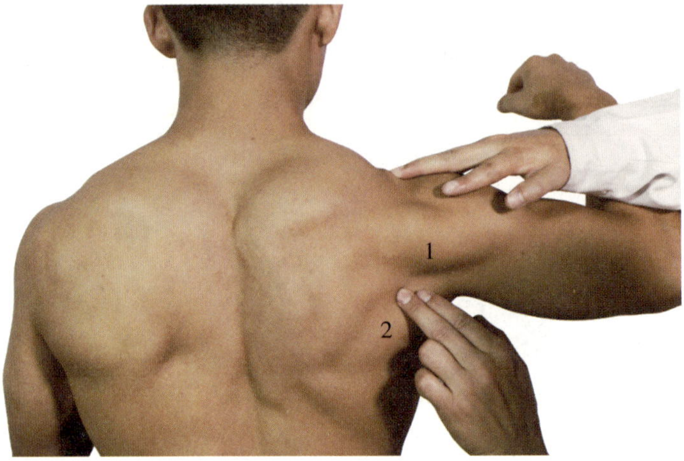

图3-34　小圆肌触诊

（5）肩胛下肌

肩胛下肌呈三角形，为多羽状肌，位于肩胛骨前面（图3-35）。

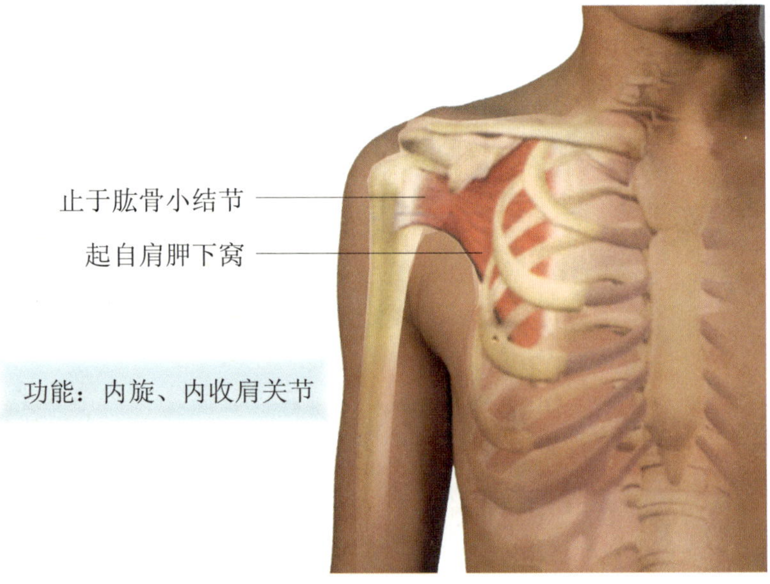

图3-35　肩胛下肌前面观

肩胛下肌是肩袖的组成部分，是最大的、唯一旋内的肩袖肌。

触诊时使肩胛骨与胸廓之间留有一定的空隙，然后移动手指到肩胛骨的前面，检查者手指的外侧为背阔肌，内侧和前方为胸大肌，指尖下深面即为肩胛下肌（图3-36）。

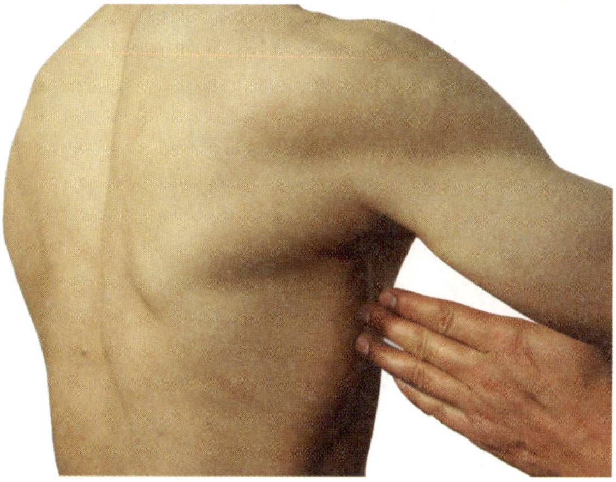

图3-36　肩胛下肌触诊

肩袖肌群应用小贴士：

扩胸运动；双手背后交叉；手触摸后背；拉动橡皮筋

（6）大圆肌

大圆肌是一块厚而鼓凸的肌肉，整块肌肉呈柱状，位于小圆肌的下方，其下缘后面被背阔肌遮盖，是背阔肌的协同肌（图3-37）。

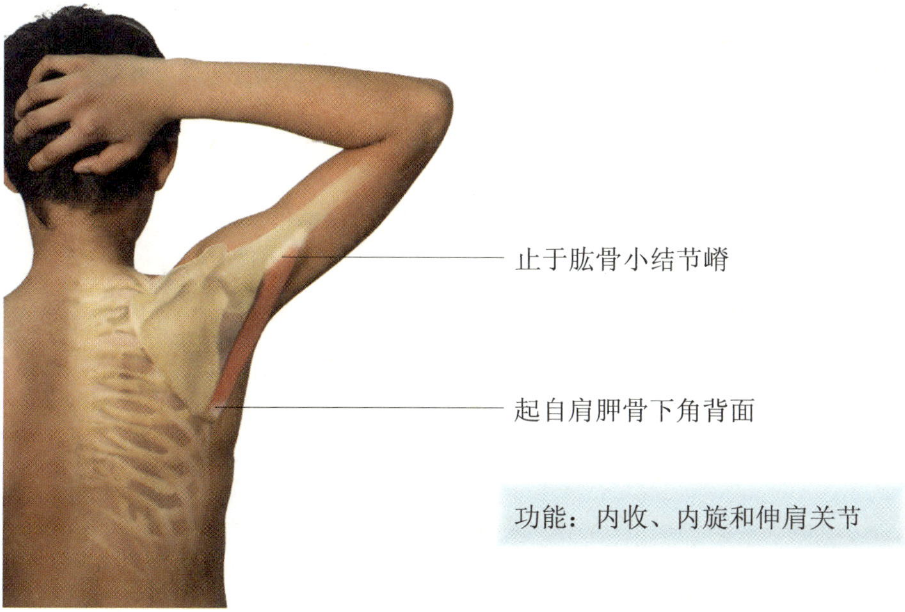

图3-37　大圆肌后面观

大圆肌附着于冈下窝外侧1/4和下1/3处，整块肌肉呈柱状，是背阔肌的直接协同肌，被称为“背阔肌的小助手”。

在肩胛骨外侧缘的下外方可扪及此肌肌腹，被检查者俯卧或者坐位，肩外展90°，对抗检查者向后用力；检查者左手所指的即大圆肌，是一块非常明显的肌性突起（图3-38）。

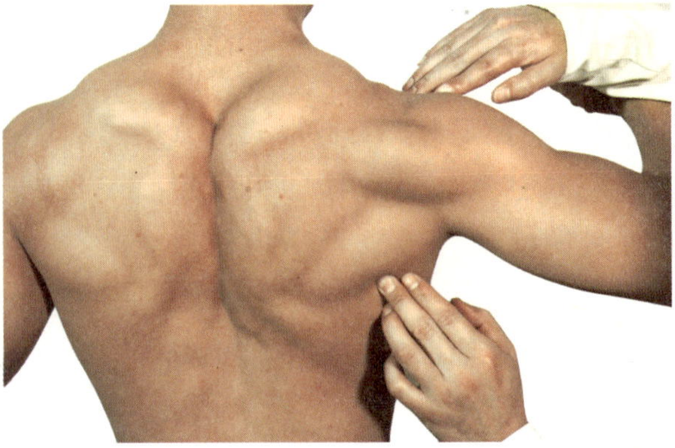

图3-38　大圆肌触诊

大圆肌应用小贴士：

引体向上（正手）；攀岩；下拉橡皮筋；背后传球；高尔夫击球

2. 臂肌前群

（1）肱二头肌

肱二头肌为梭形肌，位于上臂的前方，起端有两个头（图3-39）。

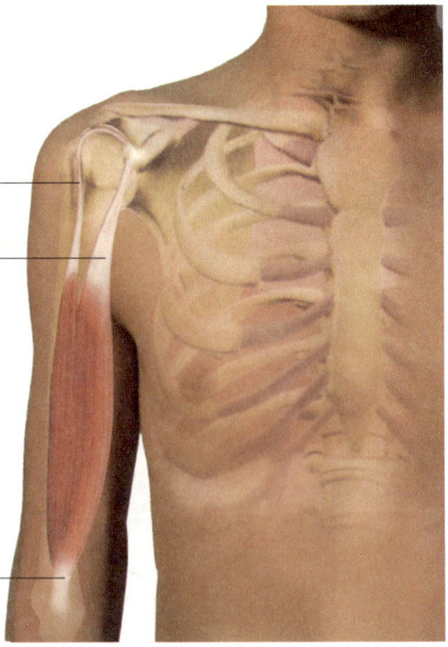

图3-39　肱二头肌前面观

a. **肱二头肌长头**

肱二头肌长头是上臂最表浅的肌肉之一，对肩和前臂均起屈曲作用。

在肘区前面、臂前面、三角肌的下面易于触及肱二头肌长头，被检查者连续做屈伸肘关节动作，就能更好地观察到此肌腹（图3-40）。

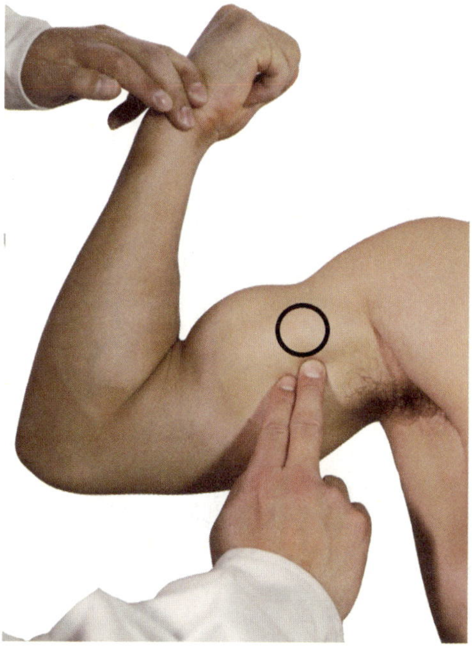

图3-40　肱二头肌长头触诊

b. **肱二头肌短头**

检查者将被检查者的前臂固定于腋下，并支撑其上肢。如图3-41所示，检查者的左手拇指位于喙肱肌之上，双手把肱二头肌短头（位置1）、肱二头肌长头（位置2）和喙肱肌（位置3）分开。

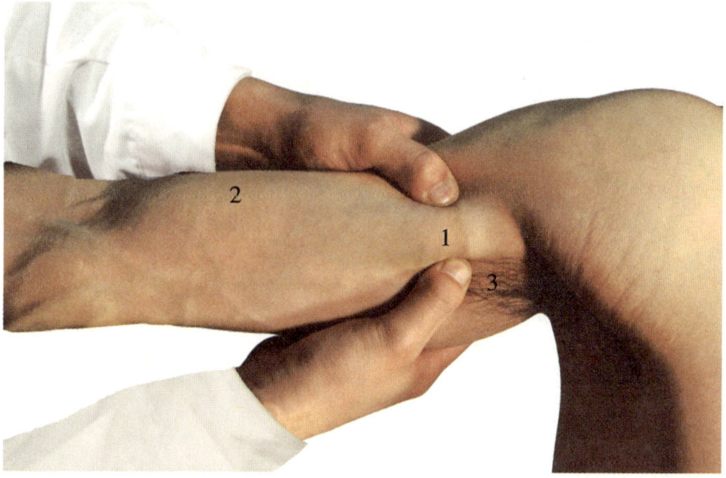

图3-41　肱二头肌短头触诊

c. 肱二头肌腱

此肌腱非常粗大、轮廓清晰，跨过肘窝延伸出肱二头肌腱膜，附着于桡骨粗隆。

易于在肘窝处触诊，被检查者首先前臂旋后，然后对抗阻力地屈曲肘关节，将有助于触诊肱二头肌腱（图3–42）。

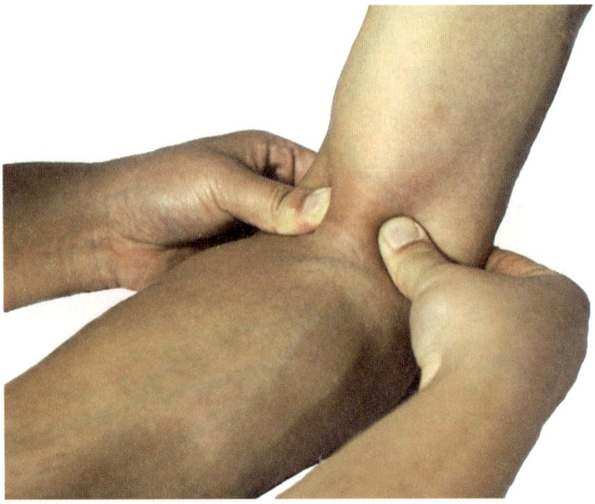

图3–42　肱二头肌腱触诊

肱二头肌应用小贴士：

引体向上（反手）；双手捧重物；网球反手提拉

（2）喙肱肌

喙肱肌是一长薄型的梭形肌，位于上臂上方内侧区域（图3–43）。

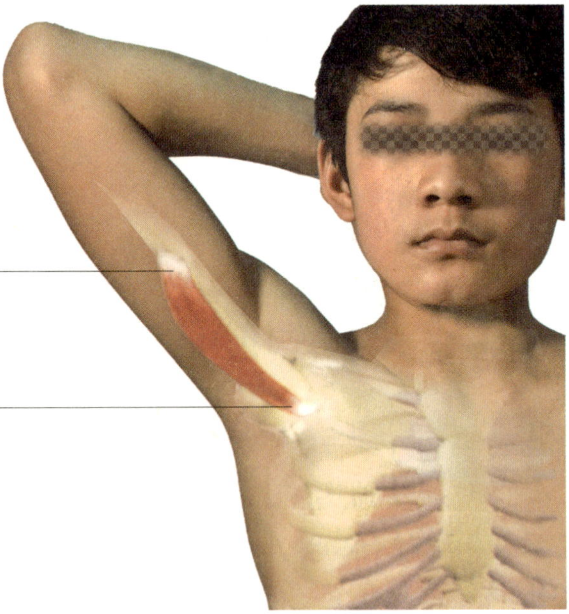

图3–43　喙肱肌前面观

喙肱肌可与肱二头肌相配合，使肩关节屈曲及内收，是三角肌的拮抗肌。

先定位腋窝前缘，沿肱骨内侧面向后外侧触摸，检查者置示指于臂前部的内侧面、肱二头肌短头的后方。要求被检查者外展臂部并屈肘，示指下能感觉到一条绷紧的“条索状”的肌肉，即是喙肱肌肌腹（图3–44）。

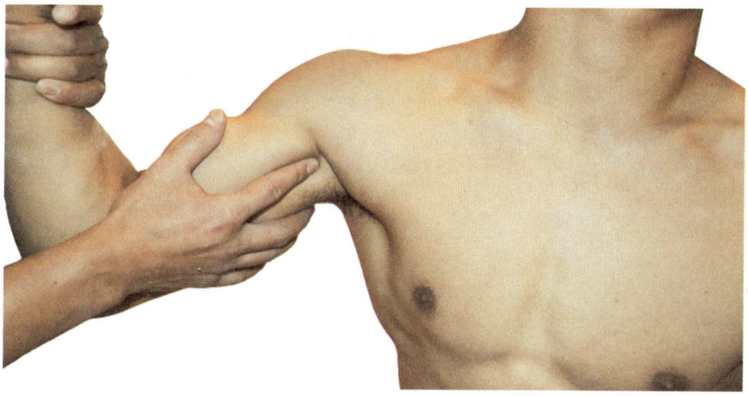

图3–44　喙肱肌触诊

喙肱肌应用小贴士：

举重卧推；太极云手；向后梳头

（3）肱肌

肱肌为一块扁平的梭形肌，位于肱二头肌下半部的深面（图3–45）。

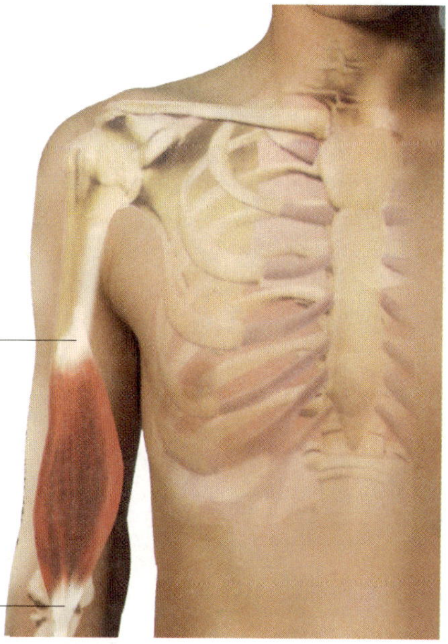

图3–45　肱肌前面观

肱肌主要与肱二头肌、肱桡肌一起使肘关节屈，肱肌附着于尺骨而非桡骨，因此不能旋转前臂。

整体触摸肱肌时，检查者把双手放在肱二头肌远端肌腱两侧。要求被检查者对抗阻力地屈肘，检查者双手手指的指腹下即为肱肌（图3-46）。

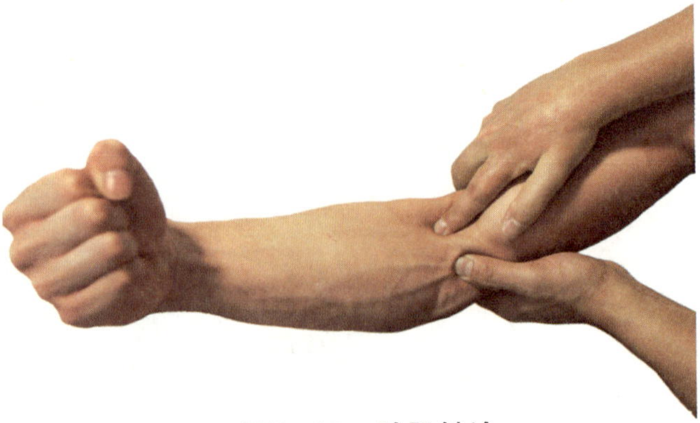

图3-46　肱肌触诊

肱肌应用小贴士：

抬起重物；刷牙洗脸

3. 臂肌后群

（1）肱三头肌

肱三头肌位于上臂后方，起端有三个头，止于尺骨鹰嘴（图3-47）。

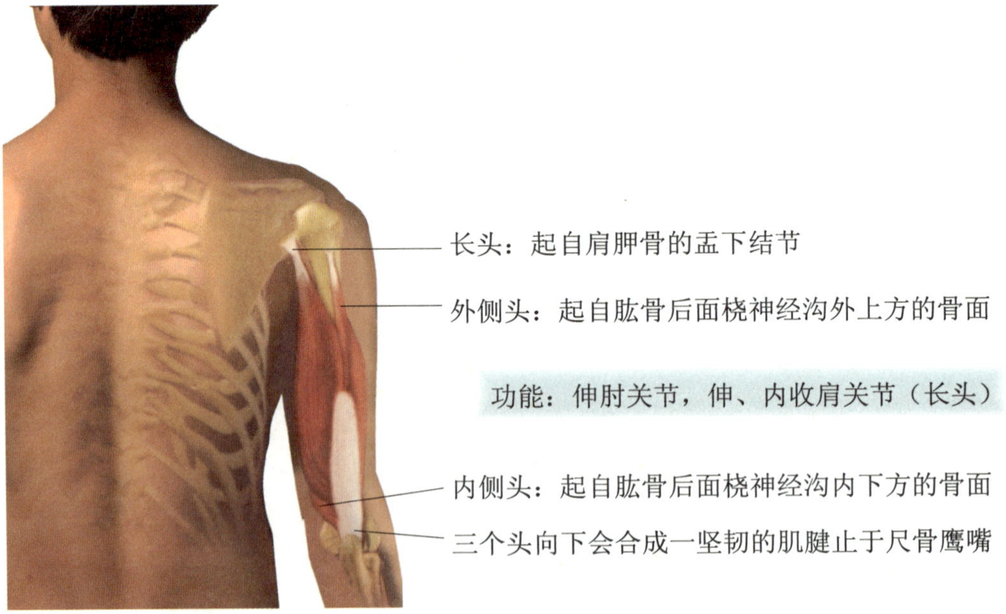

图3-47　肱三头肌后面观

肱三头肌是一块厚实的肌肉，为多关节肌，作用于肩关节和前臂，最强大的功能是伸肘关节，是肱二头肌的拮抗肌。

被检查者的上肢处于如图3-48所示的标准解剖学姿势，对抗阻力后伸肘关节即可扪及此肌腹。

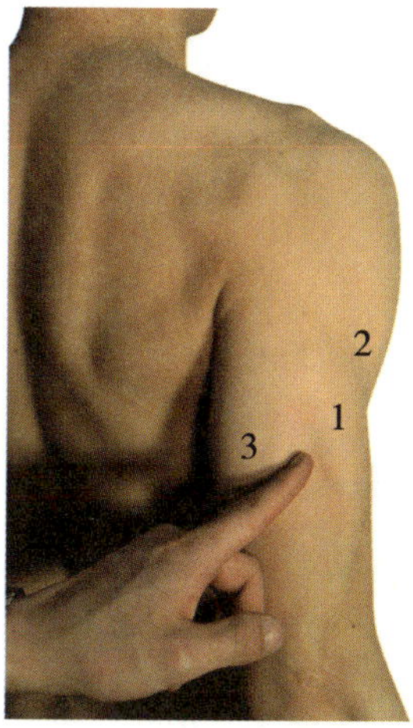

1-肱三头肌外侧头
2-三角肌
3-肱三头肌长头

图3-48　肱三头肌触诊

（2）肱三头肌长头肌腱

附着于肩胛骨的盂下结节。

检查者站在被检查者体侧，用手指触诊肩后部，触摸到三角肌的后束肌纤维和小圆肌的外侧，被检查者的上肢处于如图3-49所示的位置，肩外展90°，屈肘90°，要求被检查者对抗前臂远侧端阻力外展肩关节，手指所示即为此肌腱。

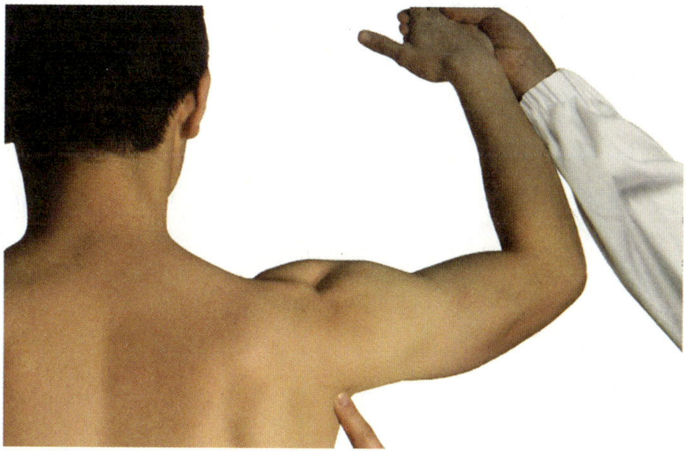

图3-49　肱三头肌长头肌腱触诊

肱三头肌应用小贴士：

俯卧撑起；排球扣球；推手倒立；用力关上后备箱

第五节　运动肩关节的肌群

一、肩关节

肩关节的概念分为狭义和广义两种，狭义的肩关节是指盂肱关节，属于球窝关节，具有3个基本轴的运动，包括屈、伸、内收、外展、旋内、旋外及环转。而广义的肩关节则包括了盂肱关节、肩胛胸壁关节、胸锁关节和肩锁关节4个独立的关节，这4个关节牢牢地将我们的整个上肢“抓”在躯干之上，4个关节联合行动，可以让整个肩带产生适当的运动，如举手过肩、推、拉、投掷等动作。

4个关节之间按照一定的规律相互协作完成动作所表现出的运动学特征就叫做肩肱节律。

二、运动肩关节的肌群

1. 肩前屈的主要肌群（图3-50）：三角肌前束，肱二头肌，胸大肌锁骨部和胸肋部，喙肱肌，前锯肌

肩前屈是指上肢在矢状面绕冠状轴向前的运动，是肩关节与肩带的联合运动，上肢的活动范围大约是0°～180°。当肩关节前屈接近180°，盂肱关节至少可以达到120°，在这个过程中伴随肩胛胸壁的上旋。肩前屈运动的主动肌是三角肌前束，肱二头肌、喙肱肌和前锯肌参与协同工作。哑铃前平举可以发展三角肌前束。

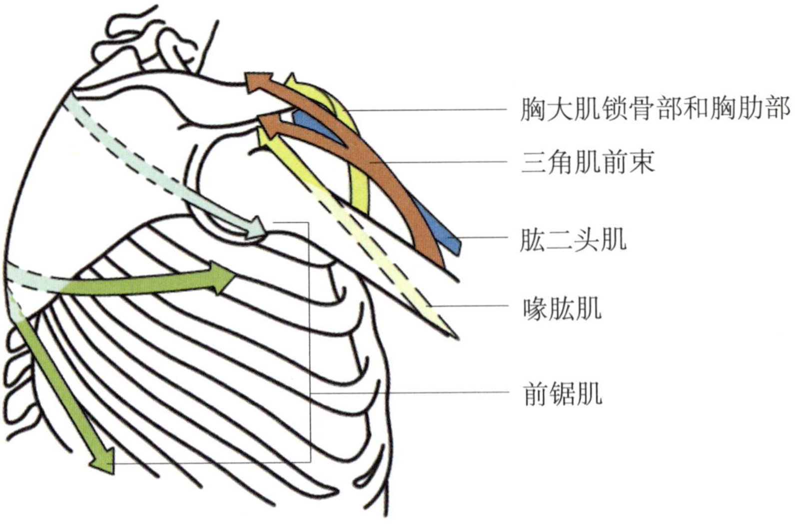

图3-50　肩关节前屈示意图

2. 肩后伸的主要肌群（图3-51）：大圆肌，背阔肌，三角肌后束，肱三头肌长头

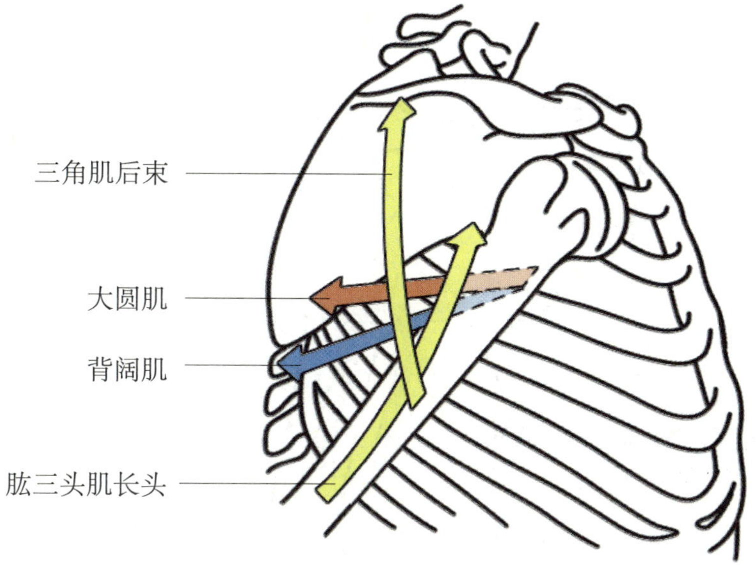

图3-51　肩关节后伸示意图

肩后伸是指上肢在矢状面绕冠状轴向后的运动。肩后伸主动运动可达65°，被动运动可达80°，被动运动过度拉伸关节囊韧带可以引起肩胛骨轻度向前倾斜，同时进一步协助肩关节后伸。肩后伸运动的主动肌是大圆肌，背阔肌、三角肌后束和肱三头肌长头参与协同工作。夹肘俯身划船可以发展背阔肌的力量。

3. 肩内收的主要肌群（图3-52）：胸大肌，肱三头肌长头，大圆肌，背阔肌，喙肱肌

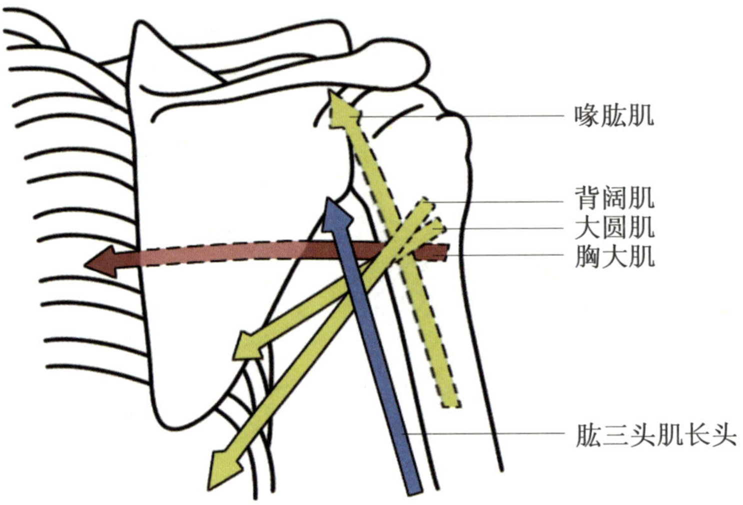

图3-52　肩关节内收示意图

肩内收是指上肢在冠状面绕矢状轴向身体正中面靠拢的运动，肩内收一般会结合肩前屈或后伸。当身体处于标准解剖学姿势时，肩内收结合肩前屈，上肢活动范围能达到30°～45°，主要参与的肌肉是胸大肌和喙肱肌；肩内收结合肩后伸，上肢活动范围只能达到5°～10°，主要参与的肌肉是背阔肌和大圆肌。站姿大飞鸟夹胸可以发展胸大肌的力量，坐姿高位下拉可以发展背阔肌的力量。

4. 肩外展的主要肌群（图3-53、图3-54）：三角肌，冈上肌，前锯肌，斜方肌，肱二头肌长头

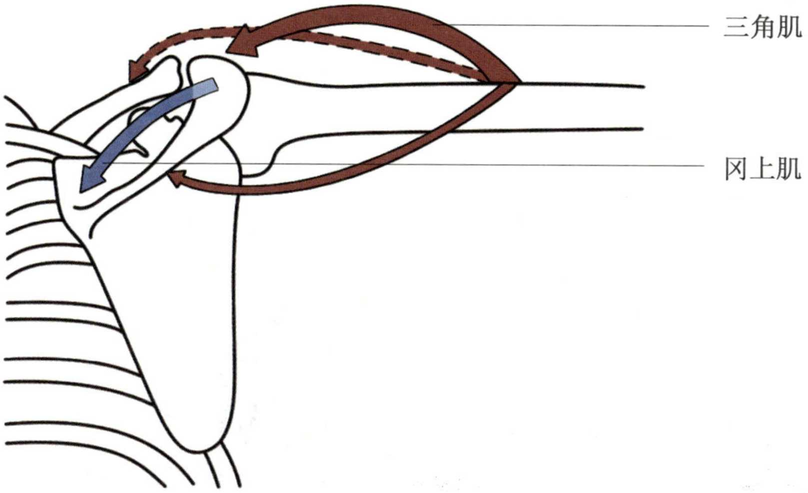

图3-53　肩关节外展（0°~90°）示意图

肩外展是指上肢在冠状面绕矢状轴远离躯干的运动，上肢外展的活动范围为0°~180°。外展前30°是冈上肌在收缩，30°以后是三角肌中束收缩。哑铃侧平举可以发展三角肌中束和冈上肌的力量；杠铃肩上推举可以发展前锯肌和三角肌中束的力量。

正常的盂肱关节大约外展120°，肩关节全范围的外展需要肩胛骨上旋60°，上臂外展与前屈活动是由盂肱关节和肩胸关节（肩胛胸壁关节）共同完成，最初30°外展和60°前屈是由盂肱关节单独完成；继续外展和前屈，肩胸关节开始参与并与盂肱关节成1∶2的比例活动，即肩部每活动15°，其中10°是由盂肱关节提供，另外5°是由肩胸关节提供。

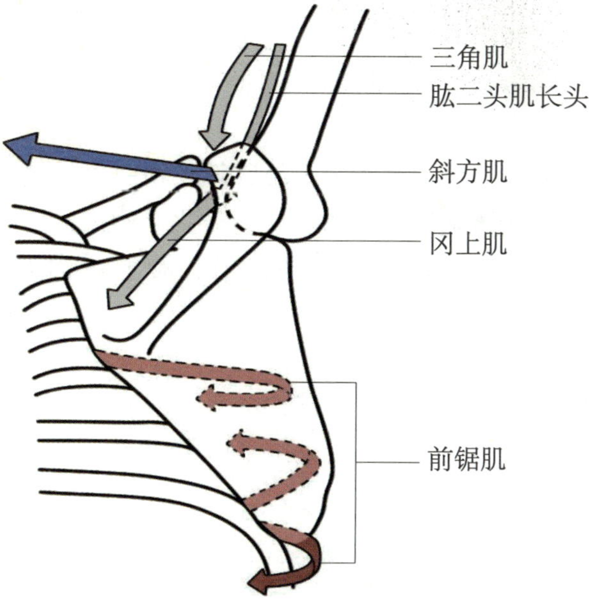

图3-54　肩关节外展（90°~180°）示意图

5. 肩旋内的主要肌群（图3–55）：肩胛下肌，胸大肌，三角肌前束，大圆肌，背阔肌

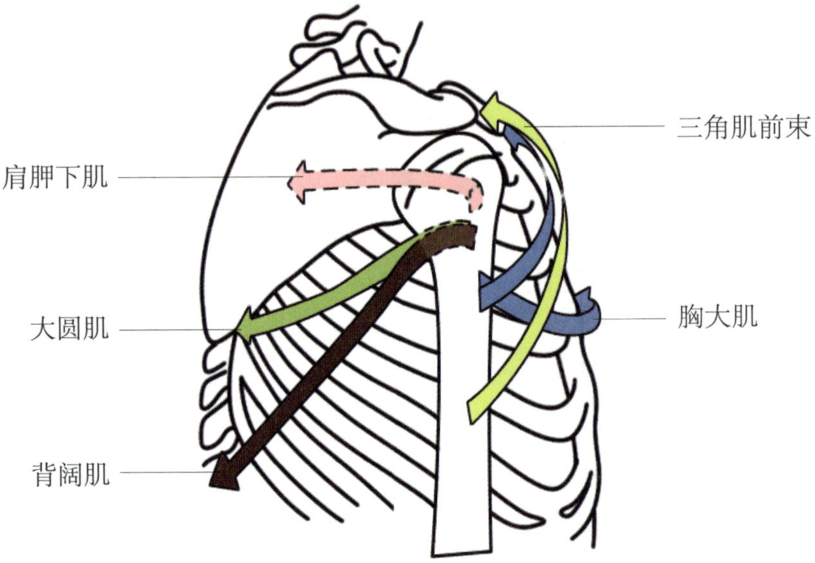

图3–55　肩关节旋内示意图

肩旋内是指上臂绕肱骨长轴向内的运动。其活动范围大约是0°～90°，旋内的最大范围通常伴有肩胛骨前伸。肩旋内的主动肌是肩胛下肌，胸大肌、三角肌前束、大圆肌和背阔肌参与协同工作。弹力带抗阻旋内可以发展肩旋内肌群的力量。

6. 肩旋外的主要肌群（图3–56）：冈下肌，小圆肌，三角肌后束

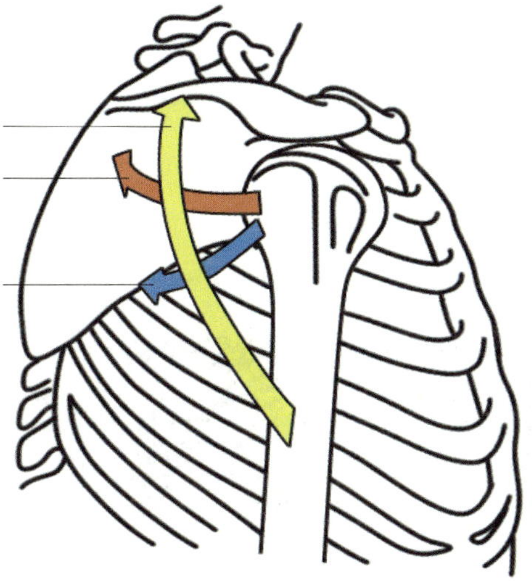

图3–56　肩关节旋外示意图

肩旋外是指上臂绕肱骨长轴向外的运动。当手臂置于身体两侧时，其活动范围大约是0°～45°；如果在臂外展90°位置时，肩旋外可达90°，在这个位置上通常伴有肩胛胸壁关节的运动。旋外至最大位置时，通常伴有肩胛骨的后缩。肩旋外的主动肌是冈下肌，小圆肌和三角肌后束参与协同工作。弹力带抗阻旋外可以发展肩旋外肌群的力量。

※复习与思考

1. 简述锁骨、肱骨的骨性特征。
2. 描述肩胛骨的位置及形态。
3. 简述冈下肌的触诊动作要领。
4. 简述肱三头肌长头肌腱的触诊方法。
5. 使肩关节内收的肌有哪些？

①本章练习　　②动画演示　　③拓展阅读

第四章　肘部、前臂

※ **学习目标**

了解：肱桡肌、桡侧腕屈肌的起止点；桡骨、尺骨、肘后三角、肱桡肌、桡侧腕屈肌、掌长肌、尺侧腕伸肌的触诊方法；

熟悉：肱桡关节、肱尺关节、桡尺近侧关节、桡尺远侧关节、前臂肌前群、前臂肌后群的功能；

掌握：桡骨头、桡骨茎突、尺骨鹰嘴及尺骨茎突骨性标志；掌长肌、尺侧腕屈肌的形态；运动肘关节的肌群。

第一节　概述

肘部介于上臂和前臂之间，通过肱骨内上髁和肱骨外上髁上、下各两横指的环行线划分为上、下界；两上髁的垂直线连成的平面，划分为肘前区和肘后区。

肘前区的皮肤薄而柔软，较肘后区的色素少。肘正中有横纹，肘窝位于肘关节前面，为三角形凹窝。外侧界为肱桡肌，内侧界为旋前圆肌，上界为肱骨内、外上髁之间的连线。窝内主要结构自外侧向内侧有肱二头肌、肱动脉及其分支和正中神经。肱桡肌和桡侧腕长伸肌在屈肘90°、前臂旋后时明显紧张。肘后区的皮肤较厚，移动度很大，伸肘时出现横行皱纹，屈肘时紧张。肘后区可清楚地触到尺骨的鹰嘴，肱三头肌腱附着于鹰嘴上，可见到肌腱的轮廓，鹰嘴向下延续为尺骨后缘，可触及全长。

前臂介于肘部和腕部之间，上界为肘部下界，下界为尺、桡骨茎突近侧两横指的环行线。通过尺、桡骨茎突向肱骨内、外上髁所做的两条连线，将前臂划分为前臂前区和前臂后区，前臂前区皮肤较薄，移动性较大，前臂后区皮肤较厚，移动性较前区小。

图4-1、图4-2分别为肘部、前臂不同观面的示意。

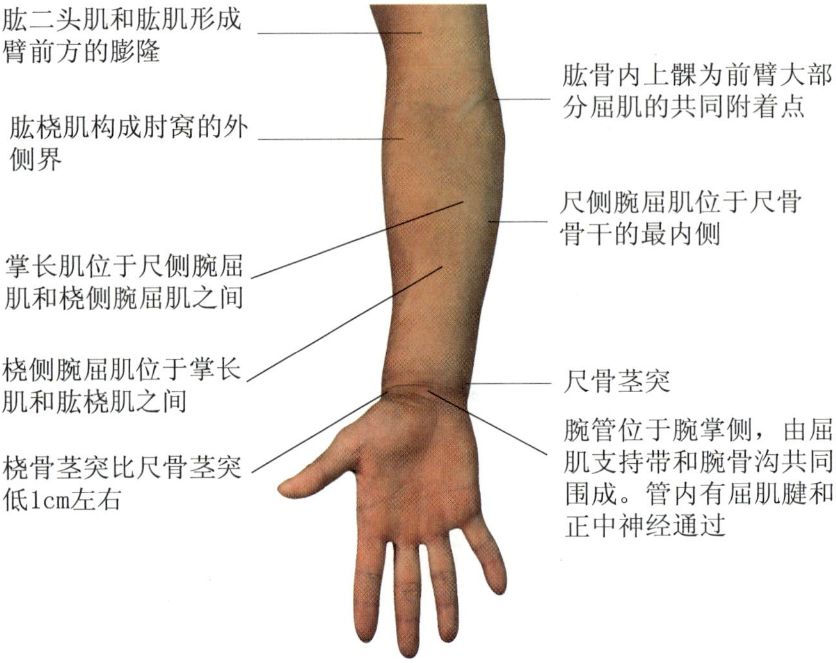

图4-1　肘部、前臂前面观

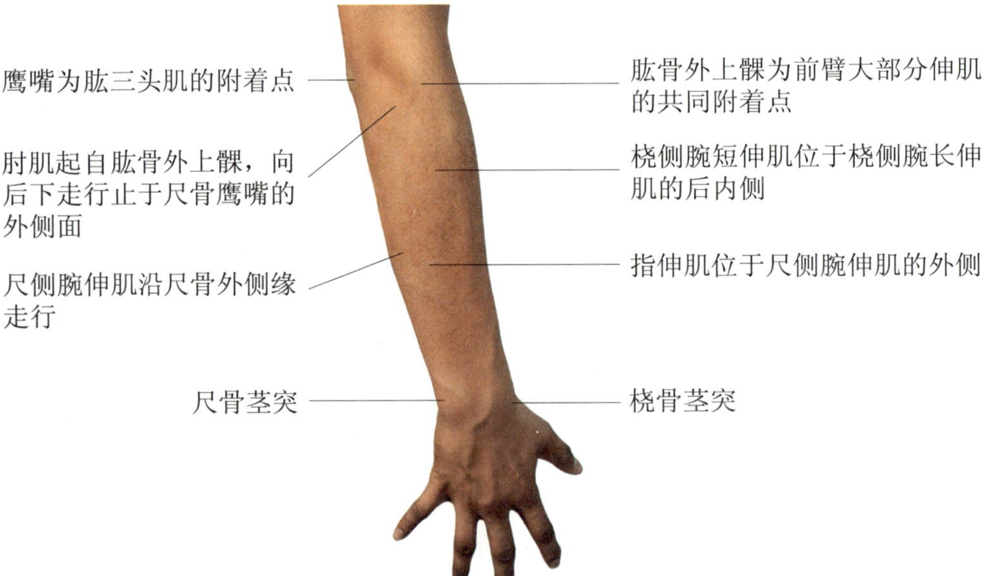

图4-2　肘部、前臂后面观

第二节　骨及骨性标志

一、桡骨

桡骨属长骨，位于前臂的外侧，上端细小，下端粗大，体为三棱柱状。上端呈圆盘状，为桡骨头，头的周围有环状关节面，头的上面有关节凹与肱骨小头构成肱桡关节，为球窝关节。头的下方为略细的桡骨颈，颈的内下方有粗糙的突起称桡骨粗隆，为肱二头肌腱止点。桡骨下端肥大，内侧有关节面称尺切迹，与尺骨头环状关节面构成桡尺远侧关节；外侧有一向下的突起称桡骨茎突，为测量前臂长度的骨性标志，其下有腕关节面与近侧列腕骨构成桡腕关节，为椭圆关节。桡骨下端突然变宽厚，是力学上的薄弱点，受外力冲击时，较易发生骨折。

二、尺骨

尺骨位于前臂内侧，体呈三棱柱状，属长骨，可分为一体两端，在前臂内侧可触及尺骨全长，上端粗大，前面有一凹陷的半圆形关节面，称为滑车切迹，与肱骨滑车构成肱尺关节，为滑车关节。滑车切迹后上方的突起称鹰嘴，在滑车切迹前下方的突起为冠突，冠突的下方有一粗隆，称尺骨粗隆，冠突外侧面的关节面是桡切迹，与桡骨环状关节面构成桡尺近侧关节。尺骨下端称为尺骨头，其后内侧的突起为尺骨茎突。

图4–3、图4–4分别为前臂骨不同观面的示意。

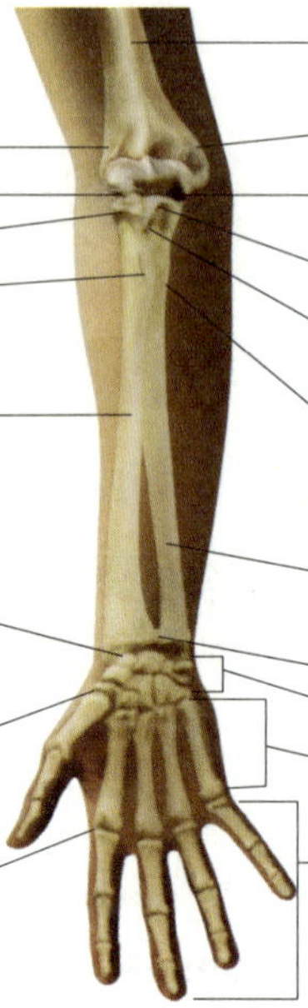

图4–3　前臂骨前面观

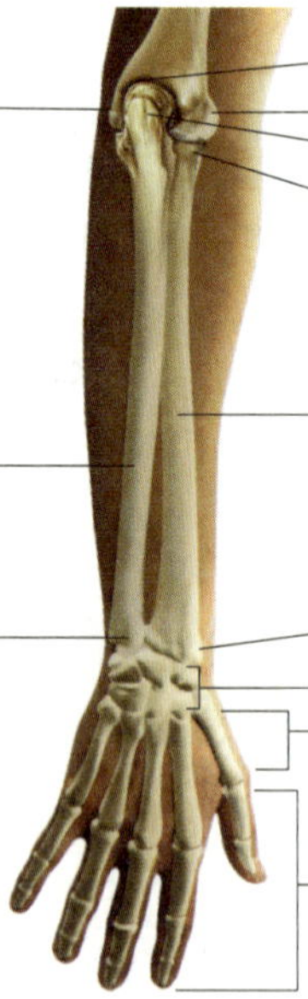

图4–4　前臂骨后面观

第三节　肌及肌性标志

前臂肌位于前臂骨周围，数目较多，多为多关节肌，主要作用于肘关节、腕关节和手关节，按部位分为前群（屈及旋前肌群）及后群（伸及旋后肌群）。

前臂肌前群浅层除肱桡肌起自肱骨外上髁上方，其余均起自肱骨内上髁。前臂的屈肌有5块，均起自肱骨内上髁，分别是旋前圆肌、桡侧腕屈肌、掌长肌、尺侧腕屈肌和指浅屈肌。这些肌的肌腹均位于前臂的上段，当用力握拳并使腕关节屈曲、前臂旋前时，可触到这些肌腹隆起；抗阻力屈肘时，于前臂的桡侧上段可清楚观察到肱桡肌隆起。前臂下段肌腱多而肌腹少，故较上段细，因此，下段两侧可触及尺骨和桡骨体。对抗阻力握拳并屈腕时，前臂下段前面可看到4条肌腱隆起，从桡侧至尺侧分别是：肱桡肌腱、桡侧腕屈肌腱、掌长肌腱和指浅屈肌腱。掌长肌腱和桡侧腕屈肌腱最为明显，前臂下段尺侧，可触及尺侧腕屈肌的肌腱。

前臂肌后群浅层均起自肱骨外上髁，分别是：桡侧腕长伸肌、桡侧腕短伸肌、指伸肌、小指伸肌和尺侧腕伸肌。用力握拳并伸肘时更易触及。桡骨体下段能扪及拇长展肌和拇短伸肌，再往尺侧依次为指伸肌腱、小指伸肌腱和尺侧腕伸肌腱，这些肌腱均没有前臂屈肌腱明显，在尺侧下端可清楚地触及尺骨头及尺骨茎突，桡侧可触及桡骨下段及桡骨茎突。

图4–5、图4–6分别为前臂肌不同观面的示意。

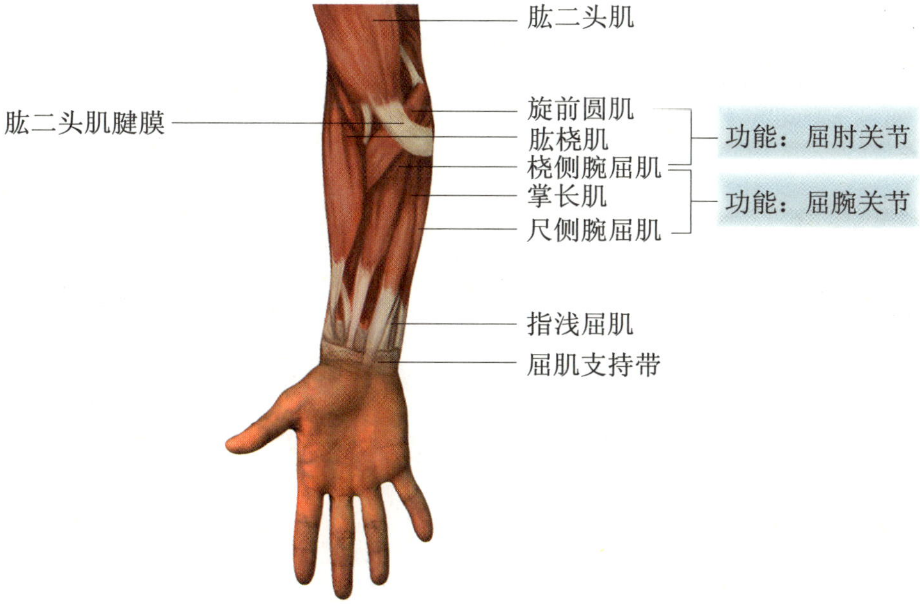

图4–5　前臂肌前面观

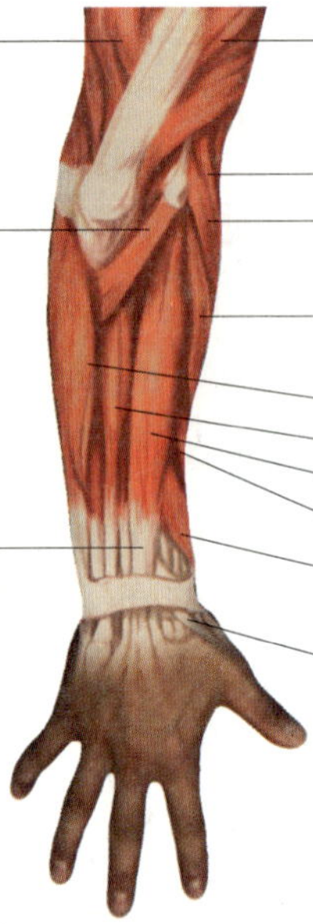

图4-6　前臂肌后面观

第四节　体表标志及触诊

一、体表标志

1. 肘前面观（图4-7）

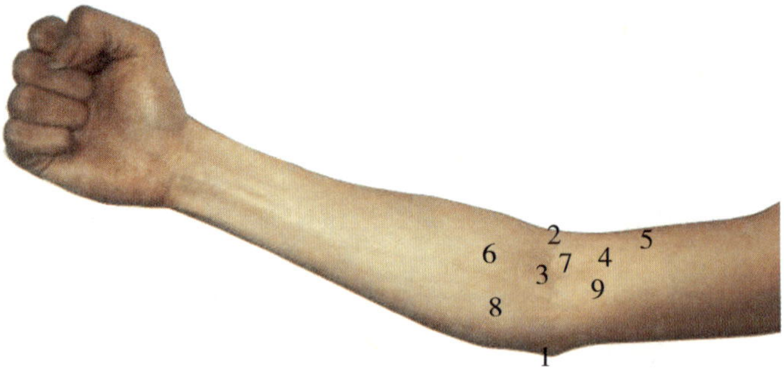

图4-7　肘前面观

2. 肘后面观（图4-8）

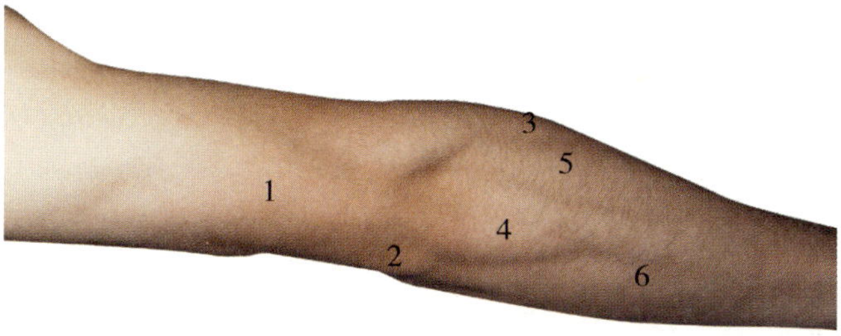

1-肱三头肌
2-鹰嘴
3-桡侧腕长伸肌
4-肘肌
5-指伸肌
6-尺侧腕伸肌

图4-8　肘后面观

3. 肘内侧面观（图4-9）

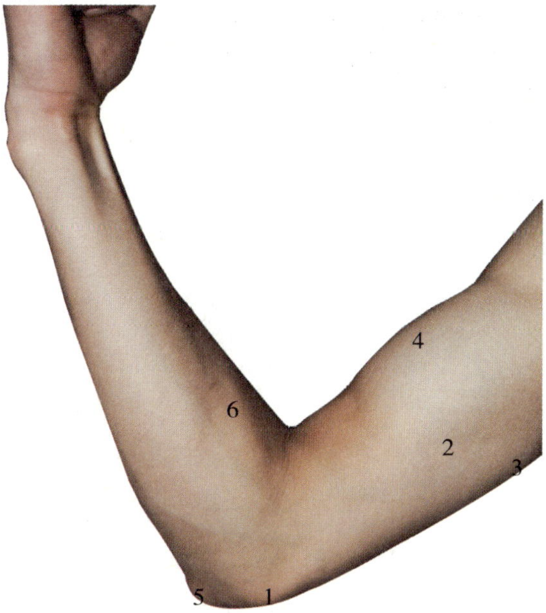

1-肱骨内上髁
2-肱二头肌内侧沟
3-肱三头肌
4-肱二头肌
5-鹰嘴
6-前臂浅层屈肌

图4-9　肘内侧面观

4. 肘外侧面观（图4-10）

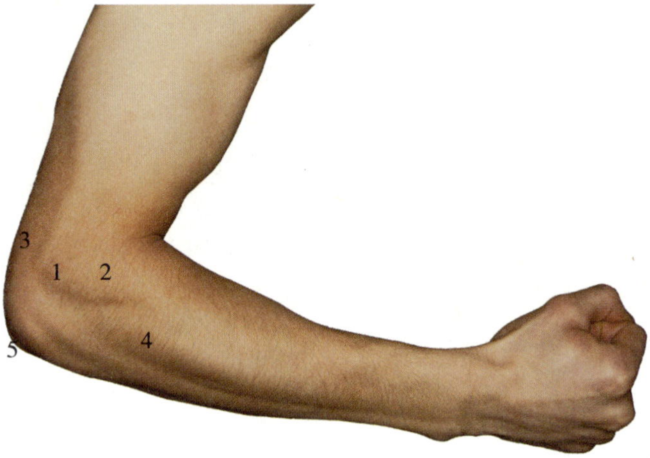

1-肱骨外上髁
2-肱桡肌
3-肱三头肌腱
4-指伸肌
5-鹰嘴

图4-10　肘外侧面观

5. 前臂前面观（图4-11）

1-肱二头肌
2-肱桡肌
3-桡侧腕屈肌
4-掌长肌
5-尺侧腕屈肌

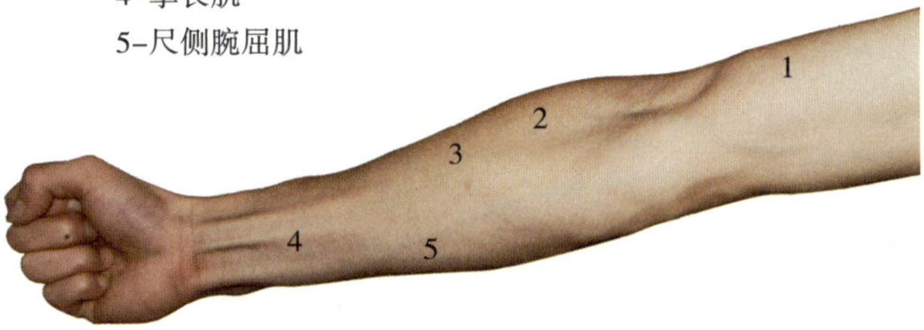

图4-11　前臂前面观

6. 前臂后面观（图4–12）

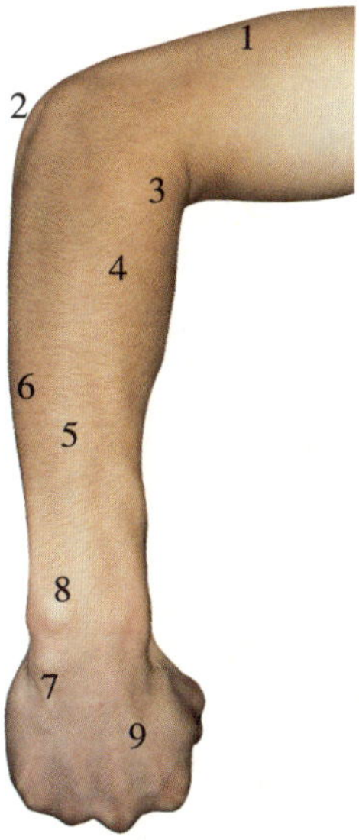

1–肱三头肌
2–鹰嘴
3–桡侧腕长伸肌
4–桡侧腕短伸肌
5–指伸肌
6–尺侧腕伸肌
7–三角骨
8–尺骨茎突
9–示指伸肌腱

图4–12　前臂后面观

7.前臂肌前群（附着于肱骨内上髁）

被检查者肘关节屈曲，前臂处于前后的中间位，紧握拳头。检查者五指并拢，掌心放在肘窝处，鱼际正对着被检查者的肱骨内上髁（图4–13）。

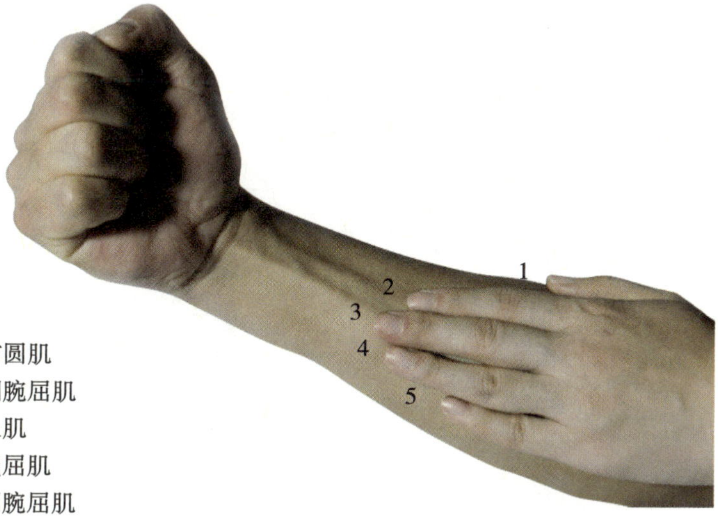

1–拇指指向旋前圆肌
2–示指指向桡侧腕屈肌
3–中指指向掌长肌
4–环指指向指浅屈肌
5–小指指向尺侧腕屈肌

图4–13　前臂肌前群（附着于肱骨内上髁）

8.前臂肌后群

握拳后伸腕，可观察到的相关结构如图4-14所示。

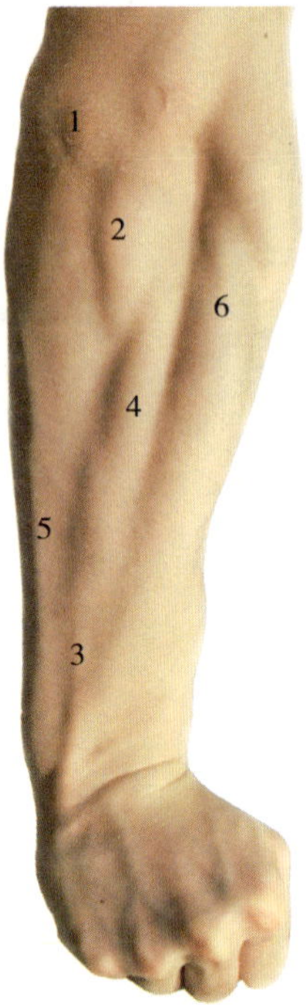

1-鹰嘴
2-肘肌
3-小指伸肌腱
4-指伸肌
5-尺侧腕伸肌
6-桡侧腕短伸肌

图4-14　前臂肌后群

二、骨触诊

1. 鹰嘴

尺骨滑车切迹后上方的突起称鹰嘴（图4-15）。

沿着肘后三角下方的尖端继续往下，可触及尺骨的后缘，屈肘时易于触诊到鹰嘴外侧面（位置1）。

注：肘伸直时，鹰嘴移动到肱骨远端的鹰嘴窝内，较难触诊到鹰嘴。

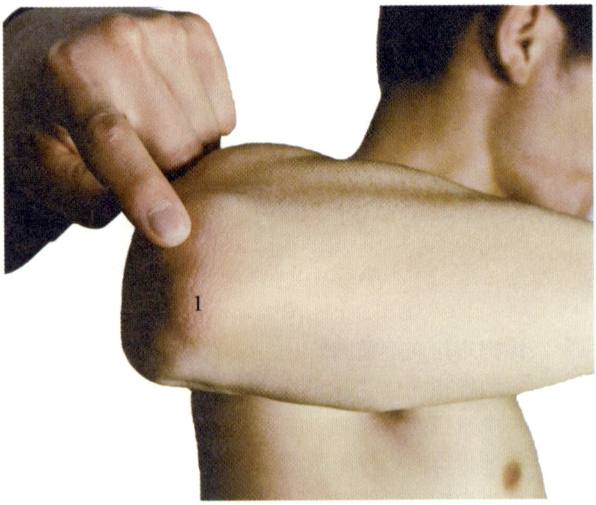

图4-15　鹰嘴触诊

2. 鹰嘴窝

在肱骨下端的内侧部有滑车状的肱骨滑车，其后上方有一窝，称鹰嘴窝，伸肘时容纳尺骨鹰嘴。

肘关节屈曲130°～140°，肱三头肌腱处于松弛状态时，易于触诊。检查者用拇指触摸到桡骨头，向内推开肱三头肌腱，鹰嘴窝可被扪及（图4-16）。

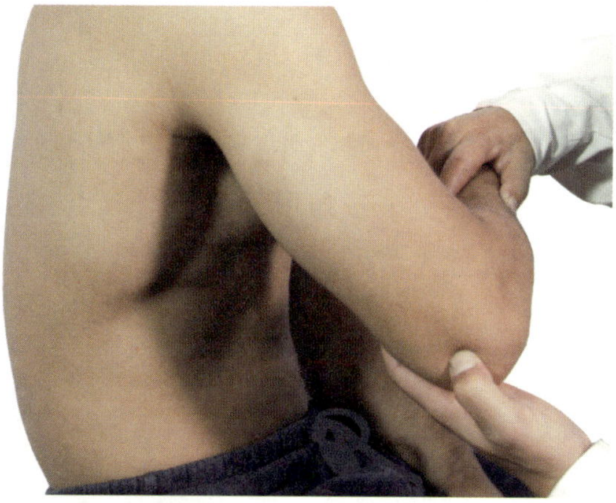

图4-16　鹰嘴窝触诊

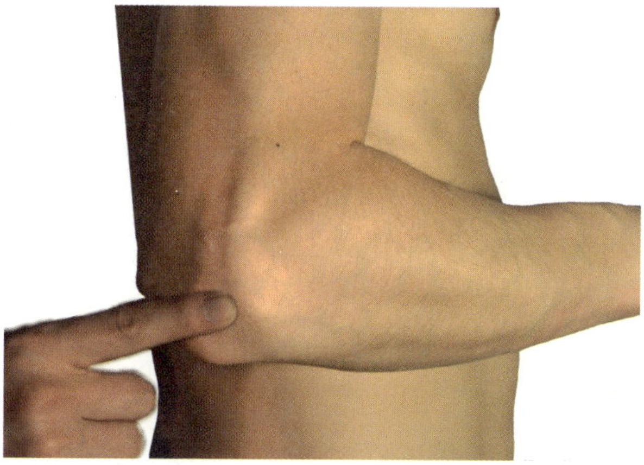

图4-17　肱骨外上髁触诊

3. 肱骨外上髁

位于肱骨小头的上侧。

检查者手指下较粗糙的骨性突起，是肱骨外上髁的肌群和桡侧副韧带的附着处（图4-17）。

注：起自肱骨外上髁的肌肉有肘肌、桡侧腕长伸肌、桡侧腕短伸肌、指伸肌、小指伸肌、尺侧腕伸肌和旋后肌。

4. 肱骨内上髁

位于肱骨滑车的内上方，是肱骨体内侧缘的远侧端。内上髁的后面光滑、凹陷，形成一条垂直的沟，有尺神经通过。内上髁下缘是肘关节尺侧副韧带的附着处。

检查者手指下较粗糙的骨性突起，是肱骨内上髁肌群附着处（图4-18）。

注：起自肱骨内上髁的肌肉有旋前圆肌、桡侧腕屈肌、掌长肌、尺侧腕屈肌和指浅屈肌。

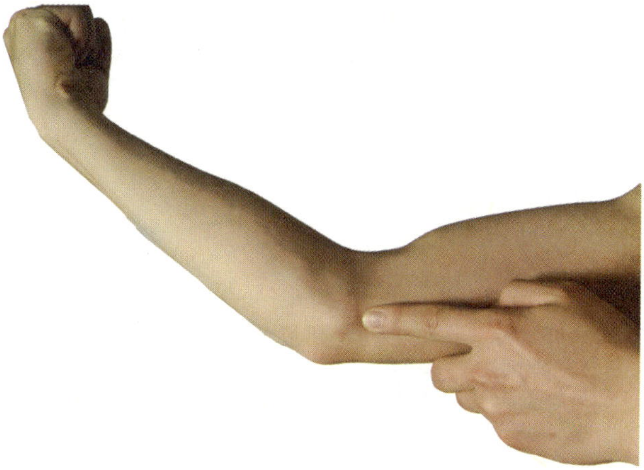

图4-18　肱骨内上髁触诊

5. 肘后三角

肱骨的内上髁、外上髁及尺骨的鹰嘴三个骨点在皮下均可触及。屈肘时鹰嘴骨点下降，三点呈一三角形，伸肘时三点在一横线上。肘部骨折或尺骨上端后脱位，则三骨点的位置关系可出现异常变化，由此可判断是否脱位或骨折。

肘后三角位置关系如图4–19所示。

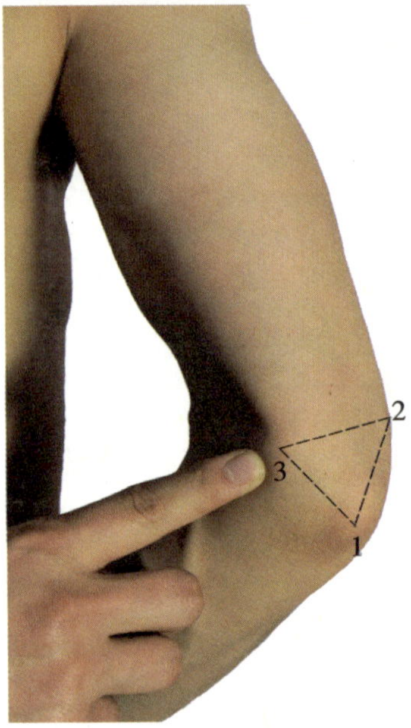

1–鹰嘴
2–外上髁
3–内上髁

图4–19　肘后三角触诊

6. 肱骨小头

位于肱骨远侧端的外侧，呈半球状。

屈曲肘关节可使肱骨小头的后部和下部暴露，故屈肘时易于触摸到肱骨小头（图4–20）。

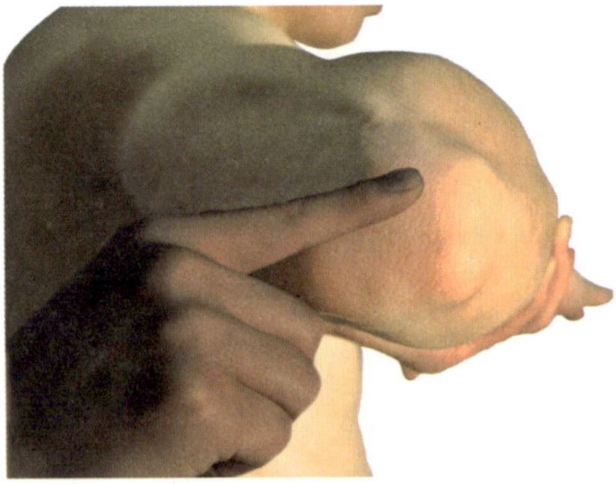

图4–20　肱骨小头触诊

7. 桡骨头

桡骨上端的膨大部分。

肘关节屈曲90°，检查者的右手示指即可触摸到肱骨小头，然后紧贴着皮肤向远侧端移动，在肱桡关节的间隙下方，可触及桡骨头。

被检查者前臂做旋前、旋后运动，检查者左手示指能明显感觉到桡骨头在手指下的转动（图4-21）。

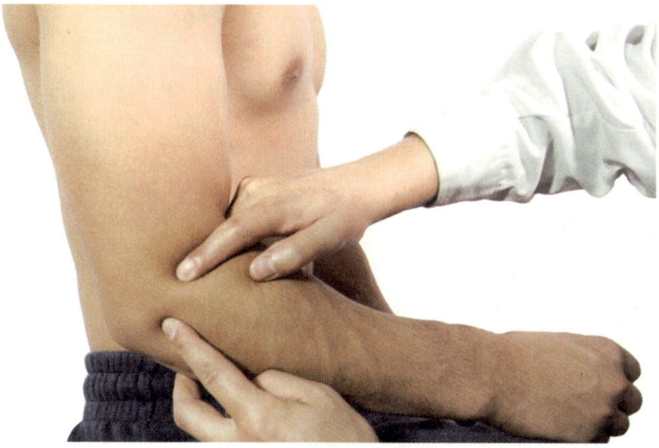

图4-21 桡骨头触诊

8. 尺骨茎突

尺骨茎突是尺骨下端的一个锥状突起。

检查者示指所指即为尺骨茎突，易于触诊（图4-22）。

注：在正常情况下，尺骨茎突比桡骨茎突约高1cm。

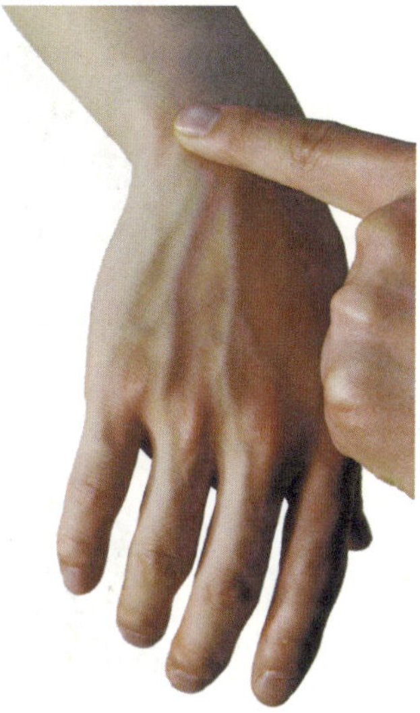

图4-22 尺骨茎突触诊

9. 桡骨茎突

桡骨下段前凹后凸，外侧向下突出的部分即为桡骨茎突。位于近侧列腕骨的外上方，其内下方的关节面与相邻的近侧列腕骨构成桡腕关节。

屈腕易于触诊（图4–23）。

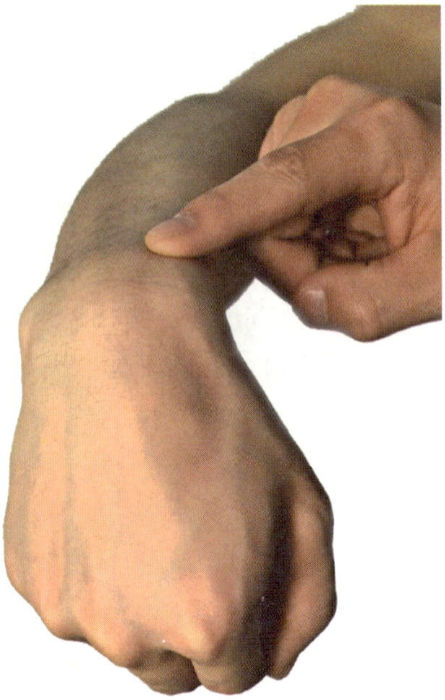

图4–23　桡骨茎突触诊

三、肌和肌腱触诊

1. 前臂肌前群

（1）肱桡肌

肱桡肌位于前臂前面桡侧，为长而扁的梭形肌（图4–24）。

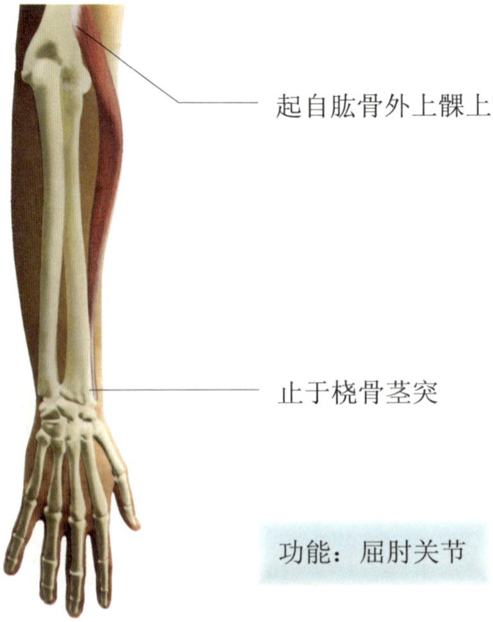

图4–24　肱桡肌后面观

有屈肘功能。构成前臂上半部，靠近肘处较厚，延伸到桡骨外表面时则变成宽扁的肌腹，下行中，其肌腹覆盖了斜行的桡侧腕长伸肌和桡侧腕短伸肌，并且覆盖了旋前圆肌的远侧端。

检查者示指指示的肌性突起，即是肱桡肌的肌腹。被检查者对抗阻力，屈肘关节，可触及此肌（图4–25）。

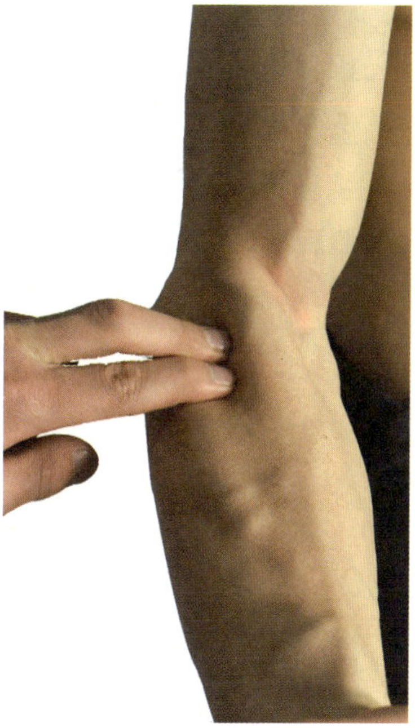

图4–25　肱桡肌触诊

肱桡肌应用小贴士：

哑铃对握弯举；旋转门把手；端起啤酒杯

（2）桡侧腕屈肌

桡侧腕屈肌位于肱桡肌内侧，为梭形肌，是最强壮的腕部屈肌，以长腱止于掌骨（图4–26）。

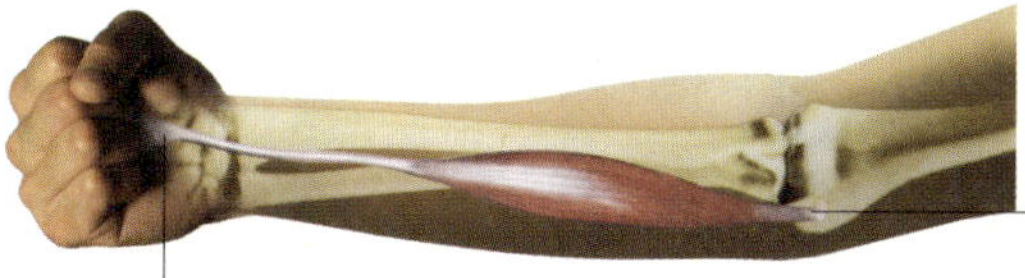

图4–26　桡侧腕屈肌前面观

桡侧腕屈肌腱

在桡骨茎突内侧1cm处，沿着肌腱往上到前臂的中点，向上延续为肌腹，附着到肱骨内上髁。

握紧拳头，此肌腱出现在腕前区的外侧部。如图4-27所示，检查者的示指所指的即是桡侧腕屈肌腱，位于掌长肌的外侧。

注：前屈并外展（桡偏）腕关节，同时前臂轻微旋前，将有助于触诊。

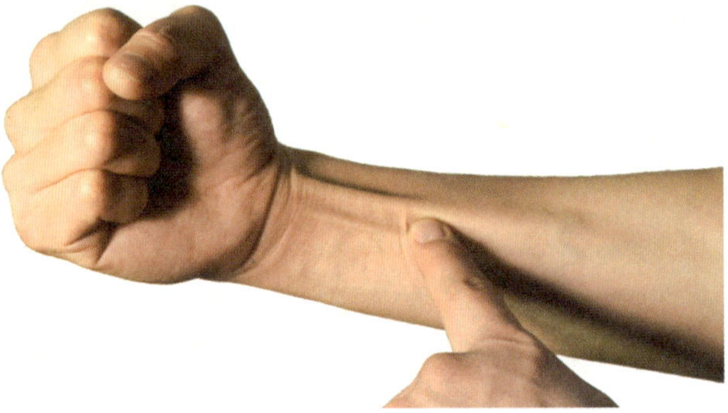

图4-27　桡侧腕屈肌腱触诊

桡侧腕屈肌应用小贴士：

紧握吊环；打保龄球；单手肩上投篮

（3）掌长肌

掌长肌位于前臂前面，肌腹短而腱细长，向下连于掌腱膜（图4-28）。

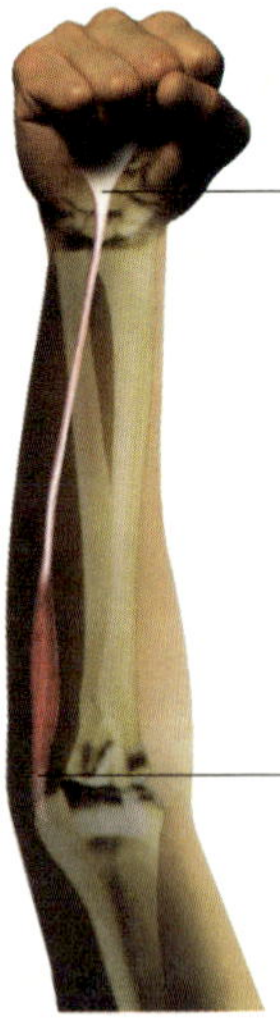
止于掌腱膜
起自肱骨内上髁、前臂深筋膜
功能：屈腕关节；紧张掌腱膜

图4-28　掌长肌前面观

掌长肌位于桡侧腕屈肌与尺侧腕屈肌之间，是一块易变异的肌肉，大约11%的人不存在掌长肌。

被检查者微屈腕关节，握拳并且拇指基底部向小指靠近，可以触及位于桡侧腕屈肌内侧的掌长肌腱，如图4-29所示。

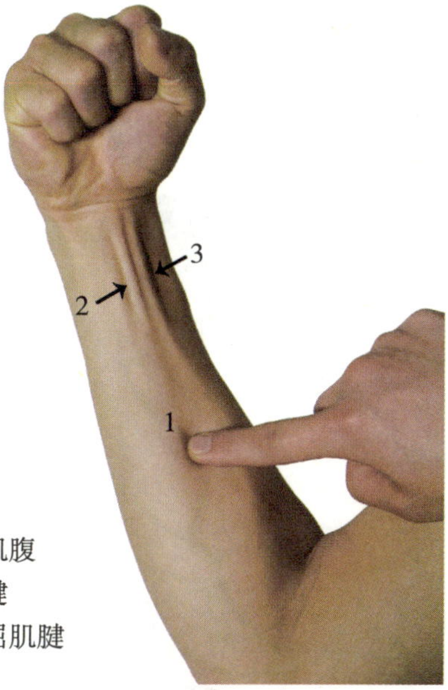

1-掌长肌肌腹
2-掌长肌腱
3-桡侧腕屈肌腱

图4-29　掌长肌触诊

掌长肌腱

被检查者微屈腕关节，拇指与小指对掌，腕前区的中央将出现此肌腱，在外侧的桡侧腕屈肌腱和内侧的指浅屈肌腱之间（图4-30）。

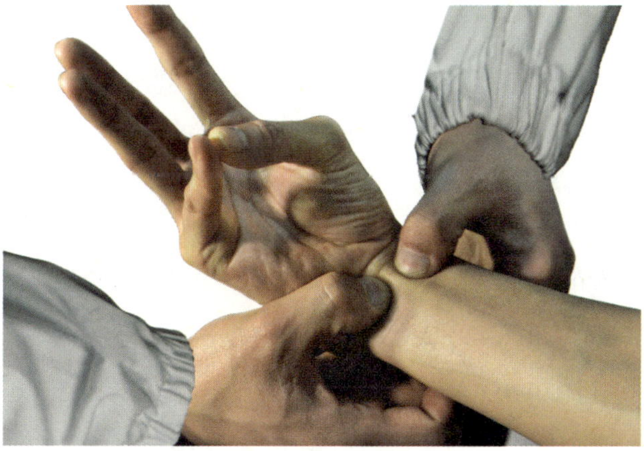

图4-30　掌长肌腱触诊

掌长肌应用小贴士：

握拳；用手指做俯卧撑；手掌托起铅球

（4）尺侧腕屈肌

尺侧腕屈肌为长而扁的半羽状肌，位于前臂前群第一层尺侧（图4-31）。

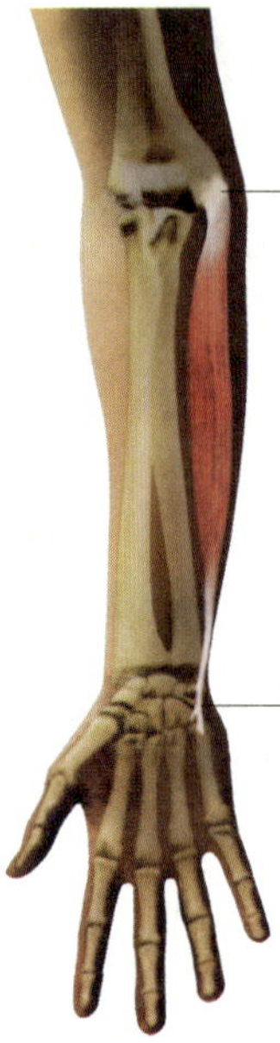
起自肱骨内上髁、前臂深筋膜
止于豌豆骨、第5掌骨底
功能：屈、内收腕关节；屈肘关节

图4-31　尺侧腕屈肌前面观

尺侧腕屈肌腱是三块表浅屈肌的最内侧的一条肌腱，其外侧是掌长肌腱。

被检查者抵抗外力做屈或内收腕的动作时，可以更好地触诊。如图4-32所示，检查者示指指示的是尺侧腕屈肌腱。

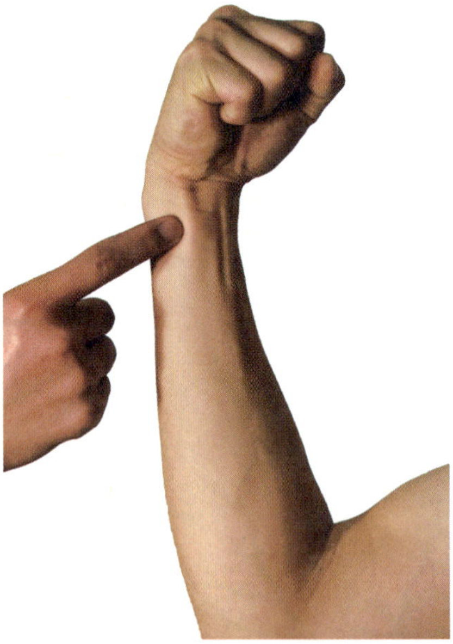

图4-32　尺侧腕屈肌腱触诊

尺侧腕屈肌应用小贴士：

擦桌子；开啤酒瓶盖；棒球投掷

（5）**指浅屈肌**

指浅屈肌是前臂一块宽而大的肌肉，大部分位于深层，仅少部分位于浅表区（图4-33）。

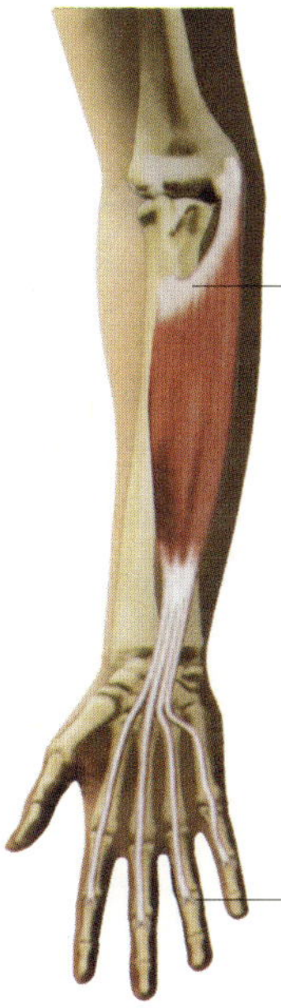

图4-33　指浅屈肌前面观

a. 指浅屈肌分布于中指和无名指的肌腱

指浅屈肌位于前臂至手掌，肌束下行分为四条肌束，经腕管和手掌分别进入第2～5指屈肌腱鞘。

拇指与中指对掌并同时微屈腕关节时，延伸于中指的肌腱容易被触摸到，如图4-34所示。

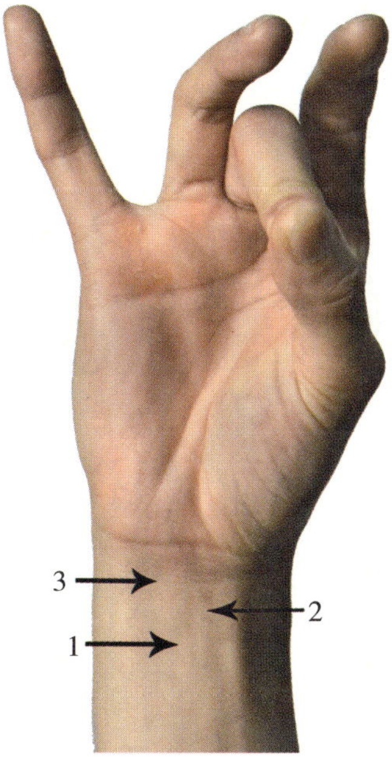

图4-34　指浅屈肌分布于中指和无名指的肌腱触诊

b. 指浅屈肌分布于无名指和示指的肌腱

被检查者握紧拳头，短促地屈曲腕关节，可以更好地触摸到此肌腱。如图4–35所示，检查者示指下为指浅屈肌无名指肌腱的内侧缘。

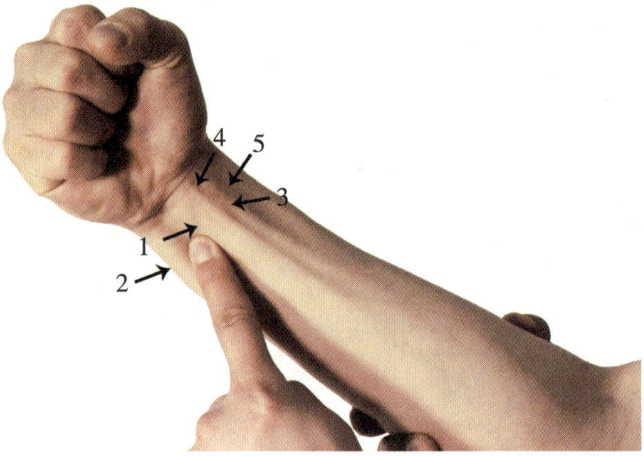

1–分布于无名指的肌腱
2–尺侧腕屈肌腱
3–桡侧腕屈肌腱
4–掌长肌腱
5–拇长屈肌

图4–35　指浅屈肌分布于无名指的肌腱触诊

（6）拇长屈肌

拇长屈肌位于前臂，为半羽状肌（图4–36）。

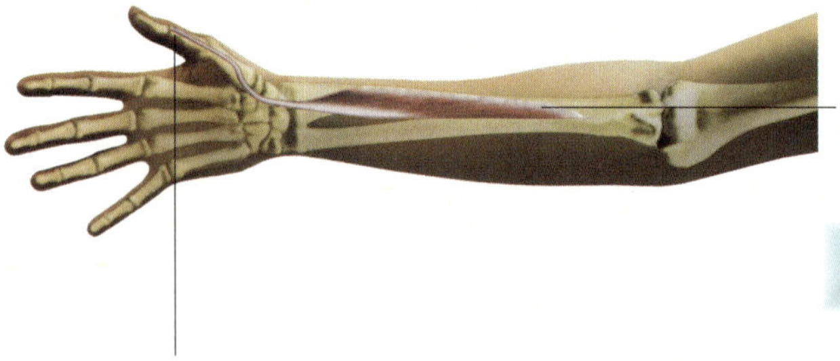

图4–36　拇长屈肌前面观

大部分位于前臂的最深部，增加了桡骨前表面的丰满度。在前臂下半部的前外侧，位于屈腕浅层肌深面，部分拇长屈肌位于浅表区。

被检查者反复、快速地屈曲拇指的指间关节，能清楚地在拇指第1节指骨的掌侧面触摸到拇长屈肌腱（图4-37）。

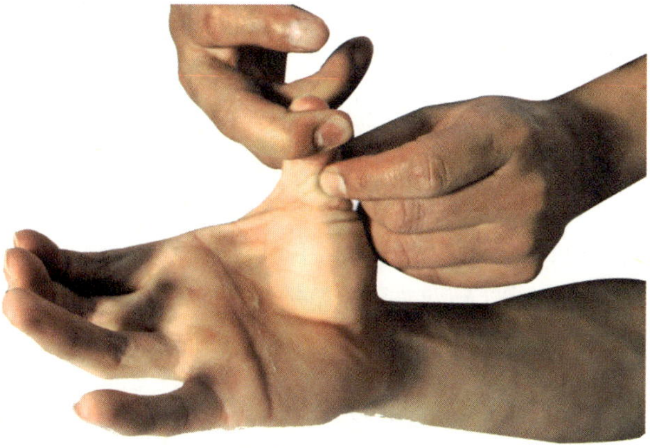

图4-37　拇长屈肌腱触诊

指浅屈肌、拇长屈肌应用小贴士：

握网球拍；抓茶杯把手；手抓物体；写毛笔字；弹吉他；打字；扣扣子

2. 前臂肌后群

（1）桡侧腕长伸肌

桡侧腕长伸肌为梭形肌，位于前臂肌后群第一层桡侧（图4-38）。

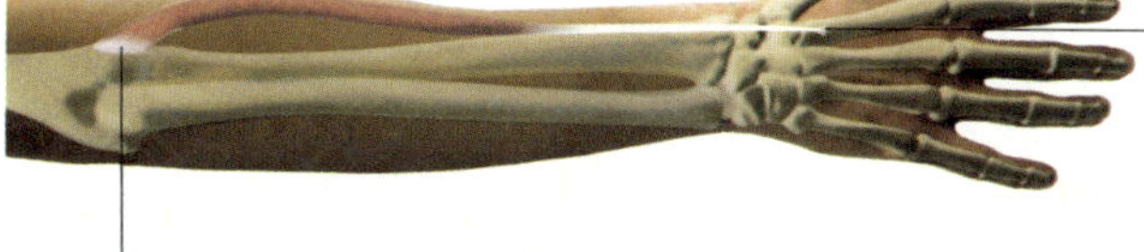
止于第2掌骨底背面
功能：伸、外展腕关节
起自肱骨外上髁及邻近的深筋膜

图4-38　桡侧腕长伸肌后面观

前臂伸肌最外侧的腕伸肌，位于肱桡肌的后内侧。

伸直腕关节并外展时，桡侧腕长伸肌肌腹在肘部的外侧面可被扪及。肌肉的收缩亦可在肘的外侧面，约肘窝高度被触及（图4–39）。

图中拇指下即为桡侧腕长伸肌。

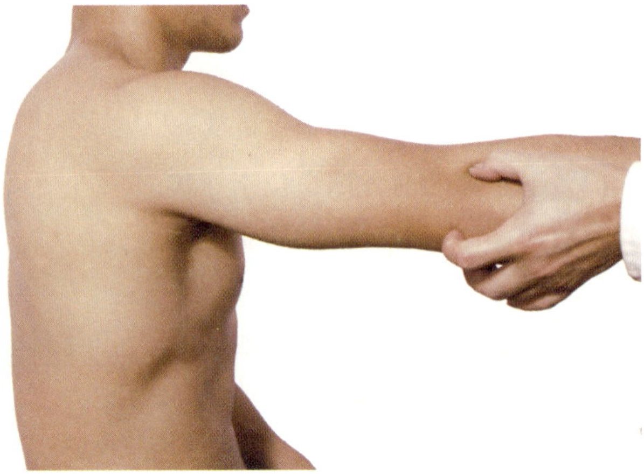

图4–39　桡侧腕长伸肌触诊

（2）桡侧腕短伸肌

桡侧腕短伸肌为梭形肌，位于前臂肌后群第一层桡侧（图4–40）。

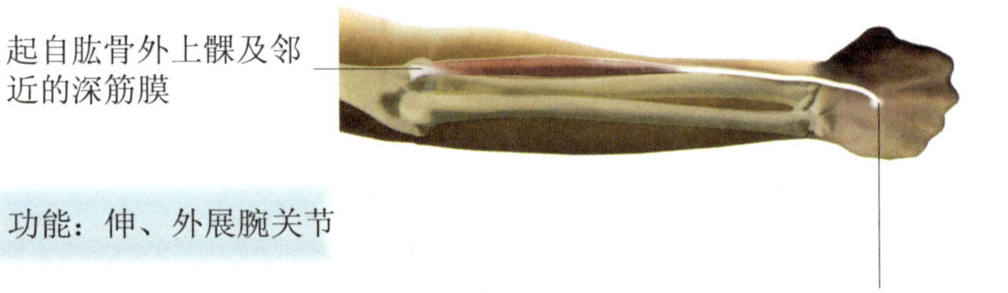

图4–40　桡侧腕短伸肌后面观

桡侧腕短伸肌为一短宽而扁平的肌腱，位于桡侧腕长伸肌和指伸肌的肌腹之间。被检查者握拳伸和外展腕时，可观察到此肌（图4–41）。

桡侧腕长伸肌、桡侧腕短伸肌应用小贴士：

正手做引体向上；掌心托腮；网球反手击球；扔飞盘；关上水龙头

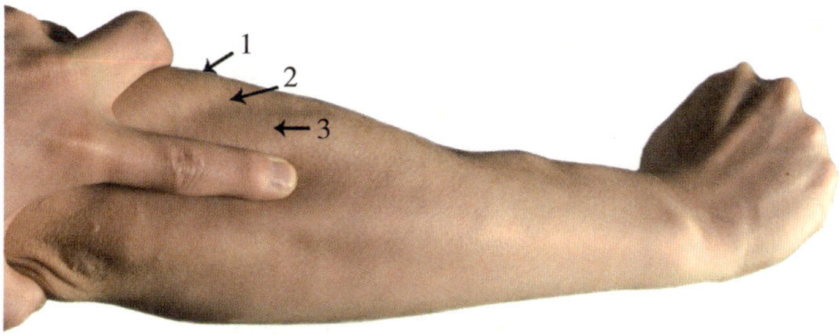

1–桡侧腕长伸肌
2–桡侧腕短伸肌
3–指伸肌

图4–41　桡侧腕短伸肌触诊

（3）指伸肌

指伸肌呈扁平的纺锤形，为梭形肌，位于桡侧腕短伸肌和尺侧腕伸肌之间（图4–42）。

功能：伸第2～5指，伸腕关节

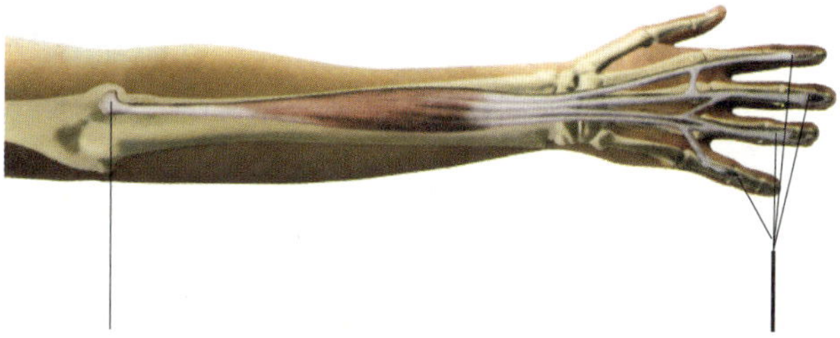

起自肱骨外上髁及邻近深筋膜

止于第2～5指中节和远节指骨背侧

图4–42　指伸肌后面观

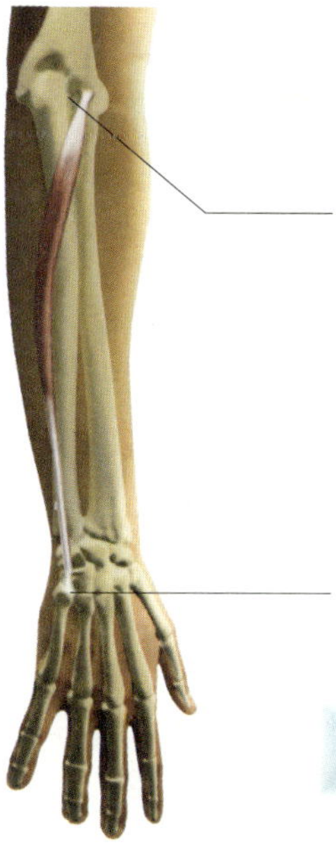

起自肱骨外上髁及邻近的深筋膜

止于第5掌骨底

功能：伸、内收腕关节

图4–43　尺侧腕伸肌后面观

（4）尺侧腕伸肌

尺侧腕伸肌位于前臂肌后群浅层，呈窄而平的狭长状，其整体轴线向尺骨方向弯曲（图4–43）。

尺侧腕伸肌

尺侧腕伸肌为梭形肌，是有力的伸腕肌及腕部尺偏（内收）肌。

指伸肌

在起自肱骨外上髁的伸肌群中，指伸肌是最宽的一块，为梭形肌，也是前臂伸肌群中最靠中心的一块。

重复做屈伸腕和屈伸指的动作时，在桡侧腕短伸肌的后内侧，可明显观察到指伸肌（图4–44）。

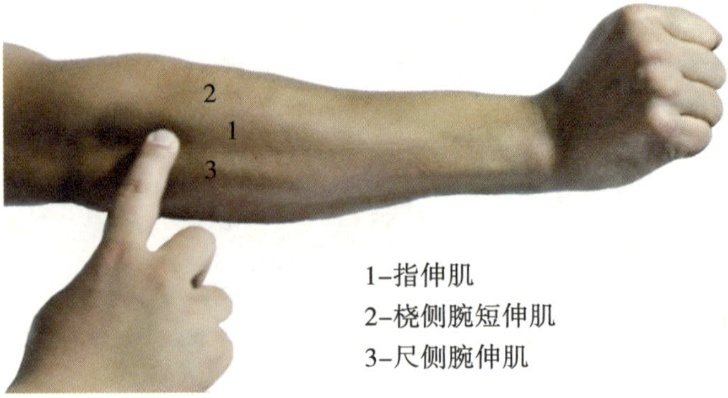

1–指伸肌
2–桡侧腕短伸肌
3–尺侧腕伸肌

图4–44　尺侧腕伸肌、指伸肌触诊

尺侧腕伸肌、指伸肌应用小贴士：

下压式接棒（接力赛交接棒）；手伸到车后座上；弹钢琴；敲键盘；张开手掌

（5）拇长伸肌、拇短伸肌、拇长展肌（图4–45）

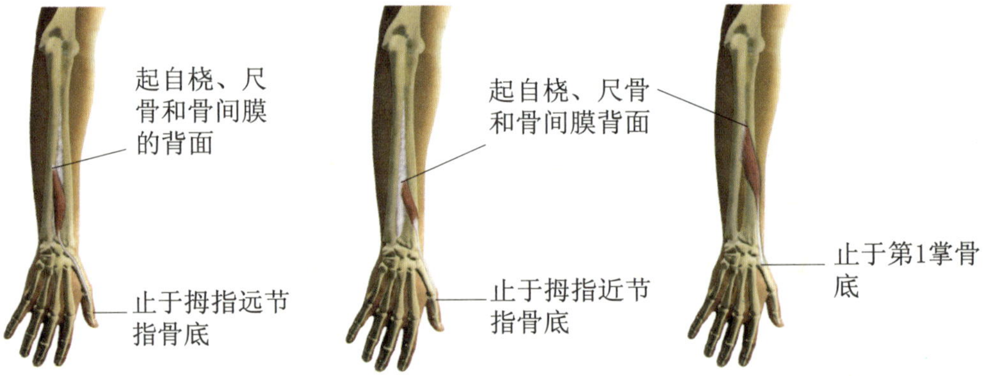

a. 拇长伸肌位于前臂肌后群深层，为半羽状肌

b. 拇短伸肌位于前臂下端

c. 拇长展肌位于旋后肌远端，从尺骨至桡骨斜行

功能：伸拇指	功能：伸近节拇指	功能：外展拇指

图4–45　拇长伸肌、拇短伸肌、拇长展肌后面观

拇长伸肌起自前臂深面，其肌腱离开桡骨远端的骨性沟槽后，可见于体表。拇短伸肌和拇长展肌组合成一块斜向的肌肉，围裹在桡骨的下端。

被检查者拇指外展，拇指做环转运动时，易区分拇短伸肌腱与拇长展肌腱（图4–46）。

注：拇短伸肌腱紧贴拇长展肌腱，位于拇长展肌腱的尺侧。

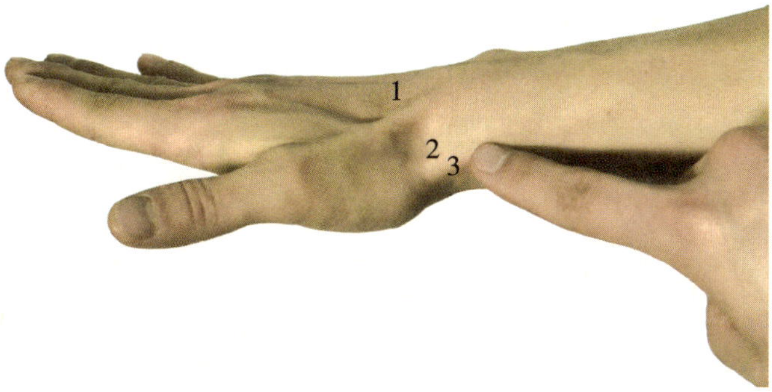

1–拇长伸肌腱
2–拇短伸肌腱
3–拇长展肌腱

图4–46　拇长伸肌腱、拇短伸肌腱、拇长展肌腱触诊

拇长伸肌、拇短伸肌、拇长展肌应用小贴士：

握网球拍；挤牛奶；抓握茶杯；写毛笔字

第五节　运动肘关节的肌群

一、肘关节

肘关节由肱骨远侧端和桡、尺骨的近侧端构成，属于复关节，包括3个关节：肱尺关节、肱桡关节和桡尺近侧关节。肘关节的鹰嘴结构与髌骨有类似作用，在进行屈肘运动时作为杠杆，用于增加动力臂的距离，转变力的方向和增加屈肘的活动范围。

肘关节具有2个基本轴的运动，包括屈、伸、旋内、旋外。如进行弯举、前臂屈伸，与桡尺远侧关节联合运动，可使前臂旋前、旋后。

二、运动肘关节的肌群

1. 屈肘的主要肌群（图4-47）：肱二头肌，肱肌，肱桡肌，桡侧腕屈肌，旋前圆肌

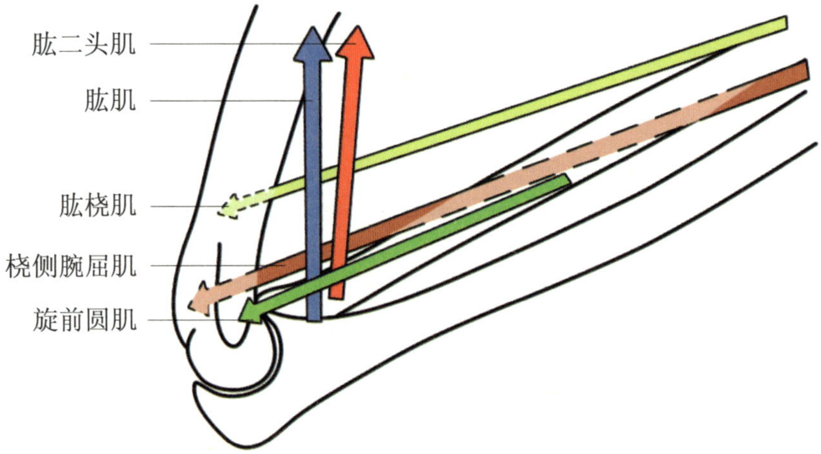

图4-47　肘关节（左侧）前屈示意图

屈肘是指前臂在矢状面绕冠状轴向前的运动，活动范围大约是0°～145°。在日常生活中，肘关节的活动范围仅是在30°～130°之间的运动弧度，这个弧度称为功能弧度。屈肘的主动肌是肱二头肌、肱肌，肱桡肌、桡侧腕屈肌和旋前圆肌参与协同工作。屈肘具有几种重要的功能，如牵拉、提举和进食等。哑铃臂弯举可以发展肱二头肌的力量。

2. 伸肘的主要肌群（图4–48）：肱三头肌

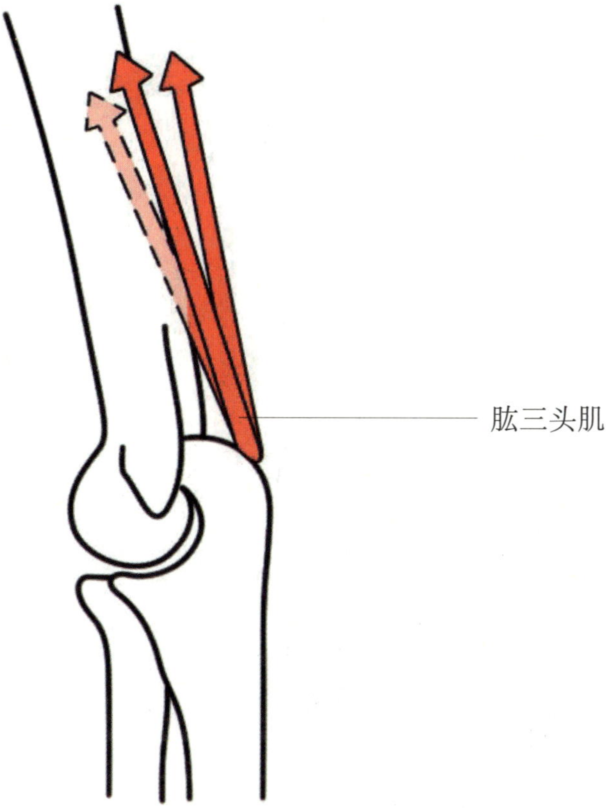

图4–48　肘关节后伸示意图

伸肘是指前臂在矢状面绕冠状轴向后的运动。在过度伸肘时，肘关节被动运动的最大范围一般为0°～5°。伸肘的原动肌是肱三头肌。在人体跌倒的瞬间，人们常常会立刻做出伸肘动作，试图用手臂来支撑身体，易造成肘关节的损伤。仰卧杠铃臂屈伸和窄距俯卧撑可以发展肱三头肌的力量。

3. 前臂旋前的主要肌群（图4-49）：旋前圆肌，旋前方肌，桡侧腕屈肌

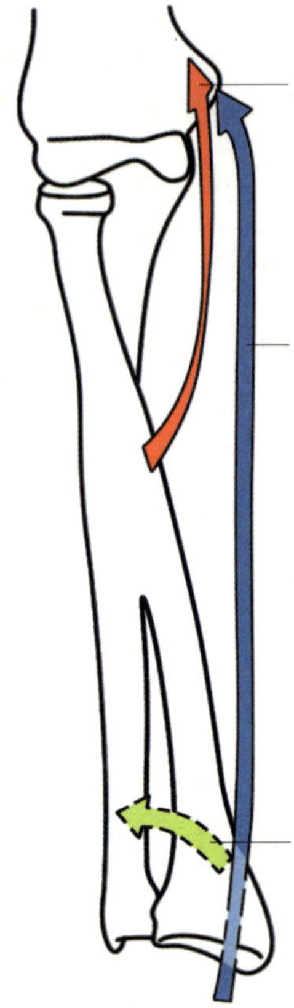

图4-49　前臂旋前示意图

前臂旋前是指前臂绕其长轴向内的运动。前臂旋前约0°～75°，与前臂旋后相同，日常生活所需的旋前大约是0°～50°。前臂旋前的主动肌是旋前圆肌，旋前方肌和桡侧腕屈肌参与协同工作。站姿杠铃垂直提拉练习可以发展旋前圆肌的力量。

4. 前臂旋后的主要肌群（图4–50）：旋后肌，拇长伸肌，肱二头肌，拇长展肌

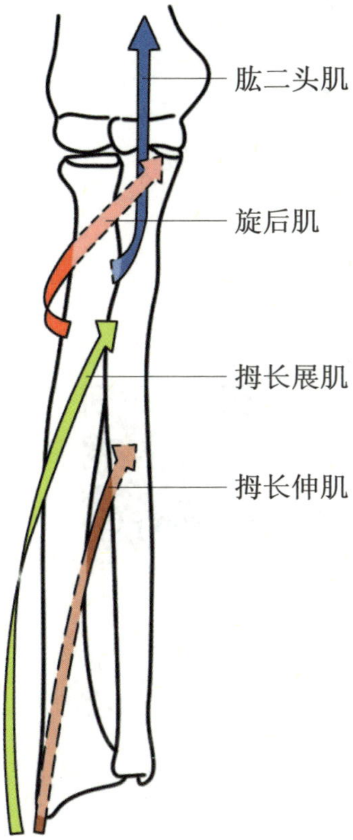

图4–50　前臂旋后示意图

前臂旋后是指前臂绕其长轴向外的运动。前臂旋后大约为0°～85°，日常生活所需要旋后的角度约为50°，称之为前臂旋转的功能弧度。前臂旋后的主动肌是旋后肌和拇长伸肌，肱二头肌和拇长展肌参与协同工作。前臂旋后一般与肘屈协同工作，如进食、洗脸和戴眼镜等。站姿臂弯举可以发展前臂旋后肌群的力量。

※复习与思考

1. 简述肘后三角的构成和临床意义。
2. 描述尺骨和桡骨的形态。
3. 简述肱桡肌触诊的动作要领。
4. 使肘关节屈的肌肉有哪些？

①本章练习　　②动画演示　　③拓展阅读

第五章　腕、手部

※ **学习目标**

了解：鱼际、小鱼际、腕前部肌腱、手背部肌腱的触诊方法；

熟悉：手舟骨、三角骨、豌豆骨、头状骨等骨性标志；

掌握：运动腕关节的肌群。

第一节　概述

腕部是前臂和手之间的移行区，其上界为尺、桡骨茎突近侧2横指的环行线，下界相当于屈肌支持带的下缘水平。腕部分为腕前区和腕后区。

腕前区有2～3条腕横纹，皮肤薄而松弛，滑动性好。用力握拳、屈腕时，腕前可见三条纵行肌腱隆起。掌长肌腱居腕前中线，桡侧腕屈肌腱位于掌长肌腱的外侧，指浅屈肌腱位于掌长肌腱的内侧。桡动脉行经肱桡肌腱与桡侧腕屈肌腱之间，在腕关节上方是常用诊脉的部位。尺侧腕屈肌腱位于最内侧，止于豌豆骨。腕后区皮肤比腕前区厚且活动性好。

腕的尺侧面可见尺骨茎突明显突出于腕背面，腕的桡侧面可见一三角形凹窝，即鼻烟窝。

手部位于上肢的远端，拇指包括近节和远节指骨，其余四指包括近节、中节和远节指骨，指骨和掌骨细长。前臂肌延续到手部时仅剩肌腱，前臂的长肌（外在肌）完成手和手指的用力运动，而手固有肌主要完成手的精细动作。长肌、短肌共同作用，使手能执行一系列重要功能，如抓、捏、握持、夹、提等。手肌分为外侧、中间和内侧三群。

图5-1、图5-2分别为腕与手不同观面的示意。

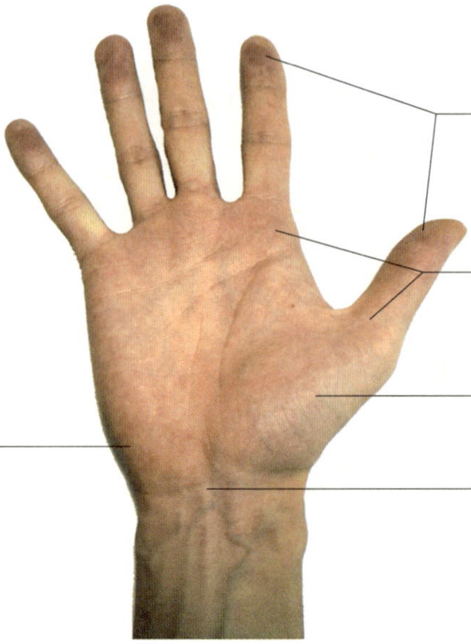

图5-1　腕的前面观和手的掌面观

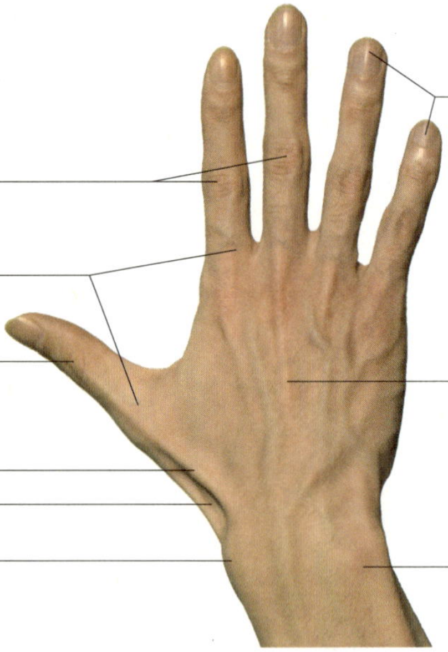

图5-2　腕的后面观和手的背面观

第二节　骨及骨性标志

一、腕骨

位于前臂骨与掌骨之间，排成两列，为短骨。近侧列由桡侧向尺侧为手舟骨、月骨、三角骨和豌豆骨，手舟骨、月骨和三角骨的近侧面结合成椭圆形凸面，与桡骨下端相关节。远侧列从外向内有大多角骨、小多角骨、头状骨和钩骨。8块腕骨并不是排列在一个平面上，而是在掌面形成凹陷，称腕骨沟，与屈肌支持带构成腕管，内有指浅屈肌腱、指深屈肌腱、拇长屈肌腱和正中神经通过。

二、掌骨

位于腕骨与指骨之间，属长骨，由桡侧向尺侧分别为第1～5掌骨。每块掌骨近端为底，底与腕骨相关节，中间为体，远端为头，呈球形，头接指骨，掌指关节为球窝关节。

三、指骨

属长骨，拇指有两节指骨，其余各指骨均为三节。由近侧至远侧依次为近节指骨、中节指骨和远节指骨。指骨的近侧端为指骨底，中部为体，远端为指骨滑车。远节指骨末端的掌面粗糙，称远节指骨粗隆。指骨间关节为屈戌关节，又称滑车关节。

图5-3、图5-4分别为手骨不同观面的示意。

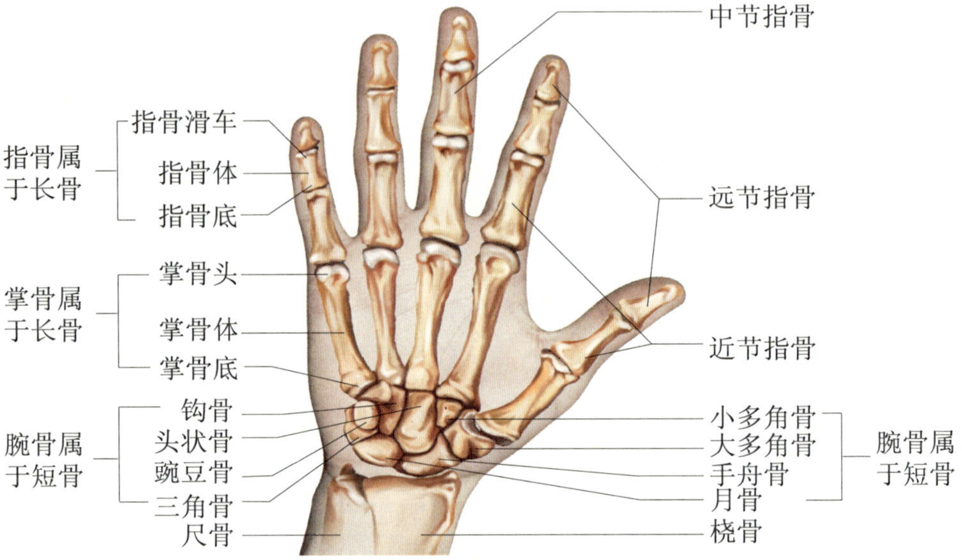

图5-3　手骨掌面观

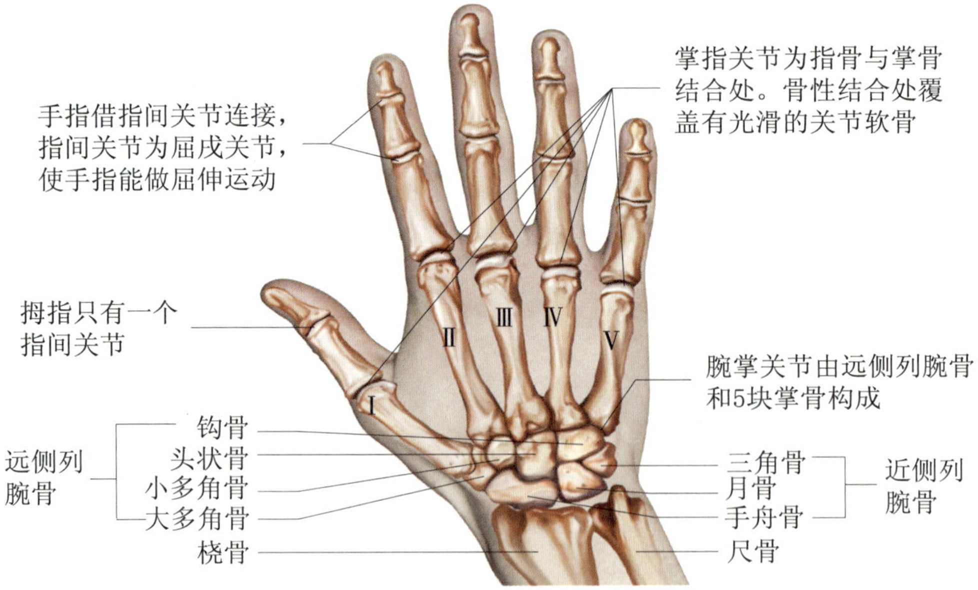

图5-4　手骨背面观

第三节　肌及肌性标志

手背的皮肤及筋膜较薄且相对较为松弛，因此在此处能轻易触及肌肉。手和手指的用力运动主要来自前臂的长肌，而手精细的技巧性动作则主要由手肌来完成。手部肌肉的大部分位于掌侧，主要行使抓握等精细功能。

手肌是一些短小的肌肉，集中分布于手的掌侧面，主要功能为运动手指。手内在肌亦称手固有肌，起自手部，止于手部，共19块，均为较小的肌肉，全部位于手的掌侧和掌骨间隙。手内在肌可分为鱼际部肌（外侧群）、掌中间肌（中间群）和小鱼际部肌（内侧群）三群。手部外侧肌群较为发达，在手掌拇指侧形成一隆起称鱼际，分浅、深两层排列；内侧肌群位于手掌小指侧，形成一隆起，称小鱼际，也分浅、深两层排列；中间肌群位于掌心。

手外在肌均来自于前臂，止于手部，共有15块，依其功能可分为屈肌和伸肌两类，完成手的用力运动。

在掌指关节的远端，没有肌纤维存在，通过长肌腱来控制指关节的活动。

图5-5、图5-6分别为手部肌肉不同观面的示意。

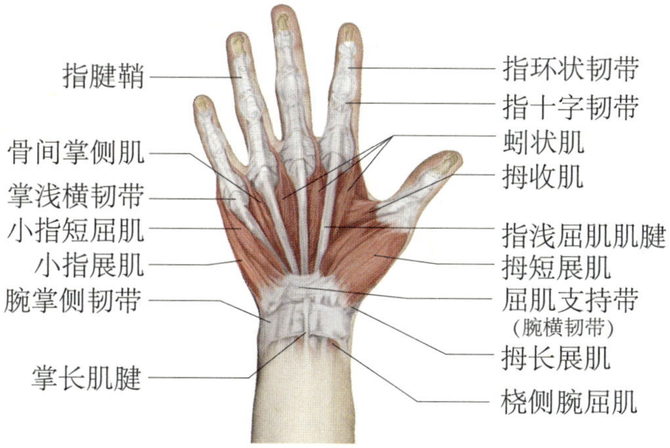

图5-5　手肌掌面观

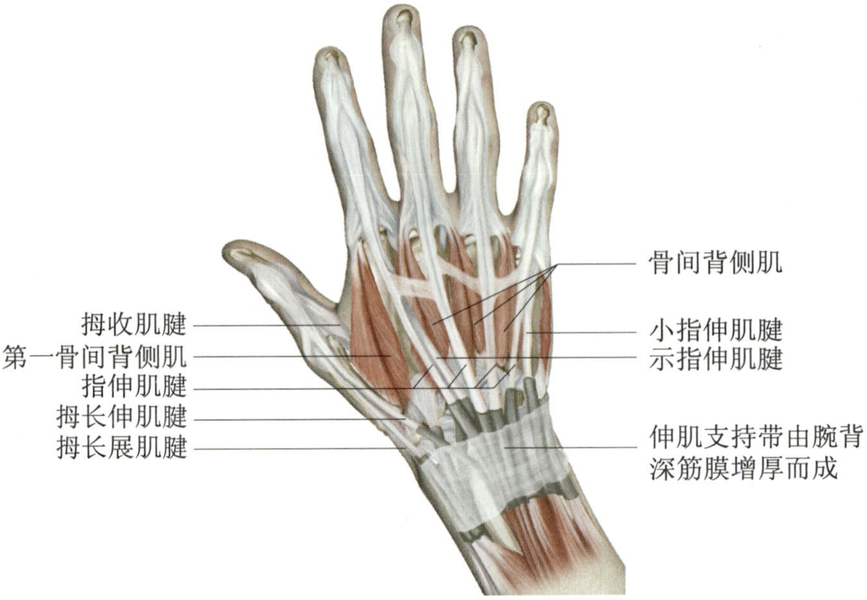

图5-6　手肌背面观

第四节　体表标志及触诊

一、体表标志

1. 腕前面观和手掌面观（图5-7）

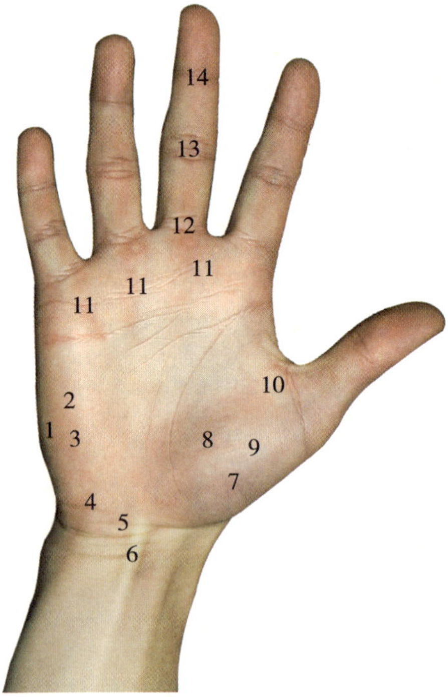

图5-7　腕前面观和手掌面观

2. 腕后面观和手背面观（图5-8）

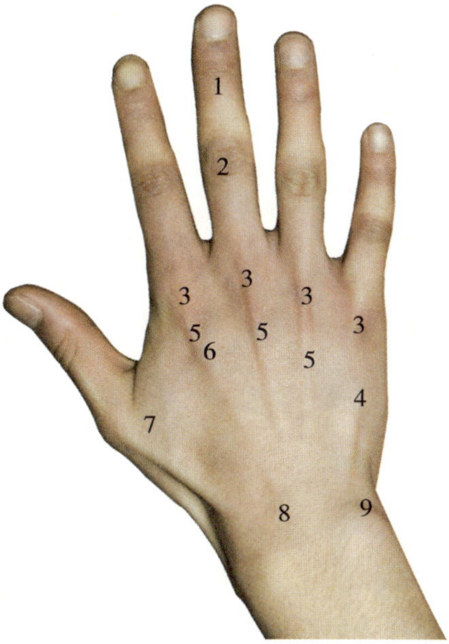

图5-8　腕后面观和手背面观

二、骨触诊

1. 手舟骨

手舟骨（前面）

在鱼际和小鱼际之间的腕前区屈肌支持带深面，靠近桡侧，其状如舟，背面狭长，粗糙不平，参与桡腕关节的构成。

检查者拇指指示的是腕前区手舟骨的骨性凸起（图5-9）。

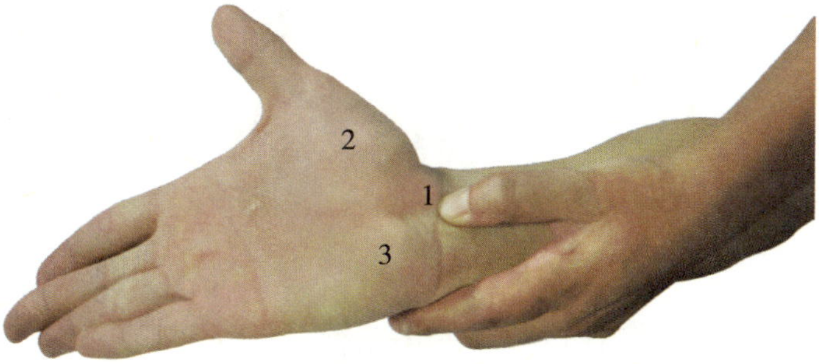

图5-9　手舟骨前面触诊

手舟骨（后面）

手舟骨的后面位于桡骨远端外侧。检查者右手示指所示即为腕背面手舟骨的骨性凸起（图5-10）。

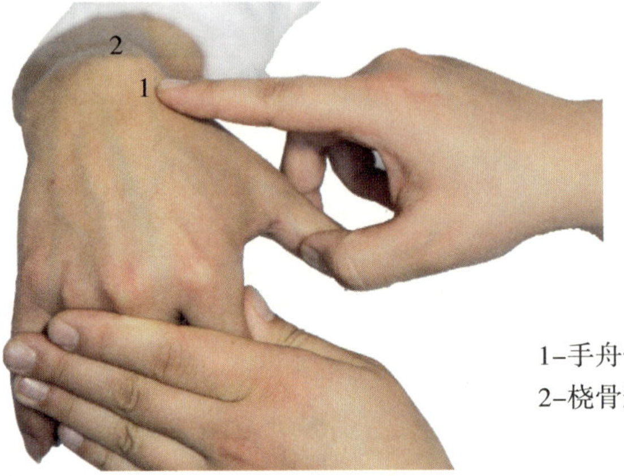

1-手舟骨
2-桡骨远端

图5-10　手舟骨后面触诊

2. 三角骨

基底向外上方，尖部向内下方的一块锥形骨。其掌侧面有卵圆形的关节面，与豌豆骨相关节。被检查者的前臂和手的位置如图5-11所示。

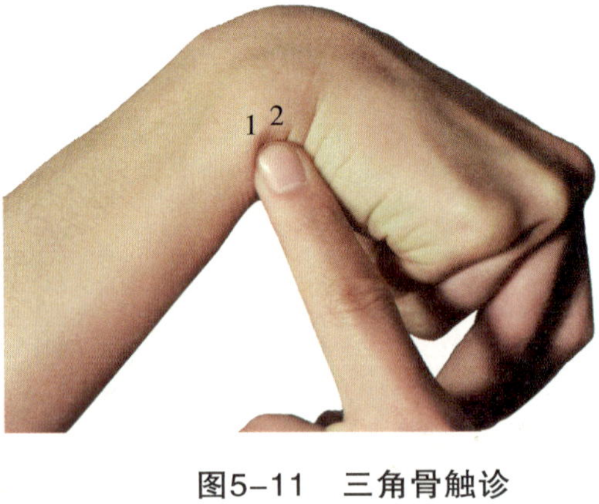

1-尺骨茎突
2-三角骨

图5-11　三角骨触诊

3. 豌豆骨

位于小鱼际的底部，形如豌豆，是腕骨中最小的，其后面与三角骨构成关节，前面粗糙而凸隆，为尺侧腕屈肌、小指展肌、腕横韧带等结构的附着处。

豌豆骨的前面形成皮下突起，如图5-12所示，检查者的拇、示指之间即是豌豆骨。紧张尺侧腕屈肌腱，能更好地触及。

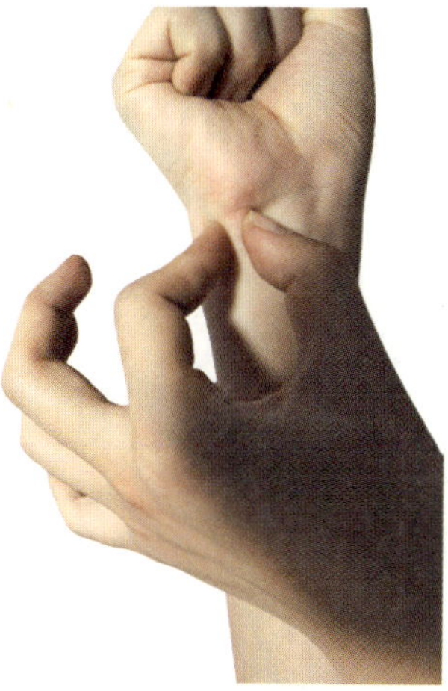

图5-12 豌豆骨触诊

4. 头状骨

腕骨中最大的一块骨，长轴与手的长轴一致。

头状骨的近侧端与手舟骨和月骨相邻，远侧端与第2、第3、第4掌骨的关节面相接触；外侧面上方与手舟骨构成关节，下方与小多角骨构成关节；内侧面与钩骨构成关节。

如图5-13所示，被检查者屈腕屈指，检查者示指指端下即为头状骨。

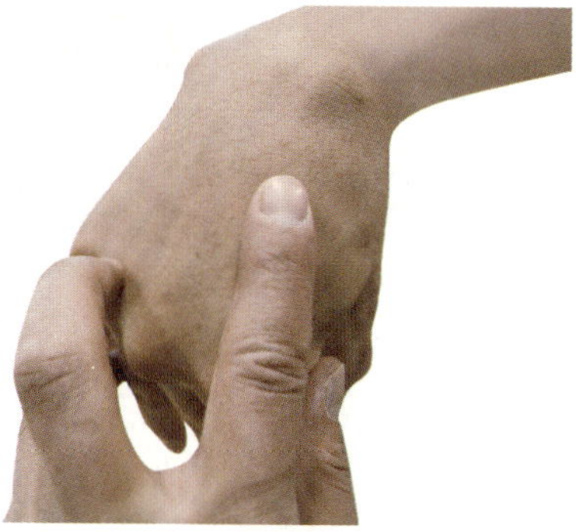

图5-13 头状骨触诊

5. 第2～5掌骨头

掌骨有5块，近端为底，远端为头。近侧端与腕骨构成关节，远侧端与手指的近节指骨底构成球窝关节。

如图5-14所示，屈曲掌指关节，可见掌骨远侧端掌骨头突起。

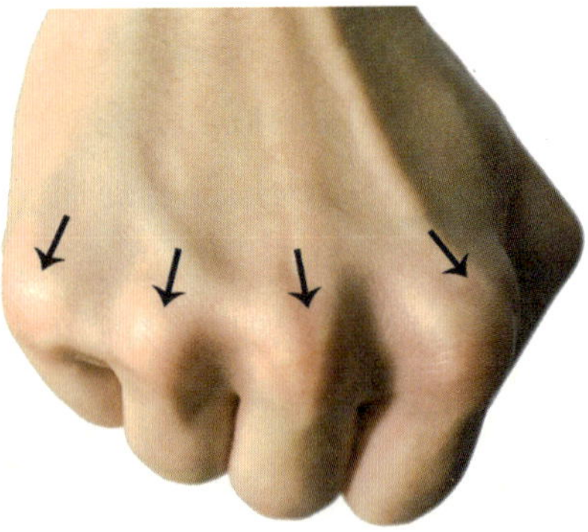

图5-14　第2～5掌骨头触诊

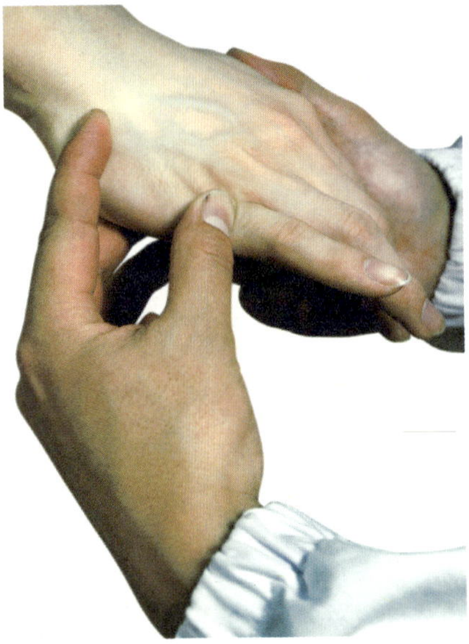

图5-15　第5掌骨触诊

6. 第5掌骨

掌骨中最短的一块骨，第5掌骨底与钩骨构成关节。

如图5-15所示，检查者拇指位于第5掌骨头，示指位于第5掌骨底。

7. 拇指近节、远节指骨

拇指的近节指骨底关节窝与第1掌骨头构成球窝关节。拇指的近节指骨滑车与远节指骨底构成滑车关节。

指屈曲时，指背凸出的部分是指骨滑车（图5-16）。

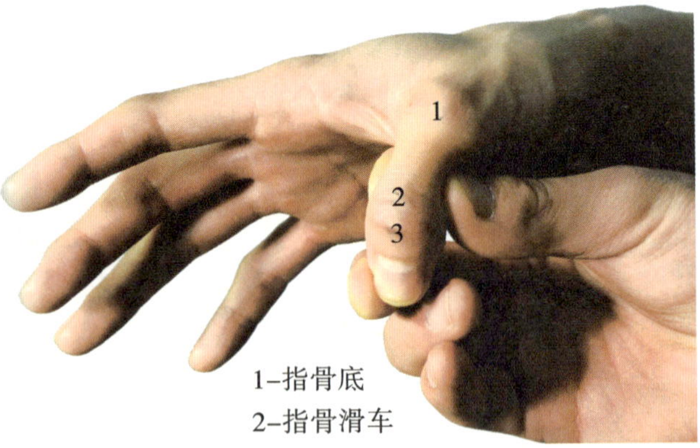

图5-16　拇指近节、远节指骨触诊

8. 鼻烟窝

位于手背外侧部的浅凹，近侧为底，远侧为尖。

此窝的近侧界为桡骨茎突，外侧界由拇长展肌和拇短伸肌腱构成，内侧界由拇长伸肌腱构成。凹窝的底为桡骨茎突尖、手舟骨、大多角骨及第1掌骨底。手舟骨骨折后，按压此窝有压痛（图5-17）。

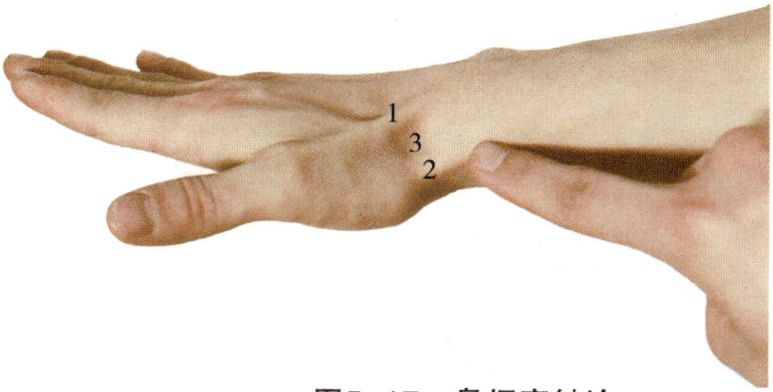

1-拇长伸肌腱
2-拇短伸肌腱
3-鼻烟窝

图5-17　鼻烟窝触诊

三、肌和肌腱触诊

1. 鱼际

可使拇指做屈、内收、外展和对掌运动。鱼际的肌有4块，浅层为内侧的拇短屈肌和外侧的拇短展肌，拇对掌肌位于拇短展肌的深面，拇收肌位于拇对掌肌的内侧。

如图5-18所示，鱼际在检查者的拇指和示指之间，中央的骨性结构是由第1、第2掌骨组成的。

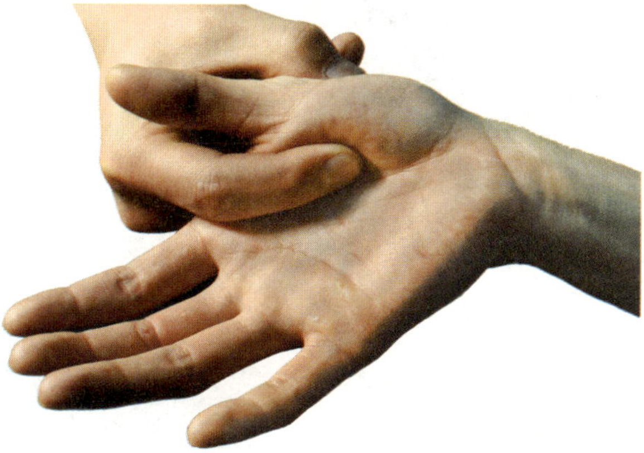

图5-18　鱼际触诊

2. 小鱼际

可使小指做屈、外展和对掌运动。小鱼际的肌有3块，浅层内侧为小指展肌，浅层外侧为小指短屈肌，上述两肌深面为小指对掌肌。

被检查者外展小指，第5掌骨的尺侧缘可触及小指展肌。

如图5-19所示，小鱼际在检查者的两手指之间，中央的骨性结构为第5掌骨。

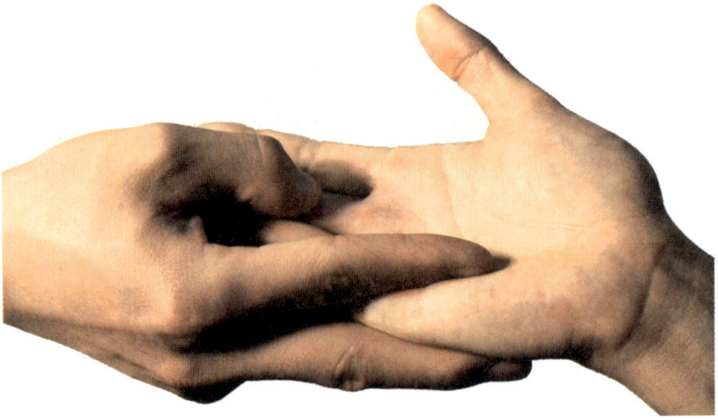

图5-19　小鱼际触诊

3. 腕前部肌腱

均可屈腕，前臂肌群紧邻，肌腹向下逐渐移行为肌腱，在横跨腕关节处最易辨识。如图5-20所示，握拳屈腕可见腕前部肌腱。

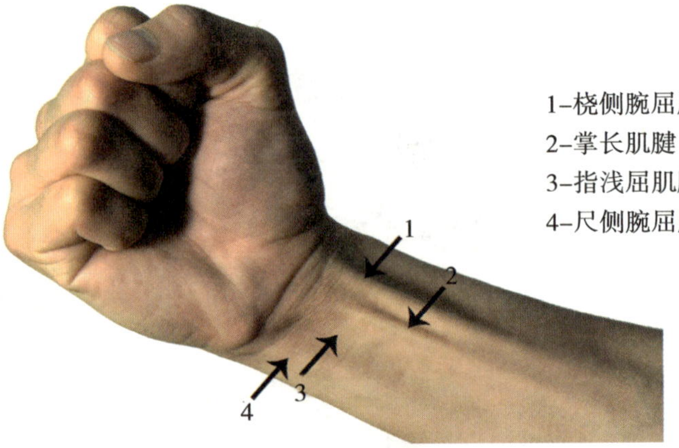

图5-20　腕前部肌腱

4. 手背部肌腱

伸指肌腱包括：指伸肌腱、小指伸肌腱、示指伸肌腱。

检查者在近节指骨的后面施加压力，被检查者对抗阻力伸指，能使这些肌腱显现在手背上。

如图5-21所示，为指伸肌延伸到示指（位置1）、中指（位置2）和无名指（位置3）的肌腱。

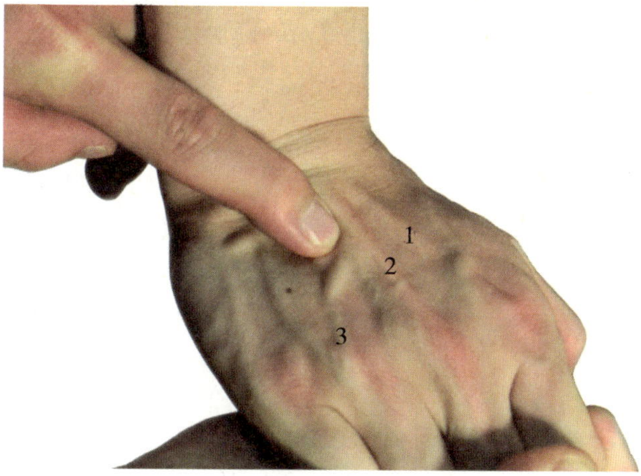

图5-21　手背部肌腱触诊

5. 腕外侧部肌腱

腕关节处于中间位，拇外展时，可见前臂后群深层三条肌腱，如图5-22所示。

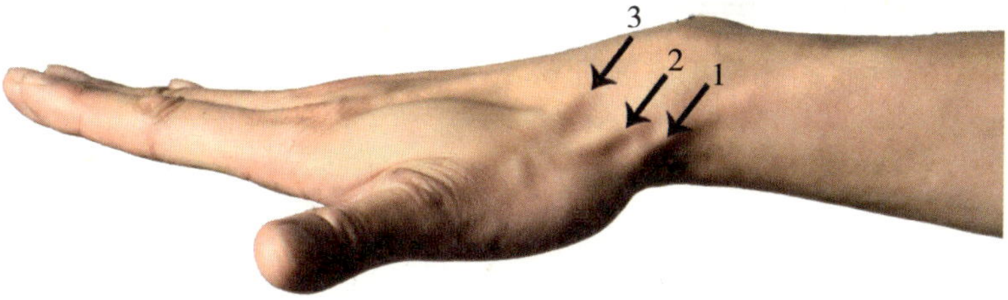

1–拇长展肌腱
2–拇短伸肌腱
3–拇长伸肌腱

图5-22　腕外侧部肌腱

第五节　运动腕关节的肌群

一、腕关节

腕关节又称桡腕关节，是由手舟骨、月骨和三角骨的近侧面作为关节头，桡骨的腕关节面和尺骨下端关节盘的远侧面作为关节窝连接构成。来自前臂的长肌，大多向下跨过腕关节、腕掌关节、掌指关节和指关节分别止于掌骨、指骨的掌面。腕关节辅助结构多，关节囊前后松弛，有利于做屈伸运动；滑膜、腱鞘可减小关节内不同结构之间的摩擦。

腕关节是椭圆关节，具有2个基本轴的运动，包括屈、伸、内收、外展、环转。为手的灵活使用提供基础，如投篮、抓举等。

二、运动腕关节的肌群

1. 屈腕的主要肌群（图5-23）：指浅屈肌，指深屈肌，尺侧腕屈肌，拇长屈肌，桡侧腕屈肌，拇长展肌

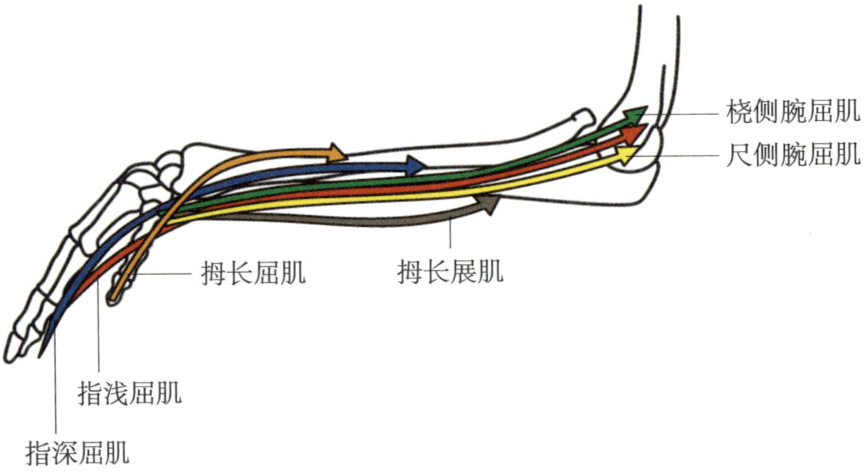

图5-23　腕关节前屈示意图

屈腕主要发生在腕中关节，是指在中立位（掌骨与前臂成一条直线）时，手向手心方向的运动，其运动范围是0°～85° 。屈腕的主动肌是指浅屈肌和指深屈肌，尺侧腕屈肌、拇长屈肌、桡侧腕屈肌和拇长展肌参与协同工作。坐姿单臂哑铃屈腕练习可以发展指浅屈肌、指深屈肌和拇长屈肌等肌肉的力量。

2. 伸腕的主要肌群（图5-24）：指伸肌，桡侧腕长伸肌，桡侧腕短伸肌，示指伸肌，拇长伸肌，尺侧腕伸肌

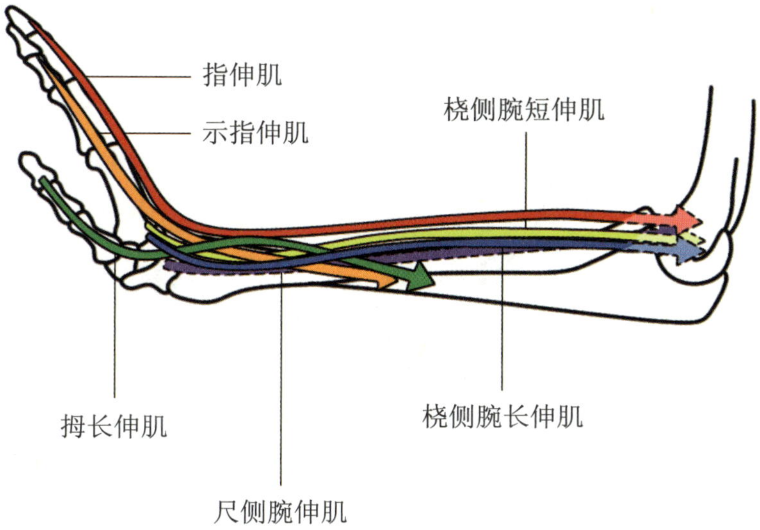

图5-24　腕关节后伸示意图

伸腕主要发生在桡腕关节，是指在中立位（掌骨与前臂成一条直线）时，手向手背方向的运动，其运动范围是0°～60° 。伸腕的主动肌是指伸肌，小指伸肌、桡侧腕长伸肌、桡侧腕短伸肌、示指伸肌和拇长伸肌参与协同工作。杠铃支撑伸腕练习可以发展指伸肌、拇长伸肌和桡侧腕长伸肌等肌肉的力量。

3. 腕内收的主要肌群（图5-25）：尺侧腕伸肌，尺侧腕屈肌，指伸肌

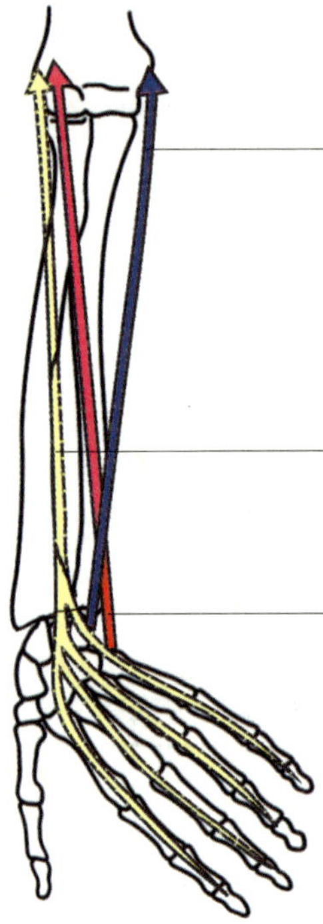

图5-25　腕关节内收示意图

腕内收是指手向尺侧靠拢的运动，一般腕内收的活动范围是0°～45°。腕内收的三分之一发生在腕中关节，其余的发生在桡腕关节，内收范围较大，腕内收到最大幅度时会感到桡侧副韧带的张力。腕内收的主动肌是尺侧腕伸肌，尺侧腕屈肌和指伸肌参与协同工作。弹力带抗阻内收练习可以发展尺侧腕伸肌的力量。

4. 腕外展的主要肌群（图5-26）：桡侧腕长伸肌，拇长展肌，拇长伸肌，桡侧腕屈肌，拇长屈肌

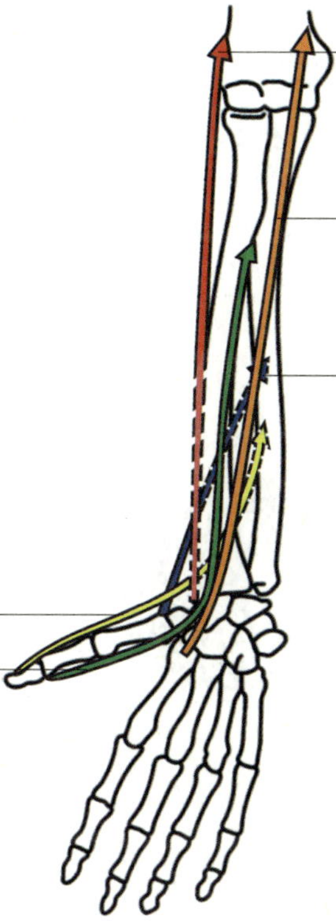

图5-26　腕关节外展示意图

腕外展是指手向桡侧靠拢的运动，一般腕外展的活动范围是0°～30°。腕外展一半是来自腕中关节，另一半来自桡腕关节。外展的正常运动终末是手舟骨与桡骨茎突接触所致。腕外展的主动肌是桡侧腕长伸肌，拇长展肌、拇长伸肌、桡侧腕屈肌和拇长屈肌参与协同工作。弹力带抗阻外展练习可以发展桡侧腕长伸肌的力量。

※复习与思考

1. 如何区分拇短伸肌与拇长伸肌的肌腱?
2. 简述腕骨的构成。
3. 简述鱼际和小鱼际的触诊方法。
4. 伸腕的肌有哪些?

①本章练习　　②动画演示　　③拓展阅读

躯　干

躯干是连接头部和四肢的重要枢纽，通过锁骨、肩胛骨与上肢相连接，通过髋骨与下肢相连接。

躯干的形态个体差异显著，与年龄、性别、健康状况、从事的职业以及运动等因素有关。躯干部的骨性结构保护胸部和腹部器官（心、肺、肝、脾、肾和脊髓等），并为骨骼肌提供附着点；脊柱在一定程度上对于颅部有支撑与缓冲的作用。

躯干包括前面的胸腹部和后面的脊柱区。

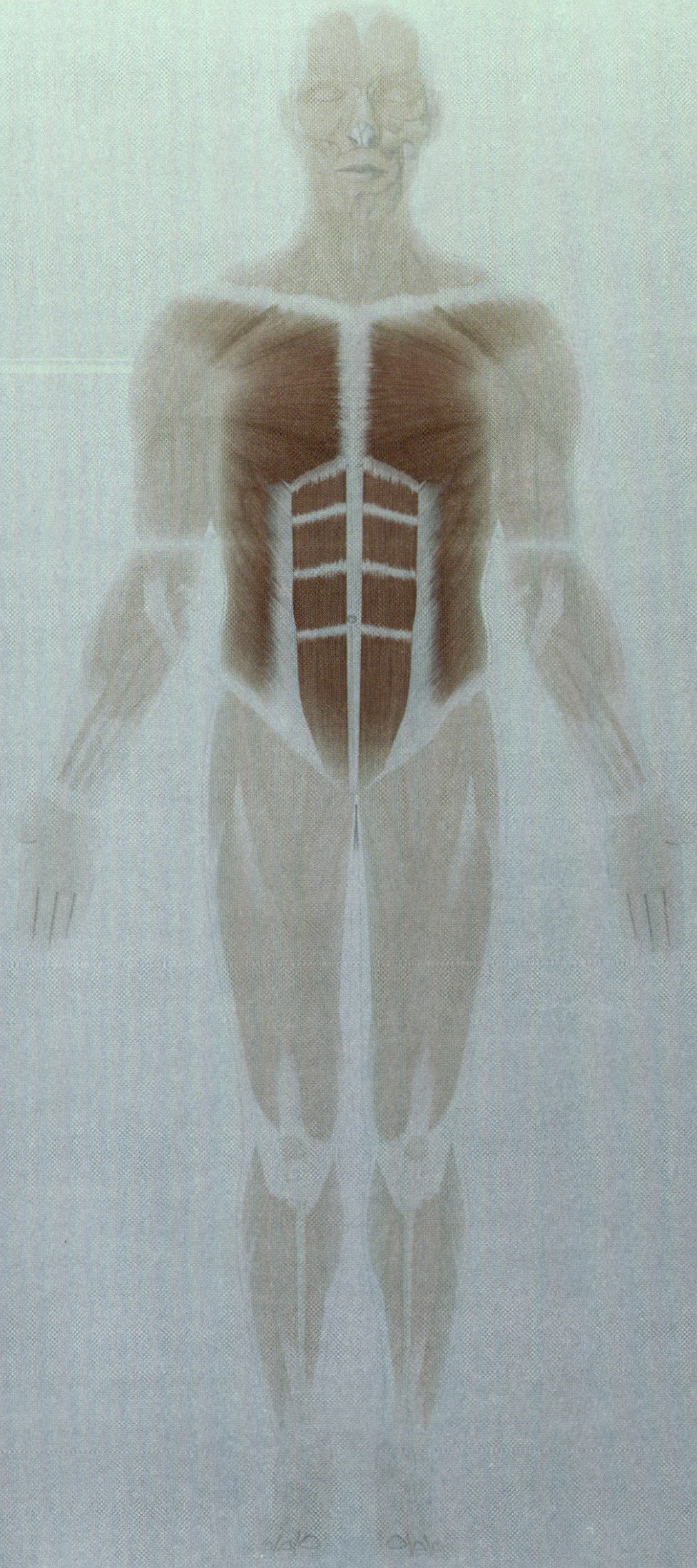

第六章 躯干

※ 学习目标

了解：斜方肌、胸大肌、前锯肌、腹外斜肌、腹直肌、背阔肌的起止点；胸骨、第7颈椎、第4腰椎、胸大肌、腹直肌的触诊方法；

熟悉：斜方肌、菱形肌、肩胛提肌、胸大肌、前锯肌、腹直肌、腹外斜肌、背阔肌、竖脊肌的功能；

掌握：胸骨剑突、真肋及假肋、第7颈椎棘突、第4腰椎棘突的骨性标志；斜方肌、背阔肌的形态；运动躯干的肌群。

第一节 概述

胸部位于颈部与腹部之间，上界为颈部下界，下界为骨性胸廓下口在体表的投影，外侧界为三角肌前后缘。其上部两侧借上肢带与上肢相连；以胸廓为支架，表面覆以皮肤、筋膜和肌等，内衬有胸内筋膜，共同构成胸壁；胸壁与膈围成胸腔。

腹部是躯干的一部分，居于胸部和盆部之间，由腹壁和腹腔组成。上起横膈，下至骨盆，前面及侧面为腹壁，后面有脊柱及腰肌，包含腹壁、腹膜腔和腹腔脏器等。

脊柱区是指脊柱及其后方的软组织所分布的区域，上起枕外隆凸和上项线，下至尾骨尖，两侧界为自斜方肌前缘、三角肌后缘上份、腋后襞下缘中点、腋后线、髂嵴后份、髂后上棘至尾骨尖的连线。脊柱区分为项部（见头颈部）、背部、腰部和骶尾部。

图6–1至图6–3分别为人体躯干不同观面的示意。

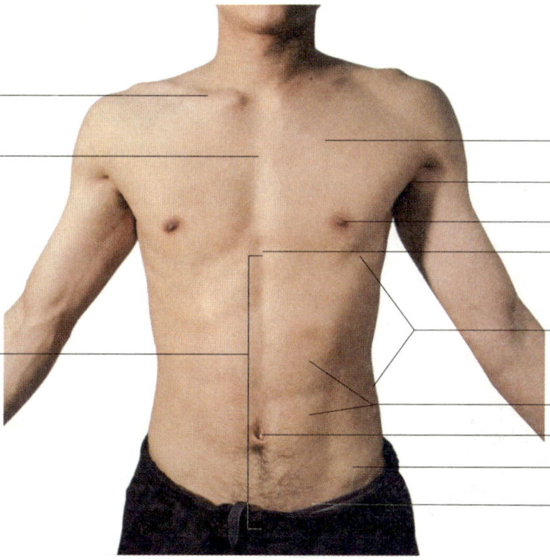

图6–1　躯干前面观

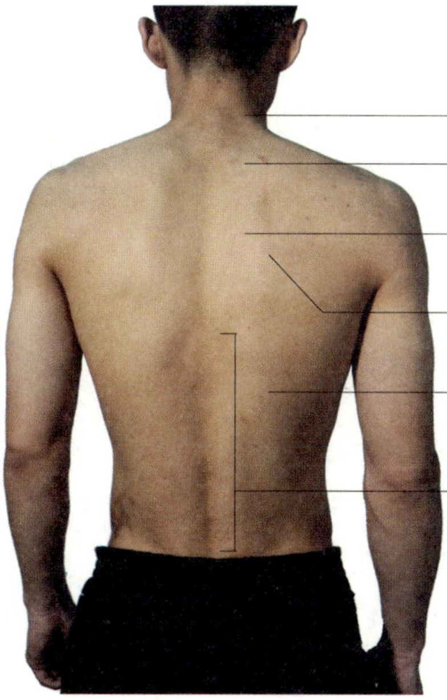

图6–2　躯干后面观

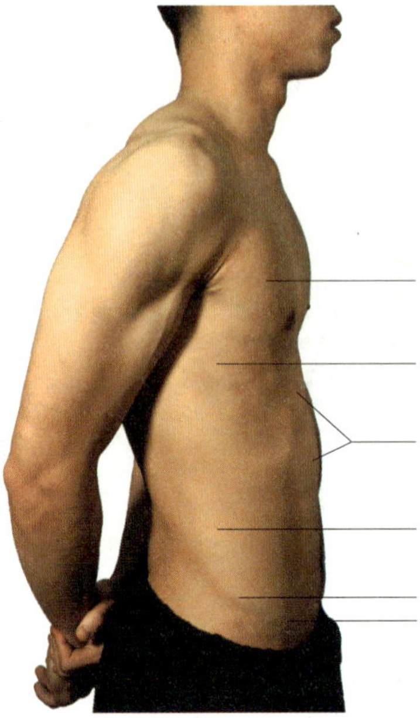

图6-3　躯干侧面观

第二节　骨及骨性标志

胸廓由12对肋、12个胸椎、1块胸骨和它们之间的连结共同构成。肋由肋骨与肋软骨组成，第1～7肋前端借肋软骨直接与胸骨连接，称真肋，后端与胸椎构成肋椎关节；第8～10肋不直接与胸骨相连，称假肋，借助肋软骨与上位肋软骨相连，构成肋弓；第11、12肋前端游离于腹壁肌层中，称浮肋。

在胸部前面正中，从上而下可触及胸骨颈静脉切迹、胸骨角、胸骨体和剑突等。胸骨上缘相当于第2胸椎体下缘水平，女性略低。

脊柱由24块椎骨、1块骶骨和1块尾骨借椎间盘、韧带和关节等连接而成，长约70cm，女性和老年人略短。椎骨自上而下依次分为颈椎7块、胸椎12块、腰椎5块、骶椎5块（成年后融合为1块骶骨）和尾椎3～4块（成年后融合为1块尾骨）。脊柱是承上启下的枢纽，上托颅部，下接骨盆，构成胸腔、腹腔、盆腔的后壁。

背部上界为第7颈椎棘突至肩峰连线，下界为第12胸椎棘突、第12肋下缘、第11肋前份的连线。背部外上方的肩胛骨及附于其前、后面的结构，为肩胛区。

腰部上界为第12胸椎棘突、第12肋下缘、第11肋前份的连线，下界为两侧髂嵴后份及两侧髂后上棘的连线。

颈椎 见头颈部。

胸椎 胸椎共12块，椎体横断面呈心形，椎孔呈圆形。椎体侧面后部的上、下缘各有一半圆形浅凹，称为肋凹，分别为上肋凹和下肋凹，与肋头相关节，构成肋头关节。在横突末端有圆形的横突肋凹，与肋结节相关节，构成肋横突关节。胸椎棘突较长，向后下方倾斜，呈叠瓦状排列。关节突的关节面几乎呈冠状位，上关节突的关节面朝向后，下关节突的关节面朝向前。

腰椎 腰椎共5块，椎体粗壮，横断面呈肾形，椎孔呈三角形。棘突呈长方板状，水平向后，棘突间隙较大，临床上可于此做腰椎穿刺。上、下关节突的关节面大致呈矢状位。

骶骨 由5块骶椎融合而成，呈三角形，底在上、尖向下，盆面凹陷，上缘中份向前隆凸，称岬。

图6-4至图6-6分别为躯干骨不同观面的示意。

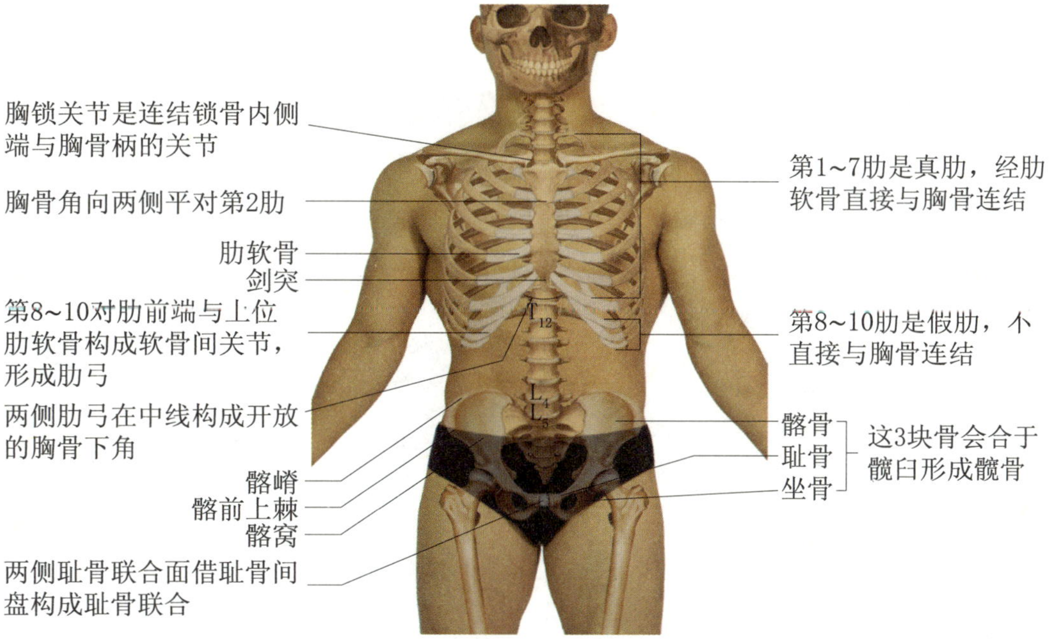

图6-4 躯干骨前面观

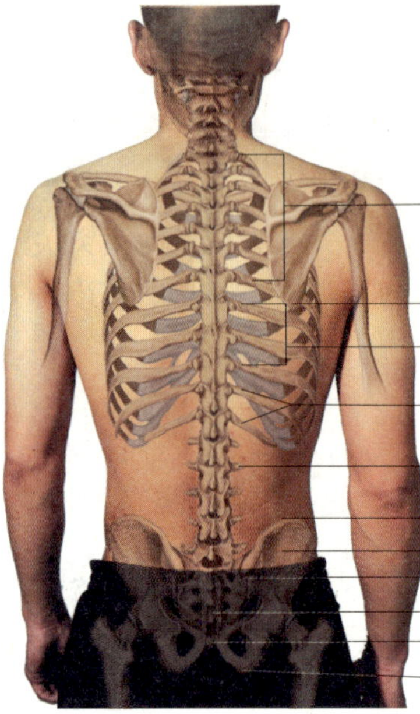

图6–5　躯干骨后面观

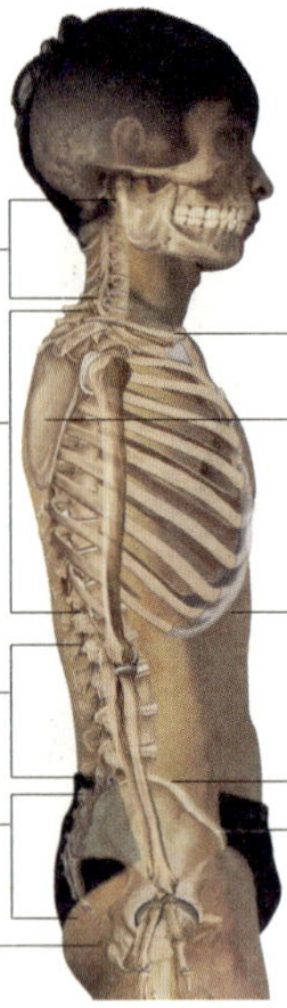

图6–6　躯干骨侧面观

第三节　肌及肌性标志

躯干肌指附着在躯干骨上的肌，大多扁而阔（图6-7至图6-9）。按部位分为背肌、胸肌、腹肌、膈和会阴肌（包括盆肌）。

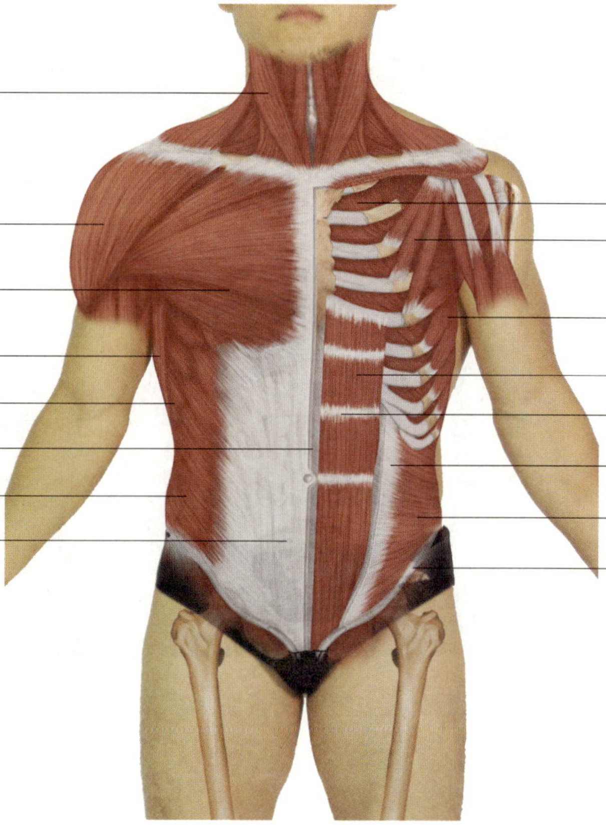

图6-7　躯干肌前面观

胸肌可分为胸上肢肌和胸固有肌。胸上肢肌起自胸廓，止于上肢带骨或肱骨，包括胸大肌、胸小肌和前锯肌等，主要运动上肢。胸固有肌起、止点都在胸廓上，包括肋间外肌、肋间内肌和胸横肌等，主要运动肋。

腹肌上附着于胸廓，下附着于骨盆，腹前壁、侧壁和后壁的大部分均由腹肌构成。腹前壁有一对纵行的直肌，两侧是3层宽阔的扁肌，这3层肌的肌束方向彼此交叉，并在腹前壁处形成广阔的腱膜。

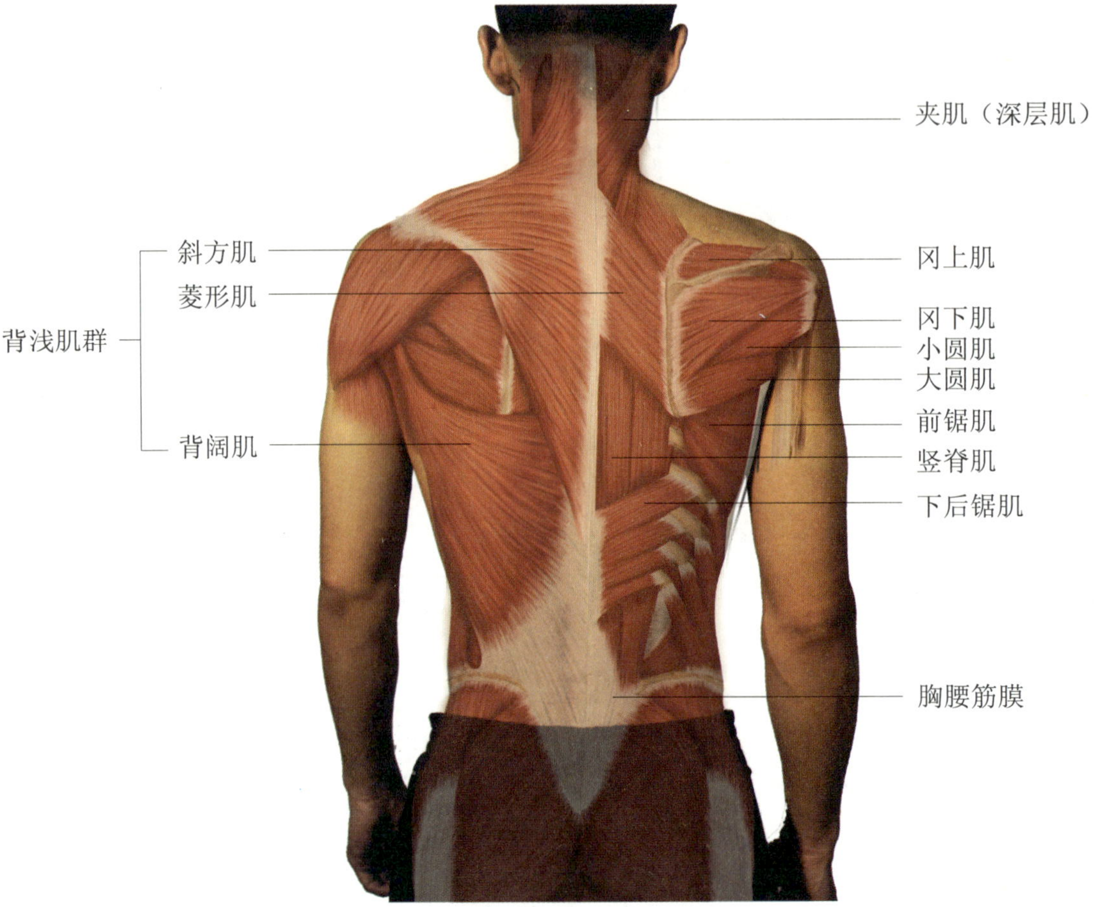

图6-8　躯干浅层肌后面观

背肌是位于躯干后面的肌群。肌的数目众多，可分为浅、深两群。浅层主要为阔肌，如斜方肌、背阔肌和菱形肌，它们起自脊柱的不同部位，止于上肢带骨或肱骨。

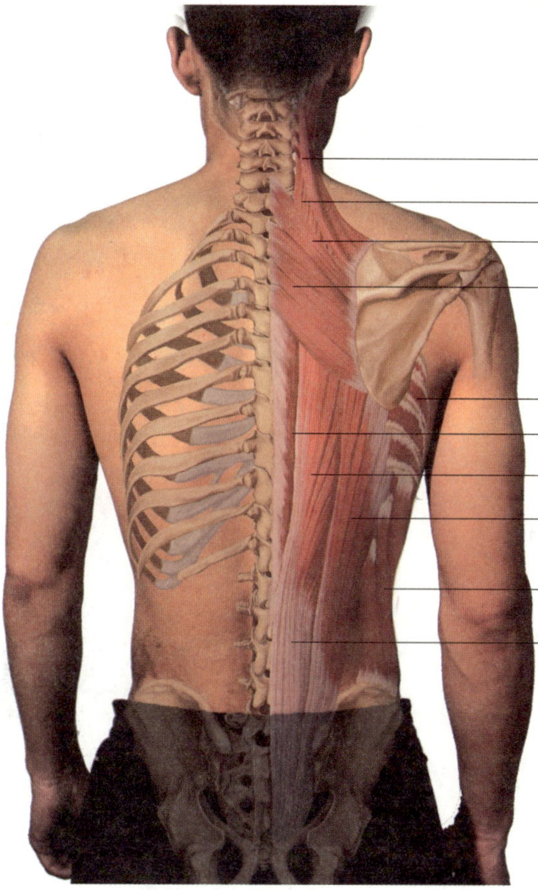

图6-9　躯干深层肌后面观

深层为固有肌，位于棘突两侧的脊柱沟内，包括夹肌、竖脊肌及一些短肌（横突棘肌、横突间肌及棘突间肌），能运动相邻的椎骨，也能加强椎骨间的连结。

第四节　体表标志及触诊

一、体表标志

1. 躯干前面观（图6–10）

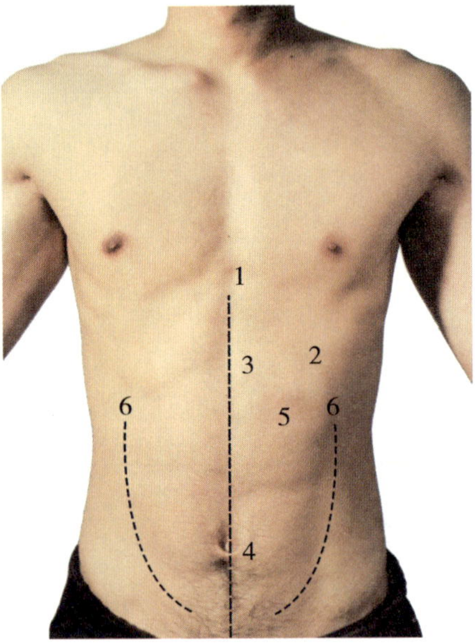

1–腹上窝
2–肋弓
3–腹白线
4–脐
5–横线
6–半月线

图6–10　躯干前面观

2. 躯干后面观（图6–11）

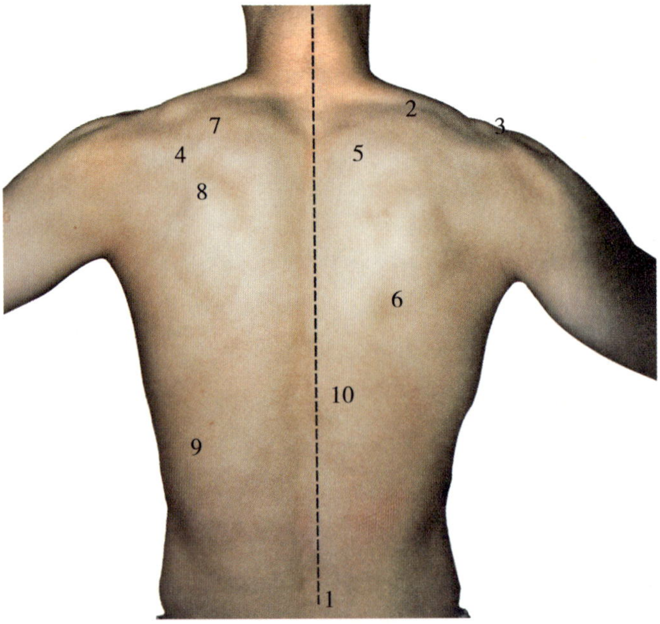

图6–11　躯干后面观

1–后正中线
2–斜方肌
3–肩峰
4–肩胛冈
5–肩胛骨上角
6–肩胛骨下角
7–冈上肌
8–冈下肌
9–背阔肌
10–竖脊肌

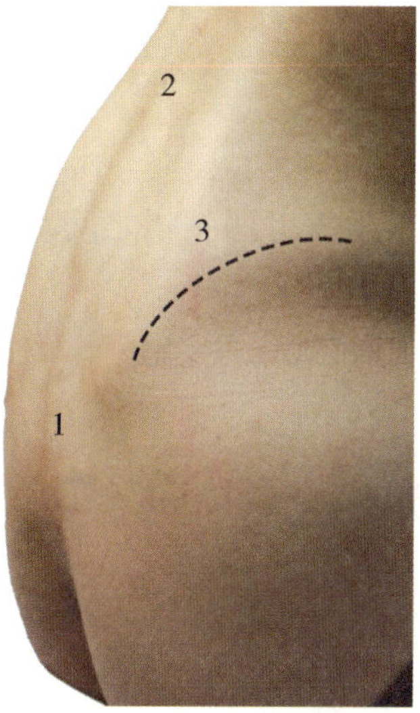

1-骶骨
2-腰椎
3-髂嵴

图6-12　骶骨

3. 骶骨（图6-12）

骶骨呈三角形，底在上，尖向下，外侧有耳状面，与髂骨的耳状面构成骶髂关节。

从第3和第4骶后孔的高度起，骶正中嵴的尾侧端一分为二，形成了两个小骨柱，即骶角。

4. 听诊三角、腰上三角和腰下三角（图6-13）

听诊三角

上内方为斜方肌外侧缘，上外方为肩胛骨内侧缘及菱形肌，下界为背阔肌上缘。该三角区为胸廓后壁缺乏肌肉覆盖的薄弱区。

腰上三角

位于背阔肌深面，第12肋下方。其内侧界为竖脊肌外侧缘，外下界为腹内斜肌后缘，上界为第12肋。腰上三角是腹后壁的薄弱区之一。肾手术的腹膜外入路必经此三角。

腰下三角

也称腰三角，其下界为髂嵴，外上界为腹外斜肌后缘，内上界为背阔肌前下缘，底为腹内斜肌。

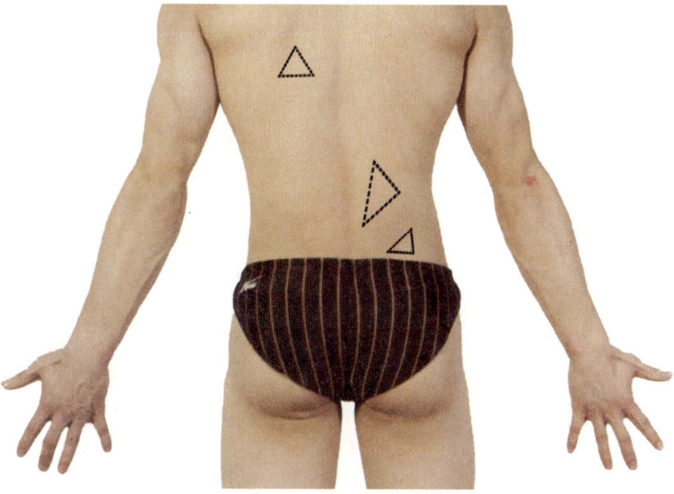

图6-13　听诊三角、腰上三角和腰下三角

二、骨触诊

1. 胸骨

位于胸前壁正中，前凸后凹，如图6-14所示，胸骨位于检查者两中指之间。

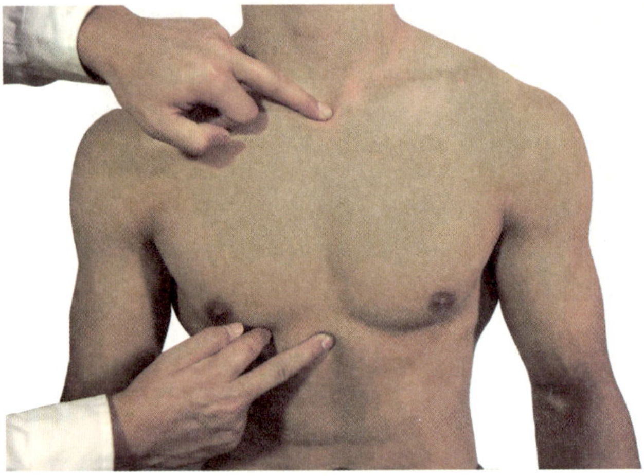

图6-14　胸骨触诊

2. 胸廓上口

成人胸廓近似圆锥形，容纳胸腔脏器，为一个冠状径比矢状径大的椭圆平面，此平面向前、向下倾斜。

胸廓有上下两口和前、后、外侧壁。上口前界正中为颈静脉切迹，外侧界为第1肋，后界为第1胸椎的上缘（图6-15）。

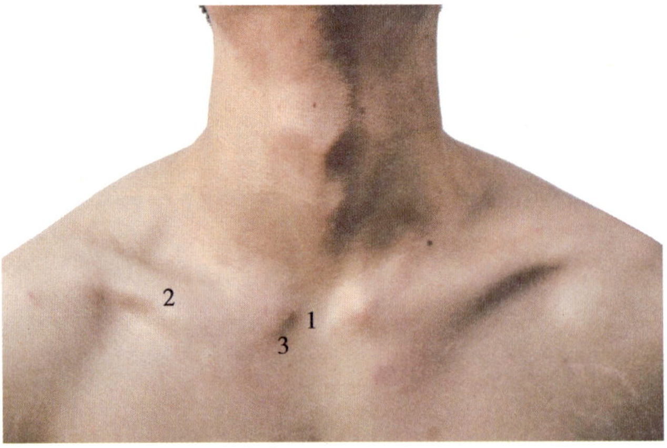

1-颈静脉切迹
2-锁骨体
3-胸锁关节

图6-15　胸廓上口

3. 肋

（1）真肋

一共7对，借肋软骨直接与胸骨相连。两侧上肢上举时，更易于计数真肋。如图6-16所示，可以观察到第1～7对真肋与假肋的位置关系。

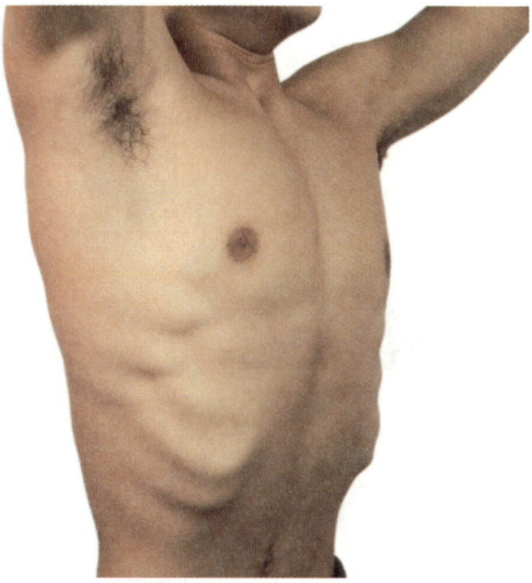

图6-16　真肋

（2）假肋

第8～10为假肋，前端借肋软骨与上位肋软骨相连接，形成肋弓（图6-17）。

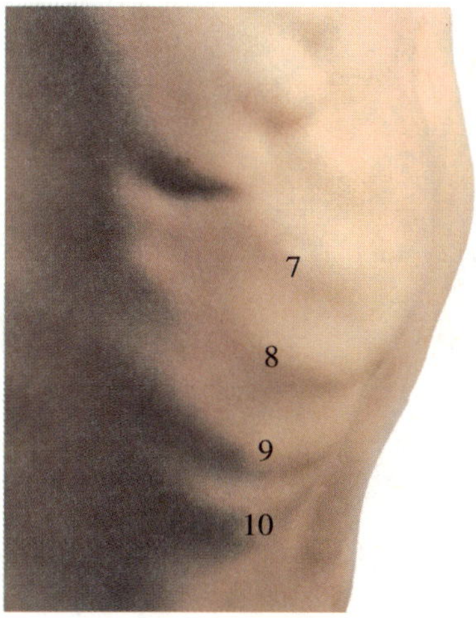

图6-17　假肋

（3）肋角

一般位于腋后线的位置，肋骨体的后份急转处称为肋角。

肋角在胸廓的后部，改变了肋骨的方向，使肋骨从肋角开始向前向下伸展（图6–18）。

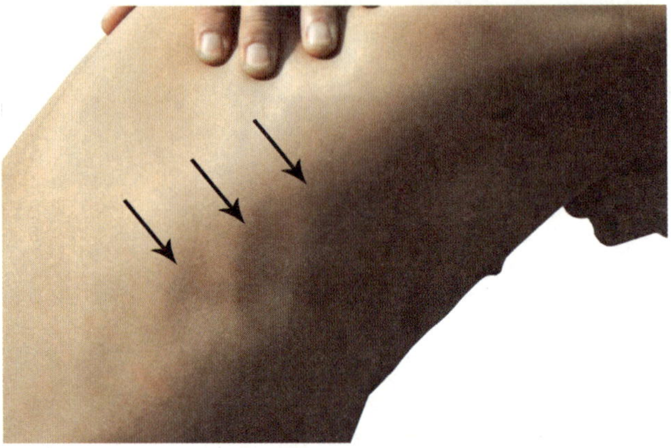

图6–18　肋角

4. 胸廓下口

胸廓下口宽而不整，大约是上口的3倍。胸廓下口是一个向后向下倾斜的平面。

前界为剑突，向后的投影在第10胸椎（T_{10}）；后界是第12胸椎（T_{12}）椎体；外侧界为第7至第10肋软骨组成的肋弓软骨缘及浮肋（图6–19）。

注：胸廓下口由膈肌封闭。

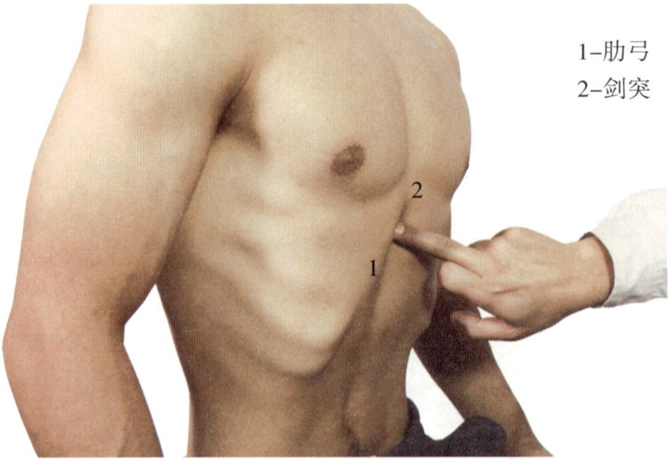

图6–19　胸廓下口触诊

5. 脊柱（胸段）

由第1～12胸椎构成，椎间盘较薄，活动度较小。每块胸椎棘突都是重要的肌附着点，胸曲凸向后，使得棘突表浅易于扪及。

如图6-20所示，检查者的两示指之间即为脊柱胸段（第1～12胸椎）。

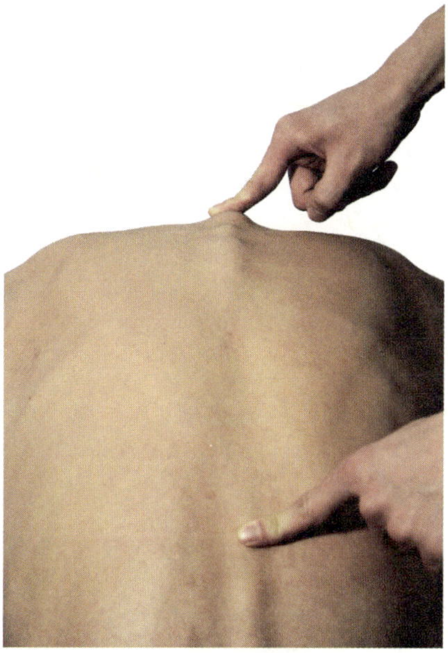

图6-20　脊柱胸段触诊

6. 颈胸连结

被检查者颈椎尽力前屈，棘突更为明显。

如图6-21所示，能清楚地观察到最后一个颈椎（C_7）的棘突和最上面的几个胸椎（T_1、T_2和T_3）的棘突。

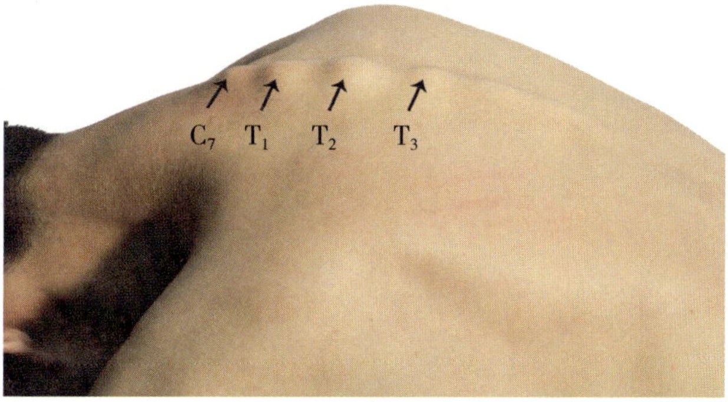

图6-21　颈胸连结

7. 第7颈椎和第1胸椎

第7颈椎又称隆椎，活动度较大，第1胸椎参与胸廓上口的构成，故活动度较小。

如图6-22所示，被检查者低头，检查者手指按住第7颈椎或者第1胸椎的突起，让被检查者左右转动头部，活动度大的则为第7颈椎，反之则为第1胸椎。

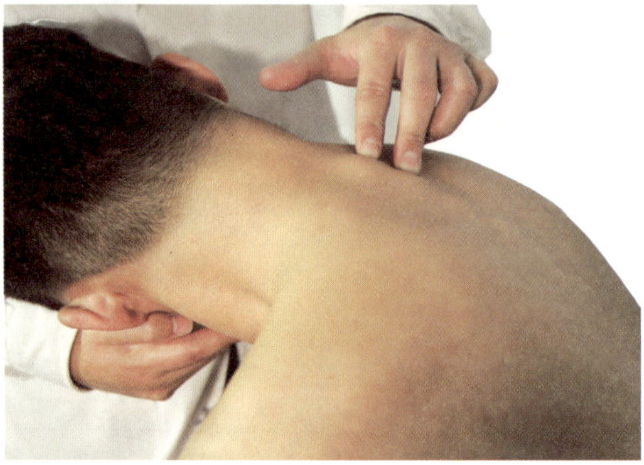

图6-22　第7颈椎和第1胸椎触诊

8. 肩胛骨

为三角形扁骨，贴于胸廓后面的外上方，高度介于第2～7肋之间。

如图6-23所示，被检查者侧卧位，能观察到肩胛骨的上角（位置2）平对于第2肋，肩胛骨的下角（位置1）平对于第7肋或肋间隙。

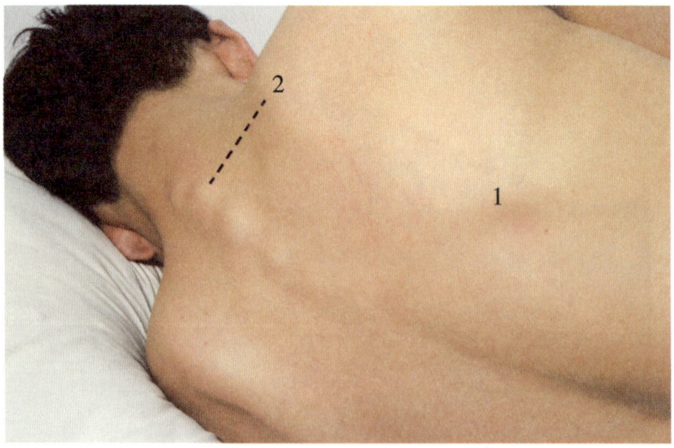

1-肩胛骨下角
2-肩胛骨上角

图6-23　肩胛骨

9. 脊柱（腰段）

脊柱腰段由5块椎骨组成，腰椎可由第1骶椎（S_1）腰化而增加，也可由第5腰椎（L_5）骶化而减少。腰椎棘突宽而短，呈板状，水平伸向后方，腰曲凸向前。

如图6－24所示，检查者的两中指之间显示的是第1～5腰椎。

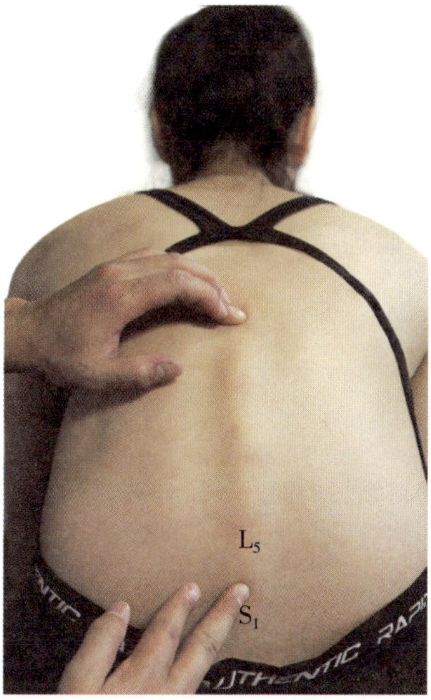

图6–24　脊柱腰段触诊

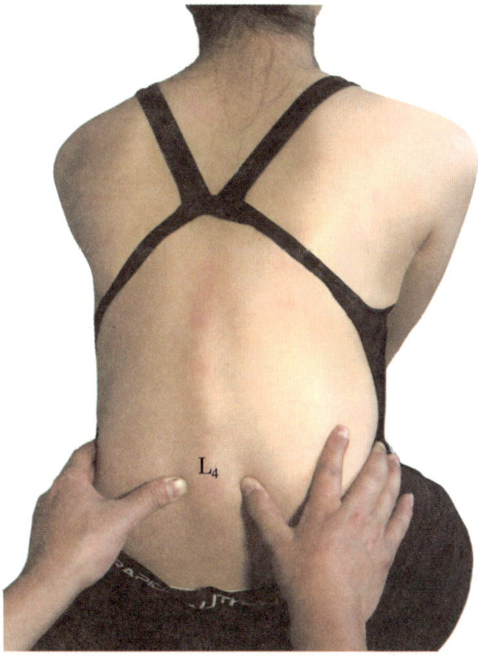

图6–25　第4腰椎触诊

10. 第4腰椎

第4腰椎棘突易于定位，是腰椎的计数标志。

如图6–25所示，检查者双手位于髂嵴，拇指朝向脊柱腰段。检查者的拇指与髂嵴在同一平面时，拇指指尖平第4腰椎（L_4）的棘突。

三、肌和肌腱触诊

1. 胸大肌

胸大肌为一块宽而厚的扇形扁肌，覆盖胸廓前壁大部，如图6-26、图6-27所示。

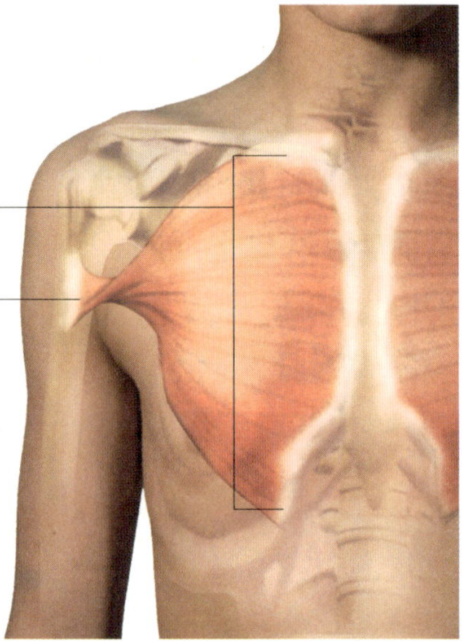

功能：内收、内旋和屈肩关节；提肋助吸气

图6-26　胸大肌前面观

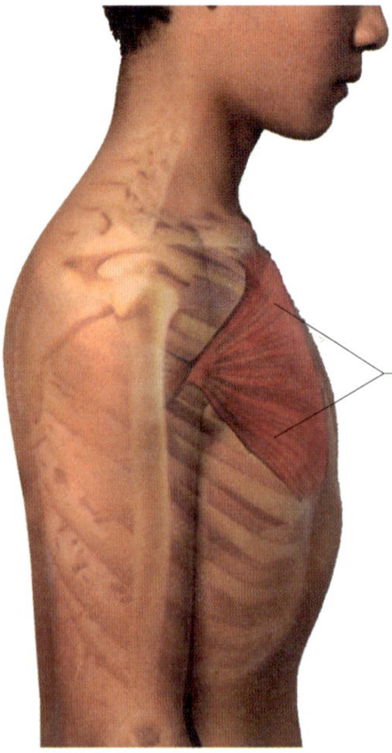

胸大肌应用小贴士：

仰卧飞鸟；卧推；蝴蝶夹胸；俯卧撑

图6-27　胸大肌侧面观

胸大肌位于胸壁的前方上半部，分为锁骨部、胸肋部、腹部，外侧有肌腱状的尖端。胸大肌的腹部肌束组成了胸大肌的下外侧缘，此肌束附着于腹直肌的筋膜。

被检查者上肢外展90° 后，内收肩关节，以抵抗检查者在其臂内侧面的阻力。如图6–28所示，检查者手指下即为胸大肌外侧缘。

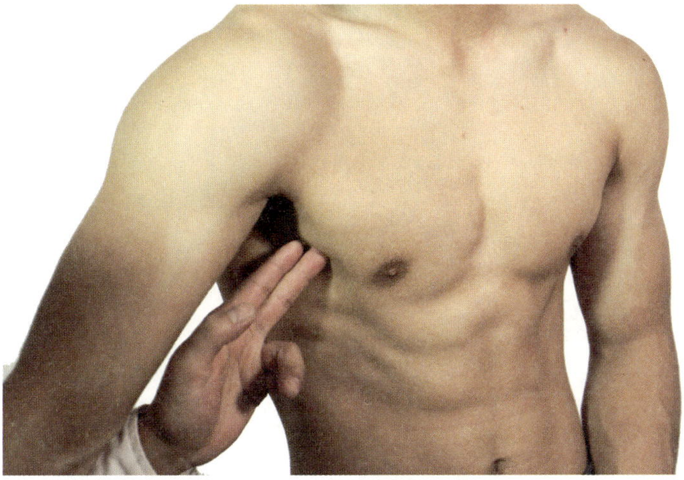

图6–28 胸大肌触诊

2. 胸小肌

胸小肌呈三角形附着于肩胛骨喙突，位于胸大肌的深面，有助于稳定肩胛骨（图6–29）。

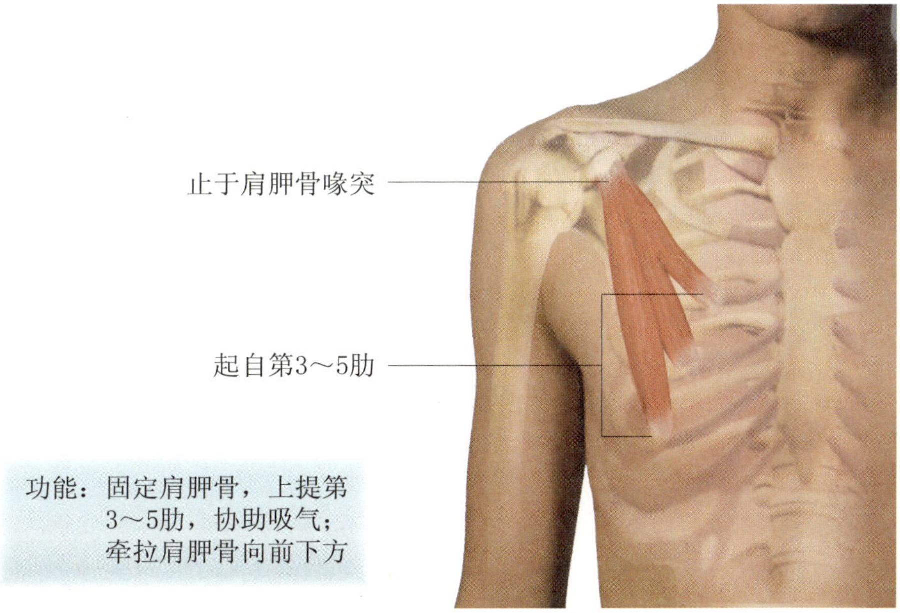

图6–29 胸小肌前面观

3. 前锯肌

前锯肌为锯齿状的扁肌，位于胸廓侧壁（图6-30）。

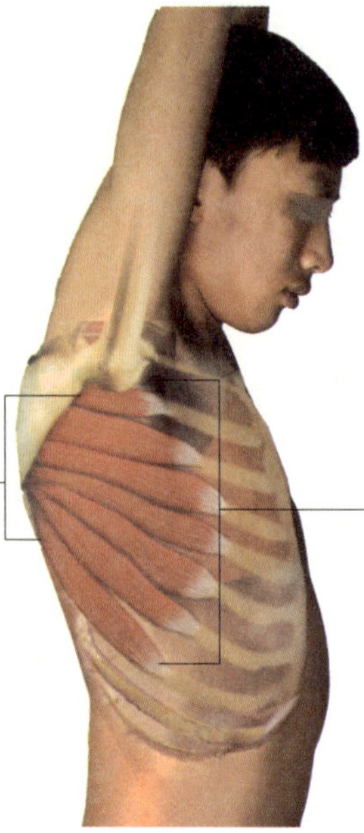

图6-30 前锯肌侧面观

紧贴胸廓，为宽大的扁肌，向后上附着到肩胛骨的整个内侧缘和下角。大部分被肩胛骨所覆盖，显露于体表的是前锯肌指状突，各个肌束呈多指状排列，在前方腋中线处附着到上8或9肋的外侧（图6-31）。

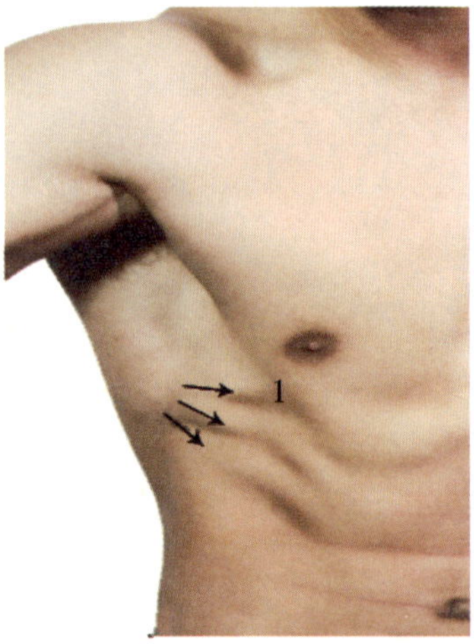

1-前锯肌指状突顶点

图6-31 前锯肌

胸小肌、前锯肌应用小贴士：

出拳；卧推；拉橡皮筋前上举；深吸气

4. 腹外斜肌

腹外斜肌为宽阔扁肌，由位于躯干侧面扁平肌腹及腹前侧大片腱膜组成（图6–32）。

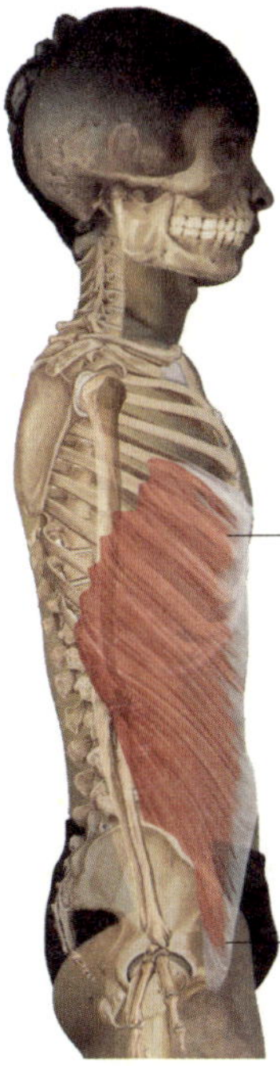

图6–32　腹外斜肌侧面观

腹外斜肌位于腹前外侧部的浅层、腹内斜肌的浅面、腹直肌外侧，是一块宽厚有力的肌。其肌纤维斜行，由肋骨外侧向前下方至髂嵴前部、腹股沟韧带和腹白线，左右两侧的腹外斜肌呈V字形。

前锯肌的指状突起与腹外斜肌紧密相邻，它们在最下面的3～4个肋骨的外侧面紧密地交错在一起（图6–33）。

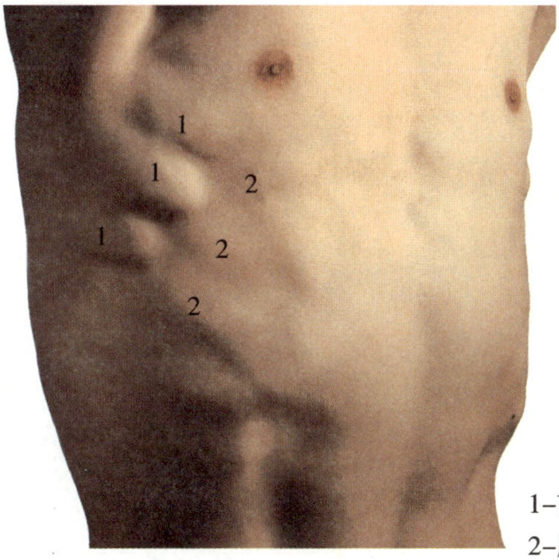

1–前锯肌
2–腹外斜肌

图6–33　腹外斜肌

腹外斜肌应用小贴士：

掷铁饼；负重转体；负重体侧屈；俄罗斯转体

5. 腹直肌

腹直肌扁而长，位于腹前壁正中线的两旁（图6-34）。

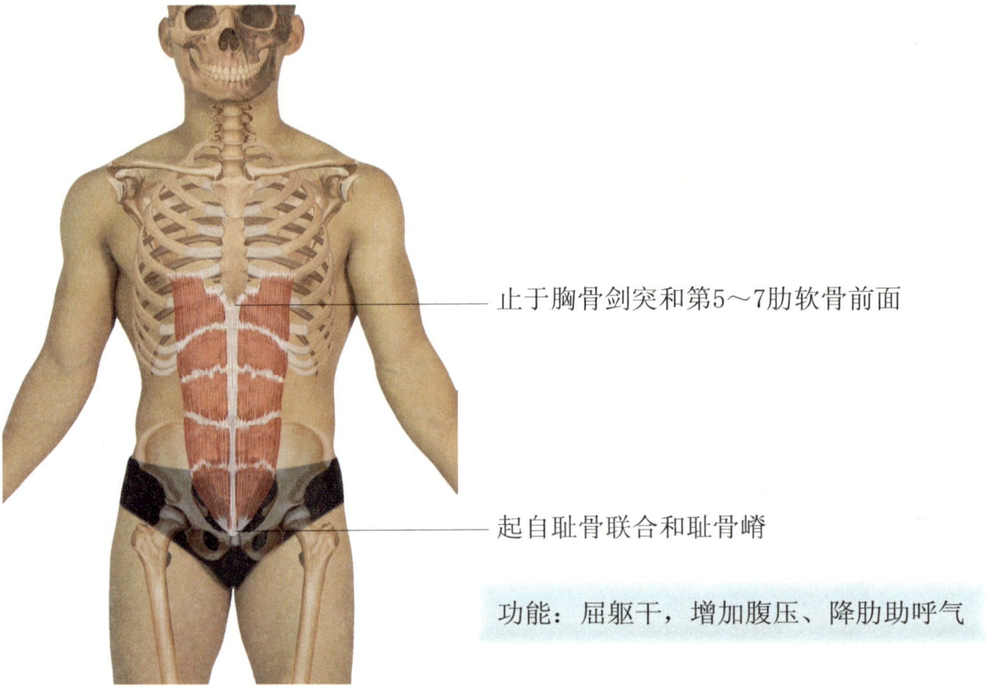

图6-34　腹直肌前面观

腹直肌居腹直肌鞘中，为上宽下窄的多腹肌，被3～4条横行的腱划分为多个肌腹。

腹白线位于腹前壁正中线上，是由两侧腹直肌鞘的纤维彼此交织形成的腱性结构，上自剑突，下至耻骨联合，坚韧而缺少血管（图6-35）。

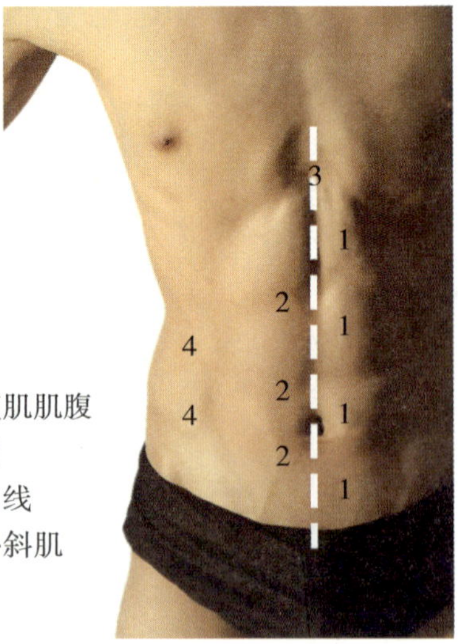

图6-35　腹直肌

腹直肌应用小贴士：

卷腹；肚皮舞；仰卧两头起；仰卧举腿

6. 斜方肌

斜方肌为三角形的扁肌，左右两侧合在一起呈斜方形，位于项部和背上部的浅层。图6-36、图6-37分别为斜方肌不同观面的示意。

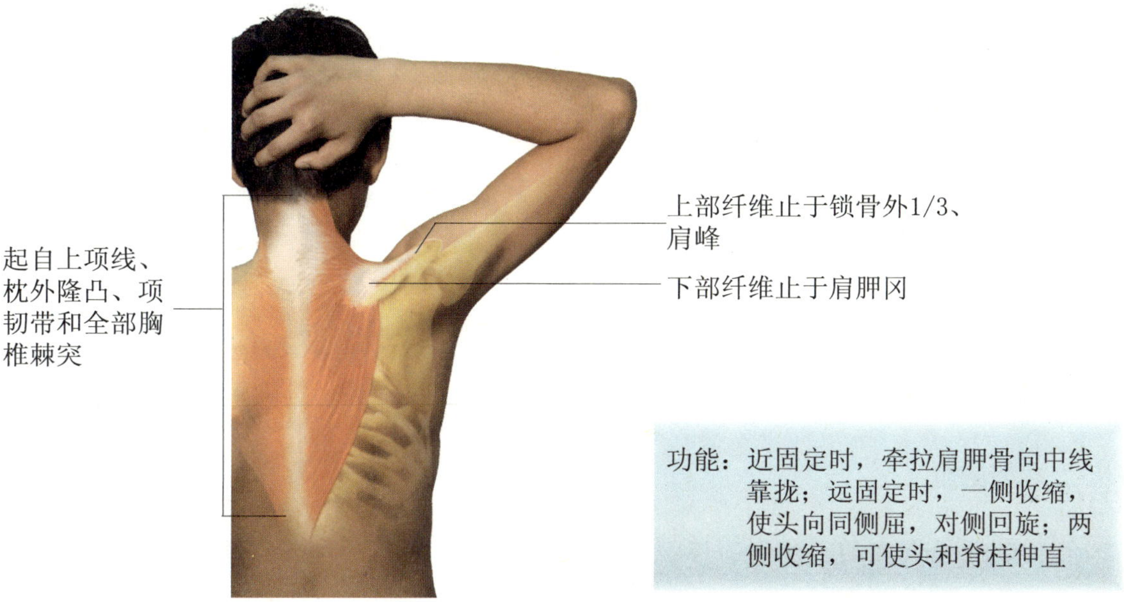

图6-36　斜方肌后面观

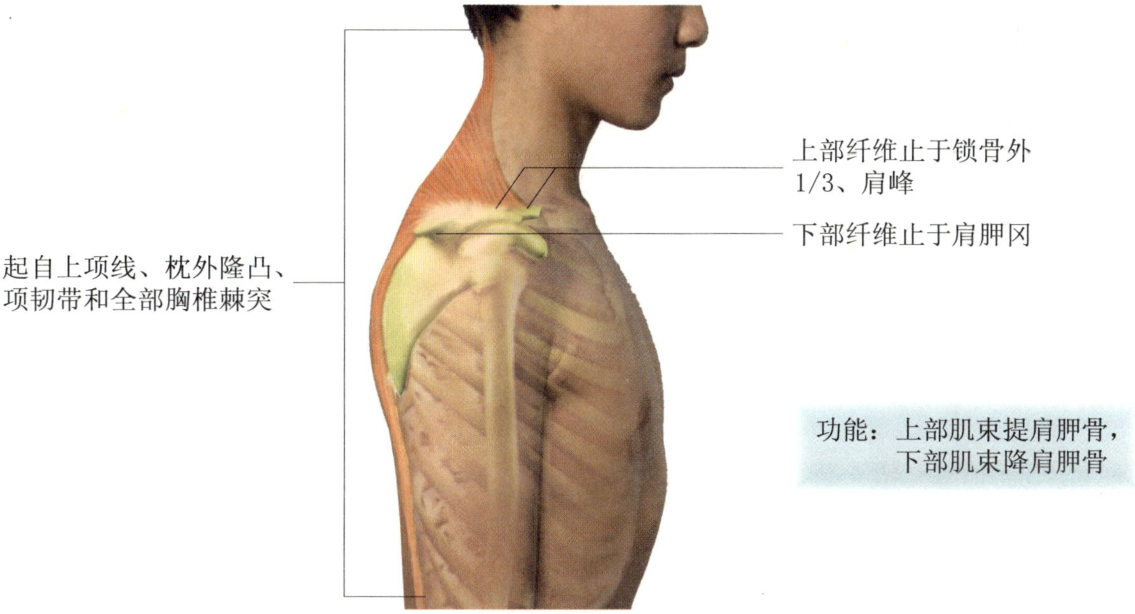

图6-37　斜方肌侧面观

斜方肌

斜方肌分为上部、中部、下部肌束，和背阔肌一起组成了背部肌肉的最浅层。

斜方肌的上部肌束向下，向外侧斜行，附着于锁骨外侧1/3的下缘。

如图6-38所示，被检查者上提肩部并使头部向同侧屈，对抗检查者的作用力，斜方肌即显现在颈的外侧部。

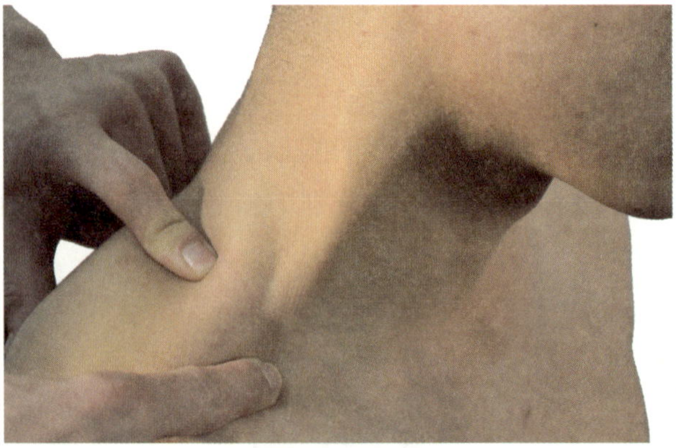

图6-38　斜方肌上部肌束触诊

斜方肌应用小贴士：

耸肩；抬头；挺胸同时下压肩胛骨

7. 背阔肌

背阔肌呈宽大的三角形，厚度不均，位于腰背部皮下，是全身最大的扁肌。图6-39、图6-40分别为背阔肌不同观面的示意。

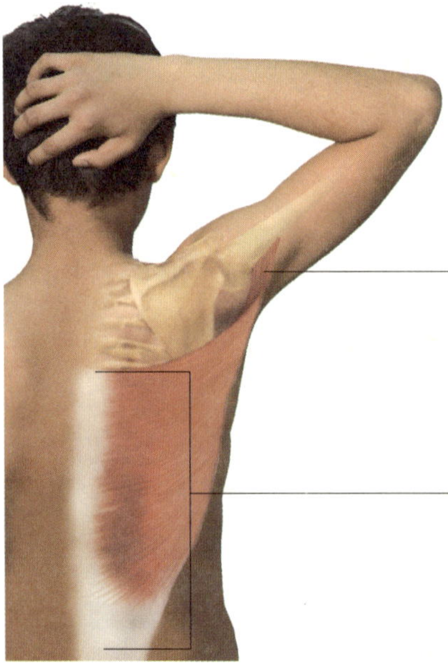

图6-39　背阔肌后面观

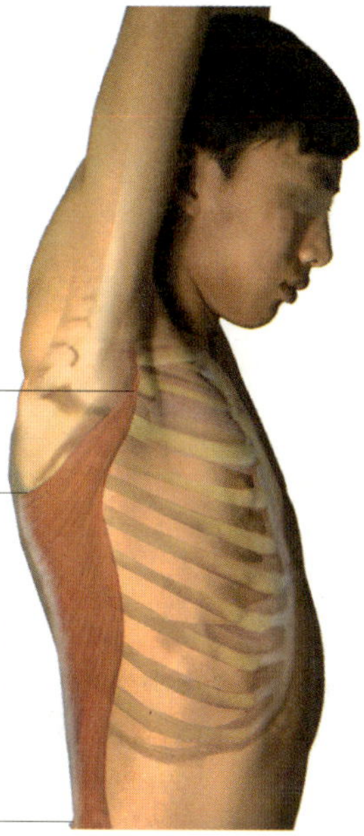

图6-40　背阔肌侧面观

背阔肌（后外侧面）

呈扇形，上内侧部被斜方肌遮盖，后外侧部肌腹较薄，表面看到的形态均是位于其下的深层结构——竖脊肌、大圆肌、胸廓（及各根肋骨），尤其是前锯肌。

该肌肌束向外上方集中，止于肱骨小结节嵴，对肩关节的运动产生重要作用。

如图6-41所示，检查者向前托起被检查者上臂，即可触及胸廓后外侧部的背阔肌。

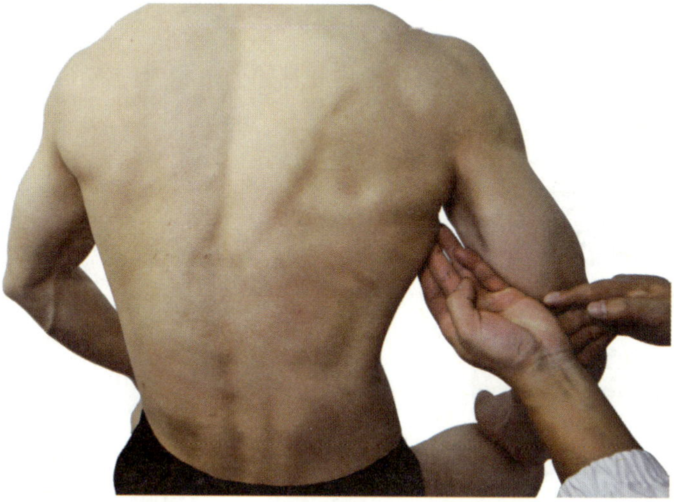

图6-41　背阔肌后外侧面触诊

背阔肌（前外侧面）

被检查者侧卧，臂部外展90°。检查者施加阻力在上臂远端的内侧面，被检查者上肢内收对抗阻力。

如图6–42所示，检查者的指尖前方即为背阔肌的前外侧。

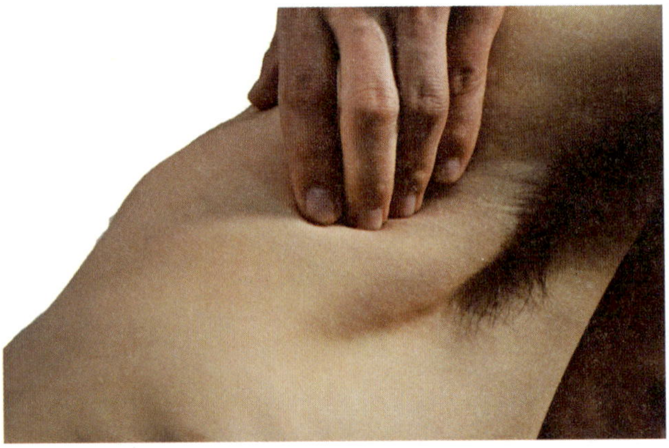

图6–42　背阔肌前外侧面触诊

背阔肌应用小贴士：

引体向上（正手）；背后传球；攀岩；高位下拉

8. 肩胛提肌

肩胛提肌为带状长肌，位于斜方肌的深层（图6–43）。

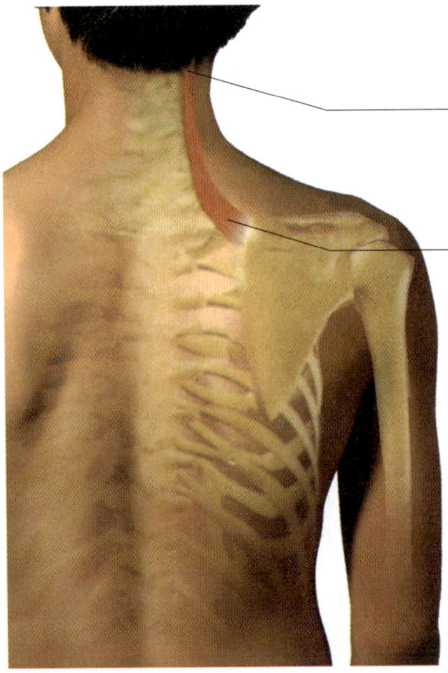

图6–43　肩胛提肌后面观

肩胛提肌应用小贴士：

杠铃直臂耸肩；仰头；用肩膀和耳廓夹持电话

9. 菱形肌

菱形肌为菱形的扁肌，由大小菱形肌共同构成，位于斜方肌的深层（图6-44）。

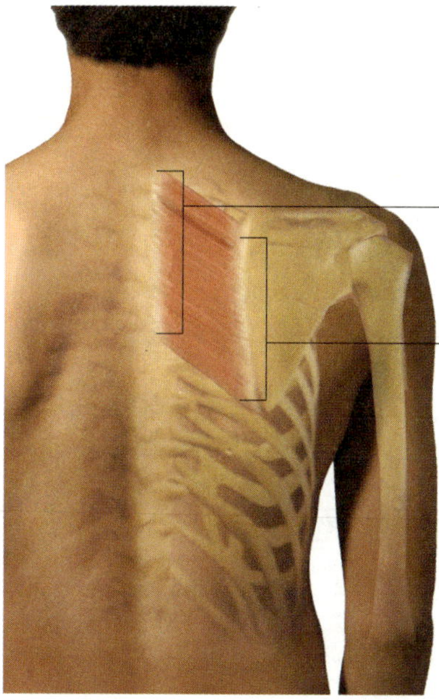

图6-44　菱形肌后面观

菱形肌应用小贴士：

拉划船器；双手背后交叉；充分扩胸

10. 竖脊肌

竖脊肌（见图6-9）由中间向外依次为棘肌、最长肌和髂肋肌构成。为背肌中最长、最大的肌，纵列于躯干的背面、脊柱两侧的沟内。可使脊柱和头后伸，还可协助脊柱做旋转和侧屈运动。

触诊竖脊肌的下部肌纤维时，被检查者俯卧或端坐，躯干后伸，腰区脊柱沟内即可触及（图6-45）。

竖脊肌应用小贴士：

保持直立姿势；山羊挺身；单手提起重物；负重体屈伸

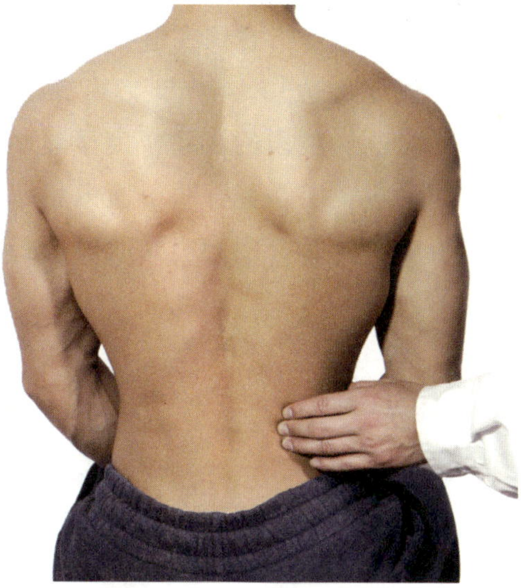

图6-45　竖脊肌触诊

第五节　运动脊柱的肌群

一、脊柱

躯干包括胸部、腹部和盆部，由胸廓、脊柱和骨盆组成，这些骨性结构保护着胸部和腹部器官，为肌肉提供附着点。躯干通常被认为是人体的中心部位，很多运动都发生在躯干，下肢产生的力量须经过躯干的传递才能到达上肢，多见于投掷和推举动作。脊柱是承上启下的枢纽，上承颅骨，下接下肢带骨，是躯干的中轴和支柱，具有支持体重，传递压力缓冲震动等作用。

脊柱具有3个轴的运动，包括屈、伸、侧屈、回旋和环转。躯干肌能使身体弯曲、扭转、直立等，如下腰、卷腹、俄罗斯旋转等运动。

二、运动脊柱的肌群

1. 脊柱侧屈的主要肌群（图6–46）：竖脊肌，腹外斜肌，腹内斜肌，腹直肌，腰方肌

脊柱侧屈是指脊柱在额状面绕矢状轴的运动。躯干侧屈可以分为两段，第一段是颈部，侧屈可达30°～45°，第二段是腰段，侧屈可达20°，躯干侧屈整体活动范围是0°～85°。腰段的活动幅度虽然小，但是在躯干侧屈的过程中腰段占主导地位。躯干侧屈的主动肌是竖脊肌、腹内斜肌和腹外斜肌，腰方肌和腹直肌参与协同工作。当我们挺胸收腹时，两侧竖脊肌做等长收缩，维持脊柱稳定。哑铃侧屈伸可以发展同侧肌肉的力量。

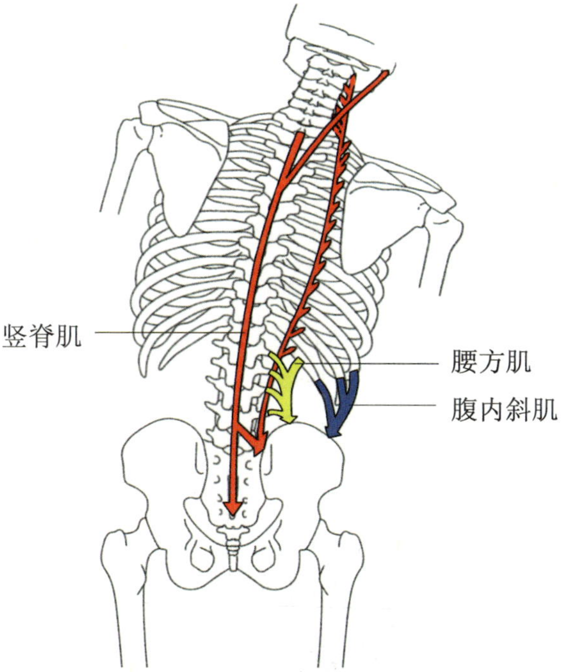

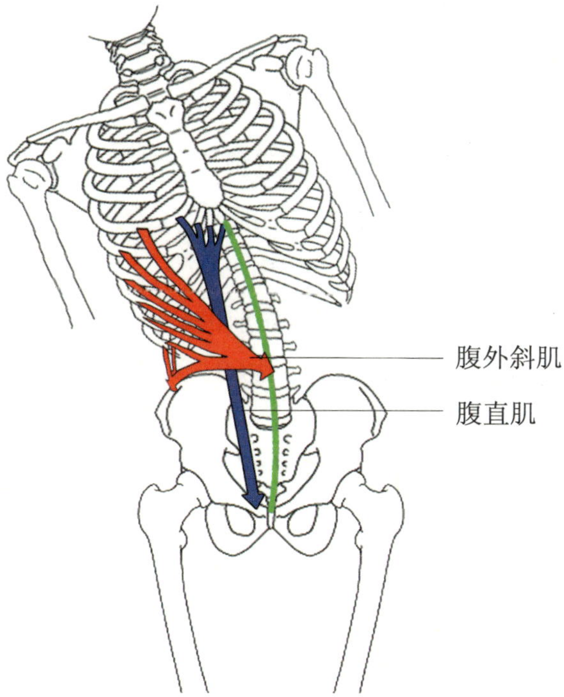

图6-46　脊柱侧屈示意图

2. 脊柱前屈的主要肌群（图6-47）：腹直肌，腹外斜肌，髂腰肌，腹内斜肌

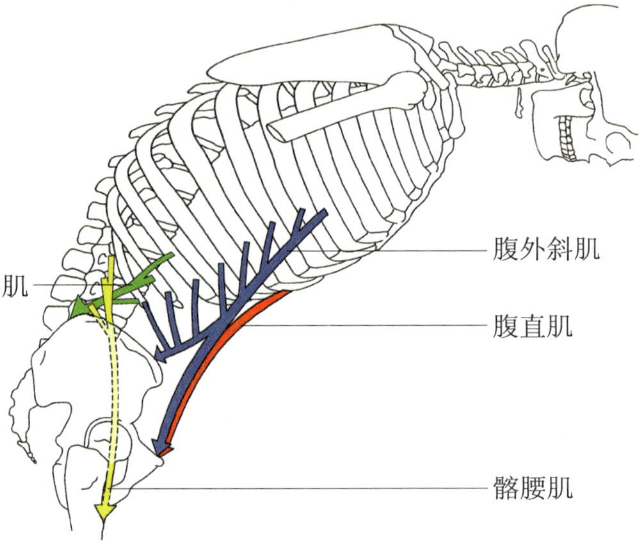

图6-47　脊柱前屈示意图

脊柱前屈是指脊柱在矢状面绕冠状轴向前的运动。可以分为两段，第一段是颈部前屈，可达40°，第二段是腰段前屈，可达60°，躯干的前屈范围是0°~110°。躯干前屈的主动肌是腹直肌，腹外斜肌、髂腰肌和腹内斜肌参与协同工作。有两种方式可以发展腹直肌力量：一种是下固定，如仰卧卷腹；另一种是上固定，如仰卧举腿。

3. 脊柱后伸的主要肌群（图6-48）：竖脊肌，斜方肌

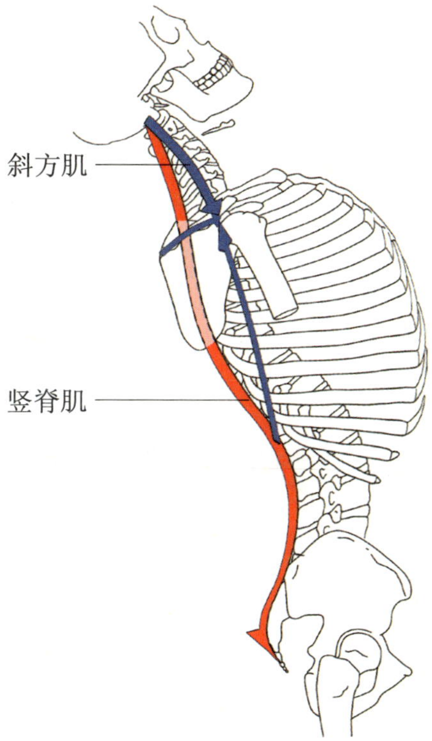

图6-48　脊柱后伸示意图

脊柱后伸是指脊柱在矢状面绕冠状轴向后的运动，即后仰。可以分为两段，第一段是颈部后伸，可达75°，第二段为腰段后伸，可达35°，躯干后伸整体活动范围是0°～140°。躯干后伸是屈肌和伸肌共同作用的过程。小幅度的后伸是靠躯干伸肌的活动，但进一步后伸，由于重力的作用，伸肌活动减弱，而腹肌活动增强，以控制并调节后伸运动。在克服阻力后伸时，伸肌将积极活动，如俯身背起。

4. 脊柱旋转的主要肌群（图6–49）：腹外斜肌（对侧），腹内斜肌（同侧），斜方肌上束（对侧）

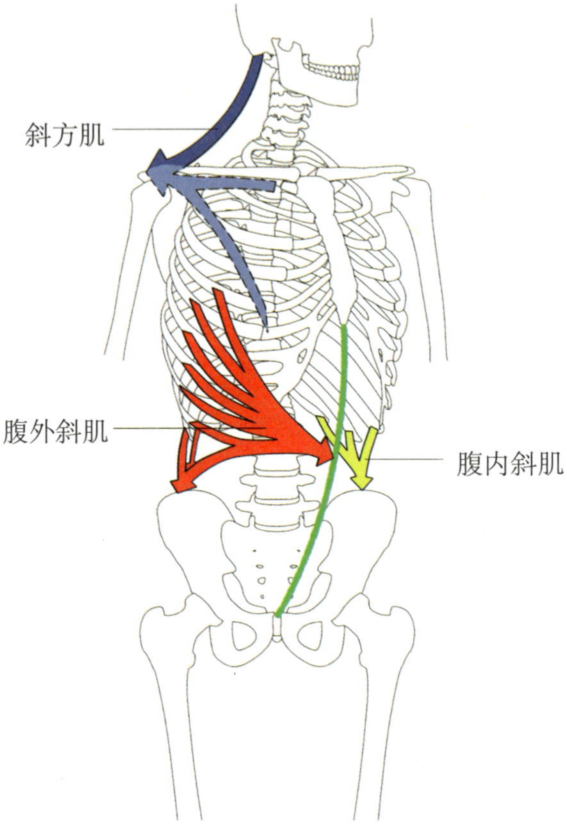

图6–49　脊柱旋转示意图

脊柱旋转是指脊柱在水平面上绕垂直轴向两侧的运动。躯干腰段旋转幅度很小，仅有5°，胸段旋转幅度为35°，颈部旋转幅度较大，可达45°～50°，寰椎更大，可达90°。躯干旋转的活动范围是0°～90°。在做躯干旋转运动时，活动的主要肌肉是同侧的腹内斜肌和对侧的腹外斜肌。俄罗斯转体可以发展腹外斜肌和腹内斜肌的力量。

※复习与思考

1. 描述第4腰椎的定位方法。
2. 简述腰上三角的构成和临床意义。
3. 简述斜方肌的部位及触诊方法。
4. 胸椎与腰椎的形态特征有何差异?

①本章练习　②动画演示　③拓展阅读

下　肢

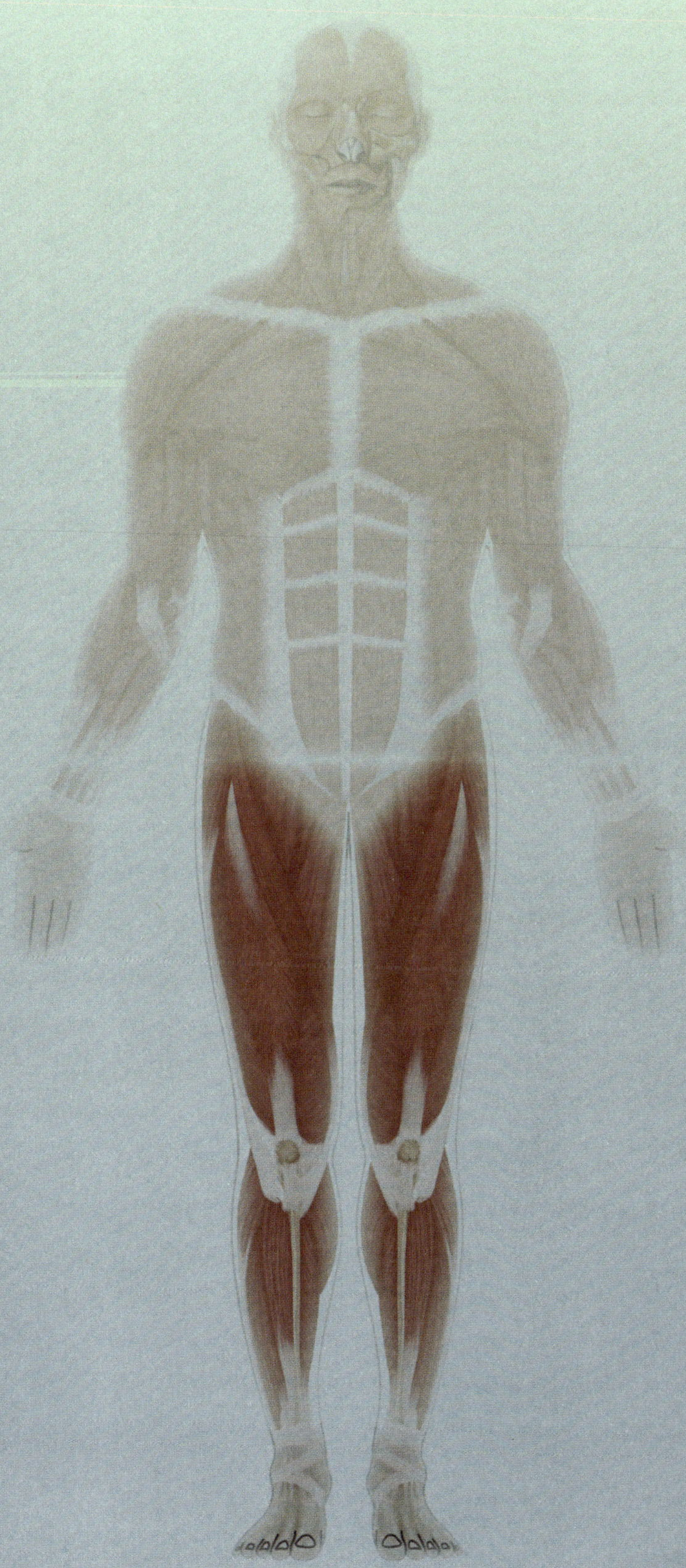

下肢借下肢带与躯干相连。

下肢骨粗大，肌肉粗壮发达，可做站立、行走、跑跳、蹬踢等运动。人体由于直立，下肢主要具有支持体重、运动及维持身体直立姿势与重心稳定等功能。因此相对上肢关节灵活而言，下肢关节则以结构稳定为主要特征。

下肢可分为髋（臀）部、股部、膝部、小腿部、踝部和足部。

第七章 髋（臀）、股部

※ 学习目标

了解：臀大肌、臀中肌、髂腰肌的起止点；髋骨、股骨、臀大肌、臀中肌、股四头肌、股二头肌的触诊方法；

熟悉：髋关节、臀大肌、股四头肌的功能；

掌握：髂嵴、髂前上棘、髂后上棘、股骨大转子的骨性标志；臀大肌、臀中肌、股四头肌的形态；运动髋关节的肌群。

第一节 概述

髋（臀）部是躯干与下肢相连接的部位，髋关节向上支撑躯干、向下连接下肢，是人在行走、坐卧中最关键的部位，在躯干和下肢向前、后及侧方运动中起重要作用。骨盆由左、右髋骨和骶、尾骨组成，附着有肥厚宽大的臀大肌、臀中肌和臀小肌以及体积相对较小的梨状肌等。臀的形态后凸，其上缘为髂嵴，下界为臀沟，内侧界为髂后上棘与尾骨尖连线，外侧界为髂前上棘至大转子的连线。人体直立时，两侧臀窝明显，女性臀部形态丰厚圆润；男性臀部呈正方形。

股部内侧份皮肤较薄，移动性大；外侧份皮肤较厚，移动性小。股部上界前方以腹股沟与腹部分界，后方以臀沟与臀部分界。股部下界为髌骨底上方两横指处的环行线。股部通常由股骨内、外上髁各作一纵线，将股部分为股前区（股前内侧区）和股后区。股部的皮下脂肪较多，深筋膜又称为阔筋膜，致密而坚韧。股部肌肉粗壮丰满，肌性标志明显，对承载机体重量起决定性作用。在伸髋伸膝时，股部可触及股四头肌、半腱肌、半膜肌和股二头肌。

图7–1至图7–3分别为髋（臀）、股部不同观面的示意。

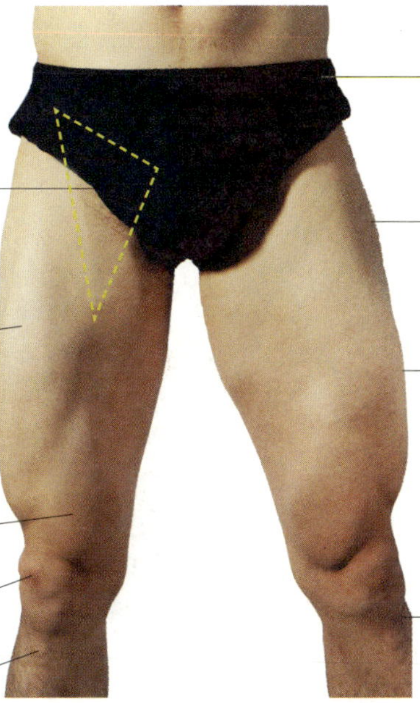

图7–1 髋（臀）、股部前面观

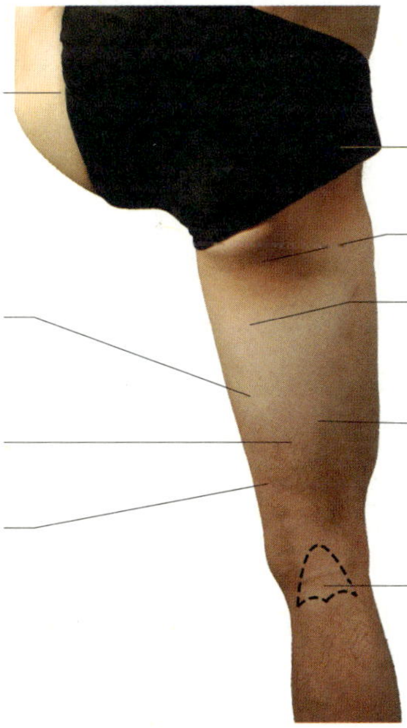

图7–2 髋（臀）、股部后面观

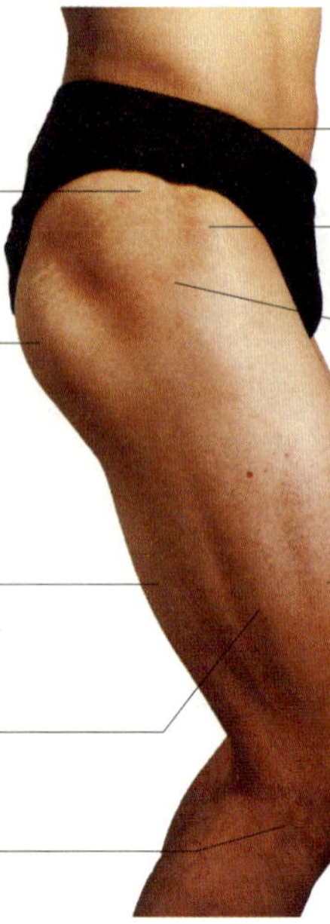

图7-3　髋（臀）、股部侧面观

第二节　骨及骨性标志

一、髋骨

为不规则的扁骨。上部扁阔，中部窄厚，有朝向下外的深窝，称髋臼；下部有一大孔，称闭孔。左右髋骨与骶、尾骨组成骨盆。髋骨由髂骨、耻骨和坐骨组成，三骨会合于髋臼，16岁左右完全融合。髂骨分为肥厚的髂骨体和扁阔的髂骨翼，髂骨翼上缘肥厚，形成弓形的髂嵴。髂嵴全长可触及，其前端为髂前上棘，后端为髂后上棘，髂前上棘后方约5～7cm处，髂嵴外唇向外突起称髂结节，其下方约10cm处为股骨大转子。屈髋时，在髋部可触及坐骨结节。

骨盆是由左右髋骨和骶、尾骨借骨连结构成完整的骨环。人直立时骨盆向前倾斜，骨盆的主要功能是传导重力和保护盆腔内脏器。骨盆是全身骨骼中性别差异最显著的，男性骨盆窄而长，女性骨盆宽而阔，有利于胎儿娩出。

二、股骨

股骨是人体最长的管状骨，长度约为身高的1/4，分一体两端。上端由股骨头与髋臼相关节。股骨头中央有股骨头凹，为韧带附着处，头下外侧的狭细部称股骨颈，颈与体的夹角称颈干角，男性平均132°，女性平均127°。颈与体相连处上外侧有大转子，内下方有小转子，大、小转子之间前面有转子间线，后面有转子间嵴。

股骨下端有两个向后突起的膨大为内侧髁与外侧髁，内外侧髁前面、下面及后面有光滑的关节面，前面与髌骨相关节，下面与胫骨上端关节面相关节。在内侧髁的内上方及外侧髁的外上方均粗糙凸隆，分别称为内上髁与外上髁。内上髁上方有收肌结节，为内收肌附着处。内、外侧髁后份之间的凹陷称髁间窝。

图7–4至图7–6分别为髋骨、股骨不同观面的示意。

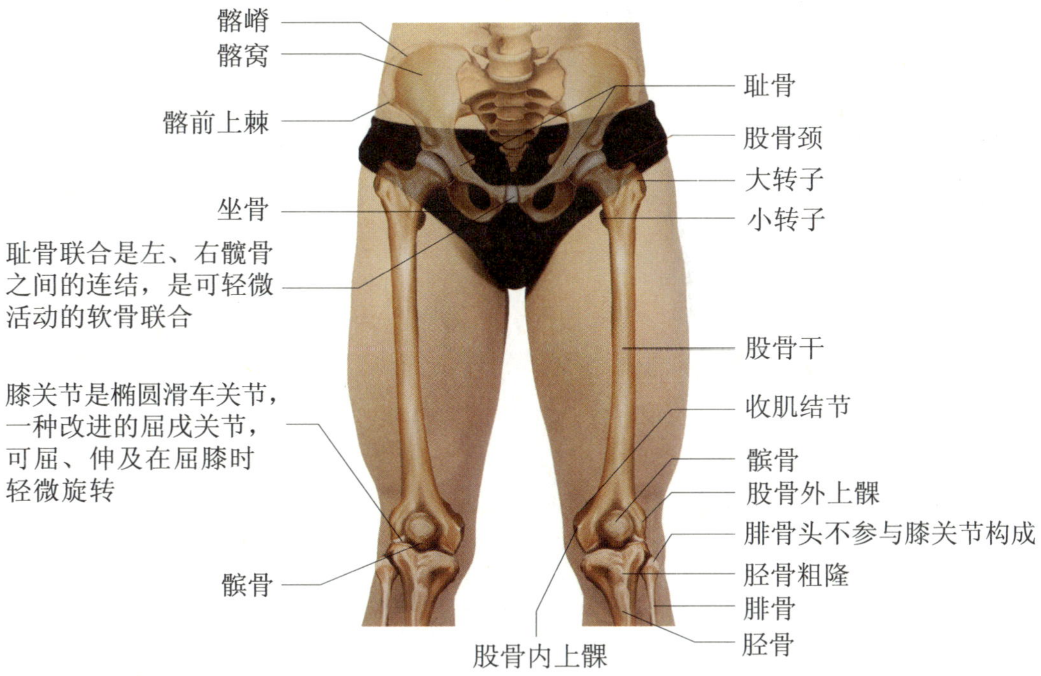

图7–4　髋骨、股骨前面观

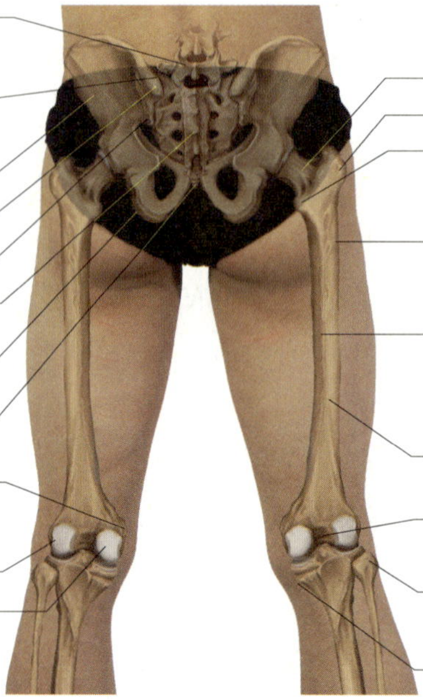

图7-5　髋骨、股骨后面观

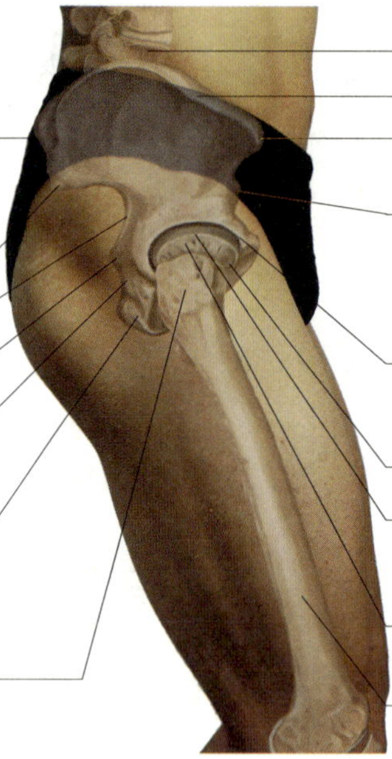

图7-6　髋骨、股骨侧面观

第三节　肌及肌性标志

髋肌主要起自骨盆的内面和外面，跨越髋关节，止于股骨上部，能运动髋关节。按其所在的部位，可分为前、后两群。前群主要有髂腰肌、阔筋膜张肌，主要作用为使髋关节前屈和旋外。后群主要位于臀部，有臀大肌、臀中肌、臀小肌和梨状肌等，主要作用为伸髋关节。

大腿肌分为前群、后群和内侧群。前群主要有缝匠肌、股四头肌；后群主要有股二头肌、半腱肌和半膜肌；内侧群主要有耻骨肌、股薄肌、长收肌、短收肌和大收肌。

图7-7至图7-9分别为髋（臀）、大腿肌不同观面的示意。

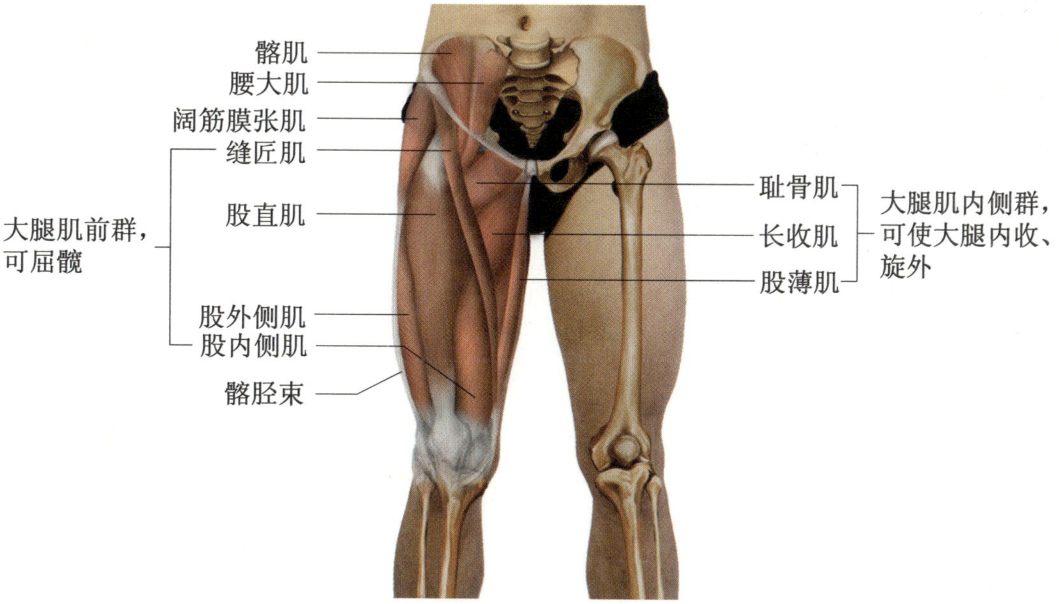

图7-7　髋（臀）、大腿肌前面观

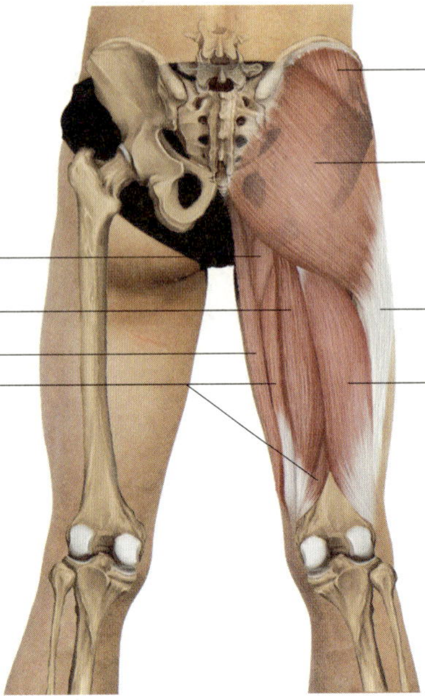

图7-8　髋（臀）、大腿肌后面观

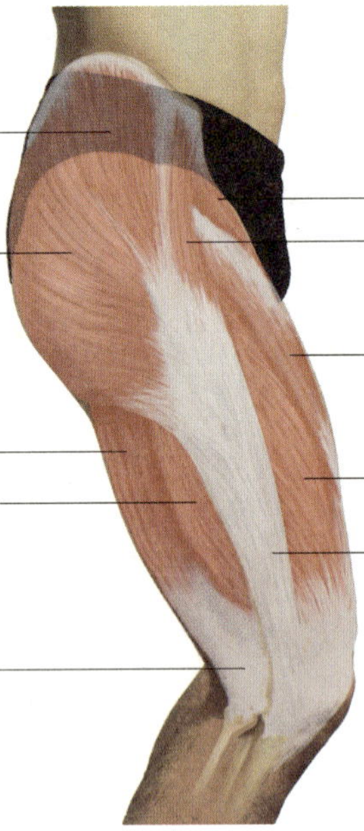

图7-9　髋（臀）、大腿肌侧面观

第四节　体表标志及触诊

一、体表标志

1. 腹股沟外侧区（图7-10）

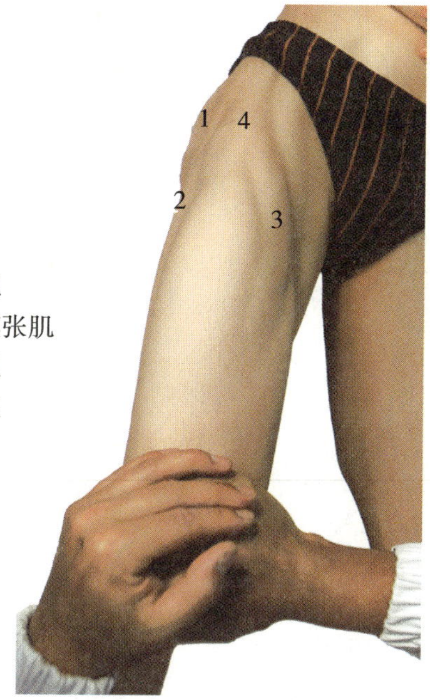

图7-10　腹股沟外侧区

2. 大腿肌群

（1）大腿肌内侧群（图7-11）

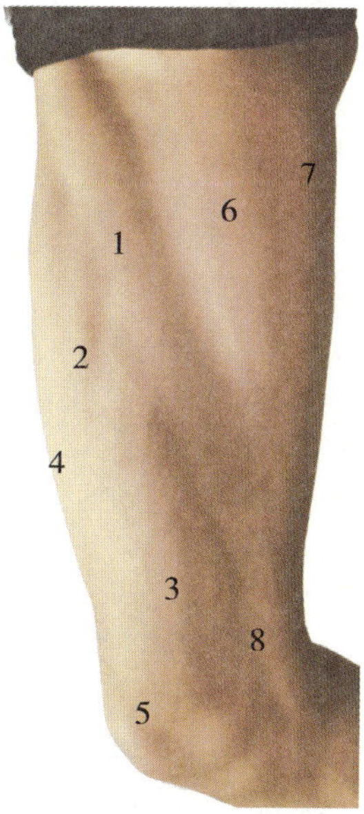

图7-11　大腿肌内侧群

（2）大腿肌后群（图7-12）

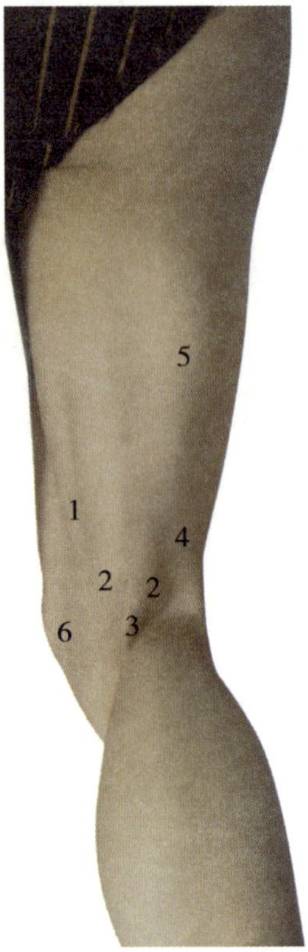

1-股薄肌
2-半膜肌
3-半腱肌腱
4-股二头肌腱
5-股二头肌
6-股内侧肌

图7-12　大腿肌后群

（3）大腿肌前外侧群（图7-13）

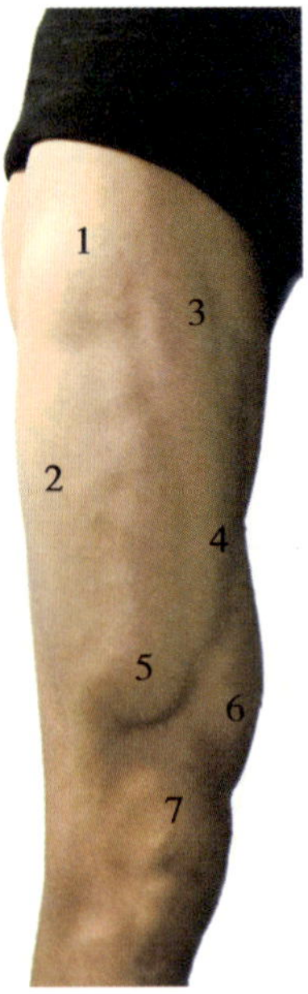

1-阔筋膜张肌
2-髂胫束
3-缝匠肌
4-股直肌
5-股外侧肌
6-股内侧肌
7-股四头肌腱

图7-13　大腿肌前外侧群

二、骨触诊

1. 髂嵴

髂骨翼的上缘。用手指触摸或将其夹在拇指和示指之间，从前向后可触及髂嵴的曲度和厚度（图7–14）。

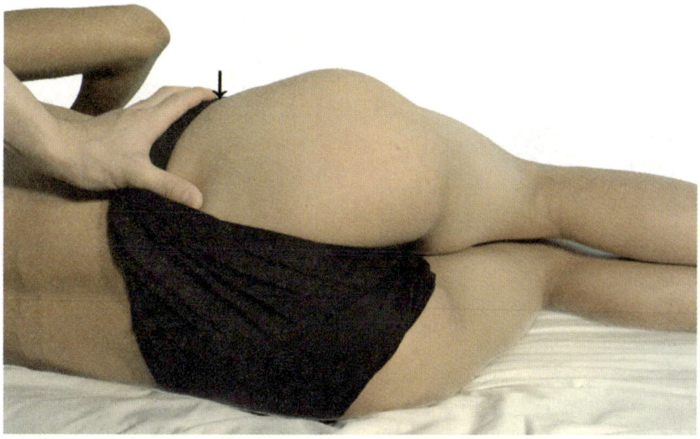

图7–14　髂嵴触诊

2. 髂前上棘

居髂嵴最前端。沿着髂嵴往前触诊，可以触摸到一个很明显的突起，即为髂前上棘。如图7–15所示为髂前上棘被夹持在拇指与示指之间。

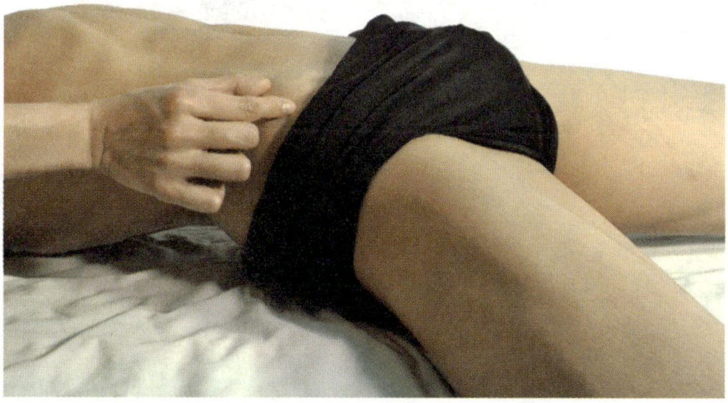

图7–15　髂前上棘触诊

3. 髂后上嵴

髂嵴后端的上方突起称髂后上嵴，朝向骶髂关节。

在体表是一浅的凹陷，其大小因人而异。沿着髂嵴往后触诊，在髂嵴的最后端可触摸到髂后上嵴（图7-16）。

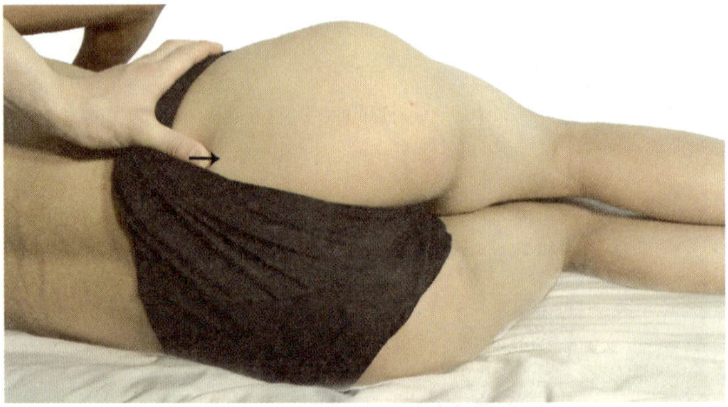

图7-16　髂后上嵴触诊

4. 坐骨结节

坐骨体与坐骨支移行处后部的粗糙隆起，呈椭圆形。

在坐位时，人体重心落在坐骨结节上，是体重的承受点。

如图7-17所示，沿髂骨下缘延伸，髋屈曲时有利于触诊。若被检查者取俯卧位，则在臀横纹中点处可扪及坐骨结节。

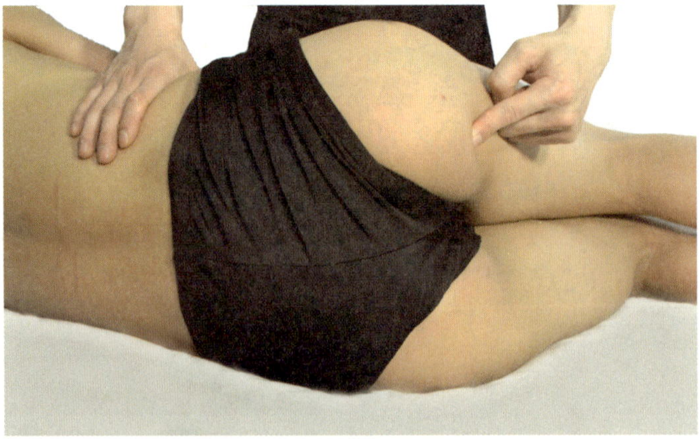

图7-17　坐骨结节触诊

5. 股骨头

与髋臼相关节，股骨头朝向内上。

被检查者俯卧位、屈膝，检查者用手握住被检查者的脚踝不断地做髋关节旋转运动，经臀大肌可触摸到活动的股骨头（图7–18）。

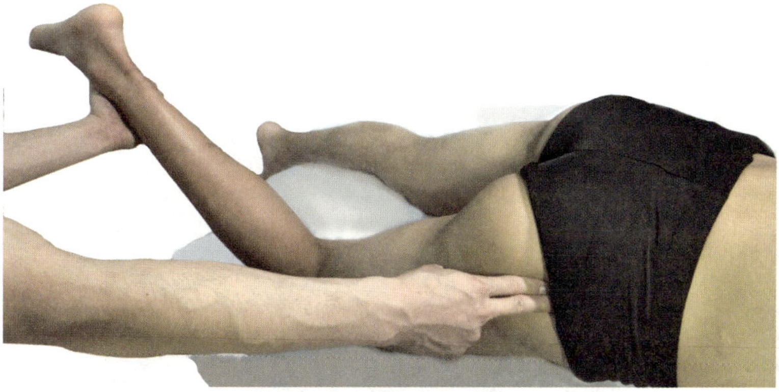

图7–18　股骨头触诊

6. 股骨大转子

股骨的颈与体连接处上外侧的方形隆起称大转子。被检查者仰卧，下肢稍外展，在髋关节所形成的皮肤凹陷处可触摸到股骨大转子。

仰卧位可以使股骨大转子周围的肌肉松弛，有利于触及股骨大转子的不同部分（图7–19）。

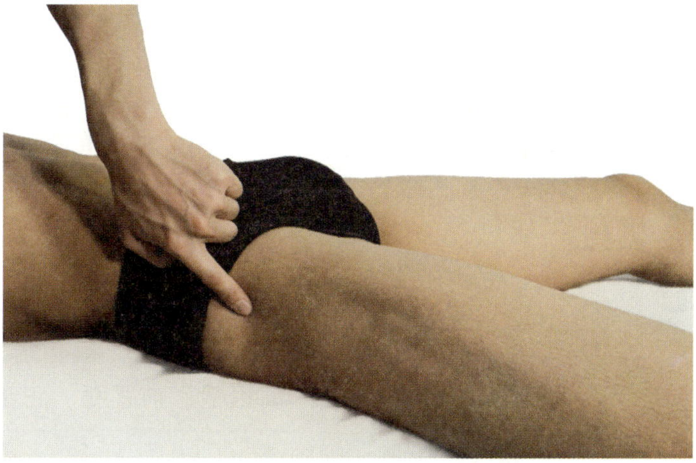

图7–19　股骨大转子触诊

7. 股三角

股三角位于股前内侧部上1/3，为底在上、尖朝下的三角形凹陷。由腹股沟韧带、缝匠肌和长收肌围成。上界为腹股沟韧带，内侧界为长收肌内侧缘，外侧界为缝匠肌的内侧缘。前壁为阔筋膜，底为髂腰肌、耻骨肌和长收肌（图7-20）。

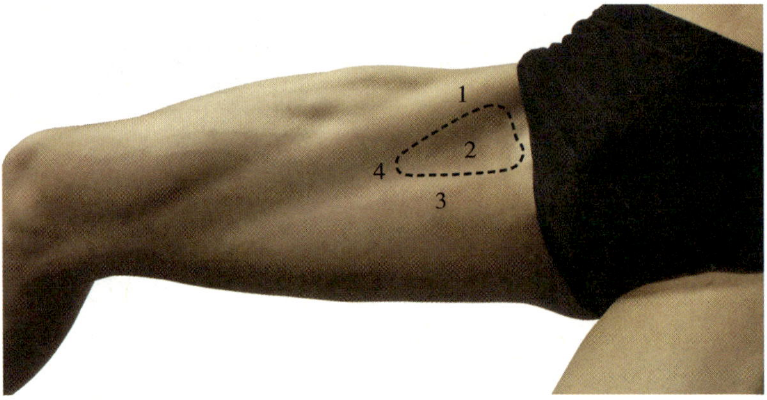

1-缝匠肌
2-股三角
3-长收肌
4-股三角尖端，即缝匠肌和长收肌的交点

图7-20　股三角

三、肌和肌腱触诊

1. 髋肌前群

（1）腰大肌

腰大肌为半羽状肌，位于脊柱腰段（图7-21）。

> **腰大肌应用小贴士：**
>
> 高抬腿；前踢腿；正步走

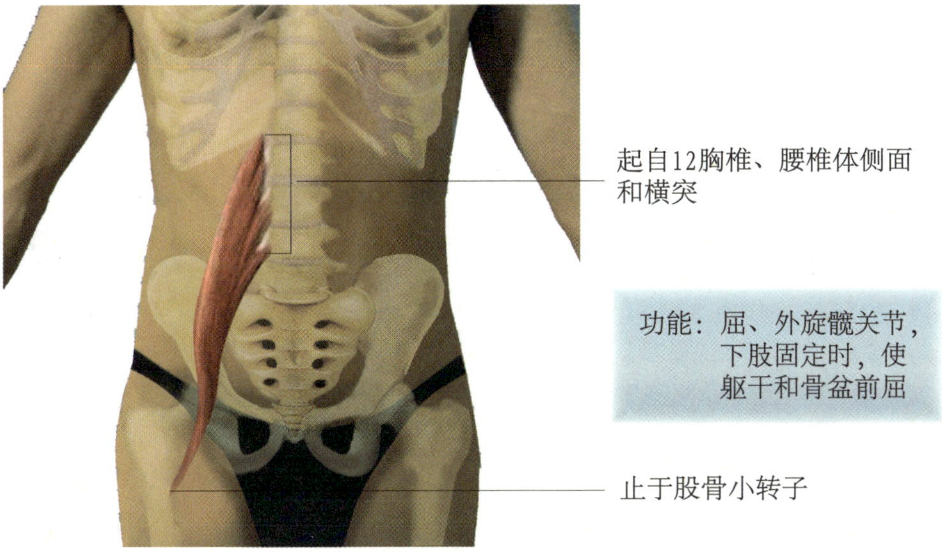

图7-21　腰大肌前面观

（2）阔筋膜张肌、髂胫束

阔筋膜张肌

阔筋膜张肌为梭形肌，位于大腿上部前外侧，被阔筋膜包围（图7-22）。

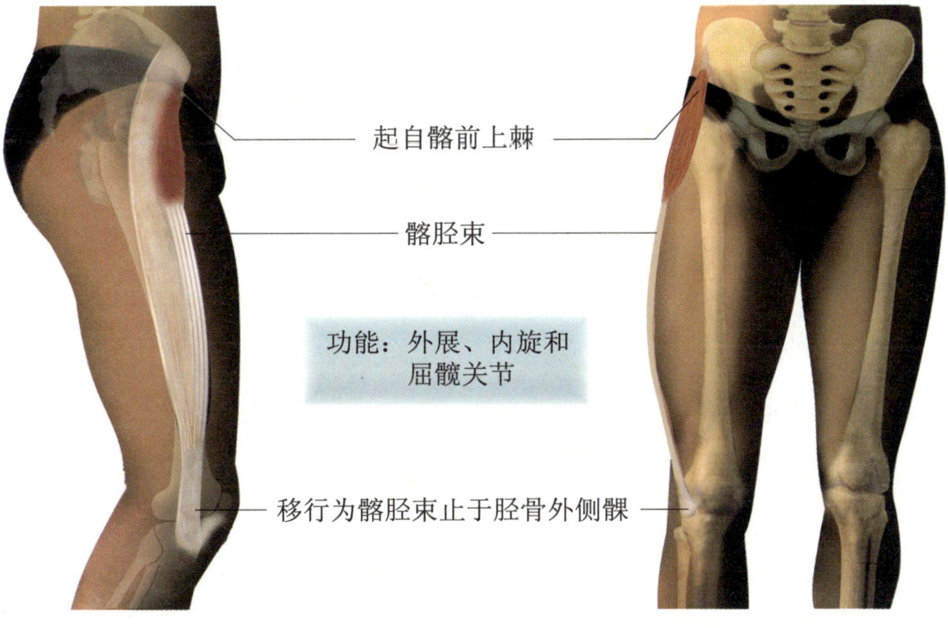

图7-22　阔筋膜张肌前面、侧面观

可通过牵拉髂胫束稳定膝关节的外部。

被检查者对抗阻力屈曲大腿，大腿近端出现隆起的两块肌，内侧为缝匠肌，外侧即为阔筋膜张肌。

如图7-23所示，检查者拇指、示指之间即为阔筋膜张肌。

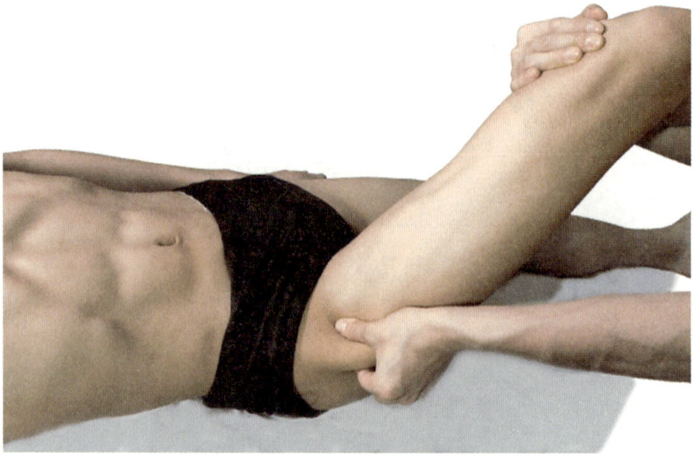

图7-23 阔筋膜张肌触诊

髂胫束

阔筋膜张肌在大腿外侧中上部移行为髂胫束，向下止于胫骨外侧髁，是下肢非常重要的支撑和稳定结构。

被检查者将膝关节完全伸直，在膝部外侧可触及坚韧的腱性结构即为髂胫束。

如图7-24所示，检查者左手对被检查者小腿施加阻力，右手指尖下即为髂胫束移行部。

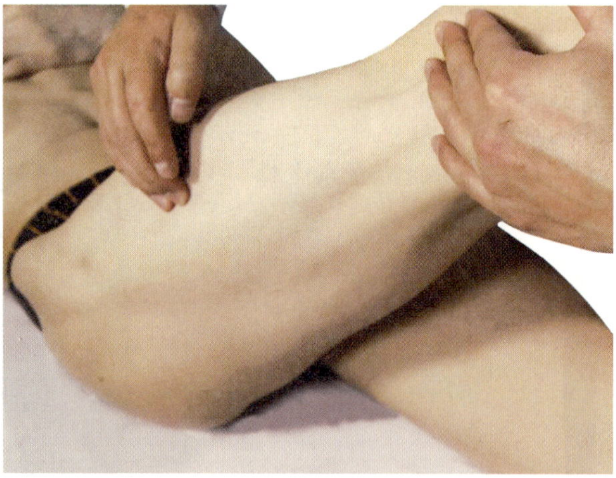

图7-24 髂胫束触诊

阔筋膜张肌、髂胫束应用小贴士：

抬腿上车；侧踢腿；侧控腿；金鸡独立

2. 髋肌后群

（1）臀大肌

臀大肌呈宽厚四边形，是人体中最粗大而有力的肌肉，位于臀部皮下浅层（图7–25）。

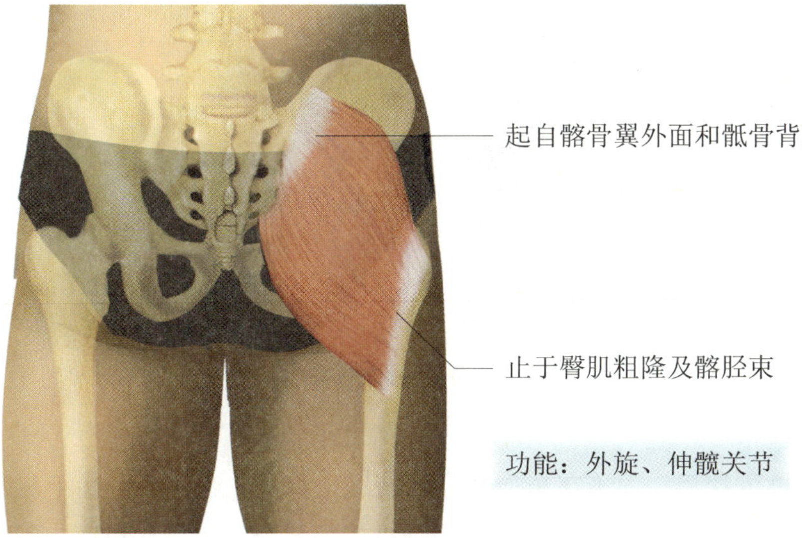

图7–25　臀大肌后面观

臀大肌是大而肥厚的扁肌，可分为上下两部，使臀区形成特有的臀部隆起，覆盖臀中肌下半部及其他肌，对维持直立姿势相当重要（图7–26）。

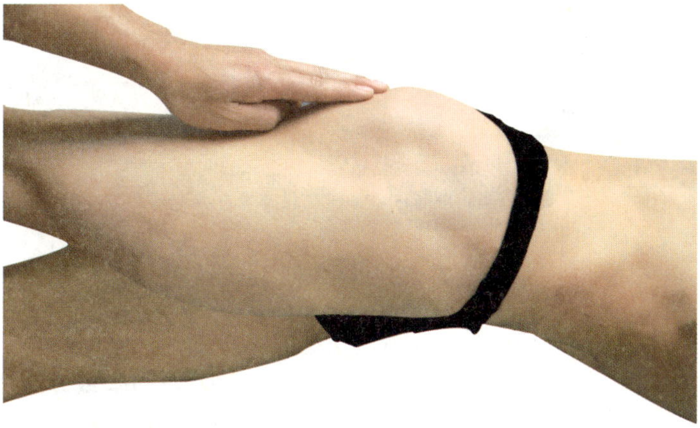

图7–26　臀大肌触诊

（2）臀中肌

臀中肌为扇形肌，位于臀部外上方，后下部被臀大肌所覆盖（图7-27）。

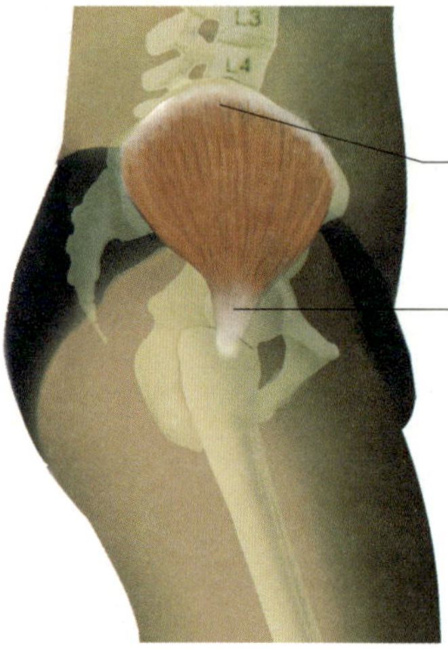

图7-27　臀中肌侧面观

在臀大肌前方深层，向下逐渐变细，继而演化为一根强有力的扁平肌腱，占据髂嵴大部分外侧及股骨大转子之间。此处被强韧的筋膜所覆盖，如快速、不断地内旋髋关节，可感受到此肌的收缩。

如图7-28所示，被检查者髋外展，检查者右手示指指示的即是收缩的臀中肌。

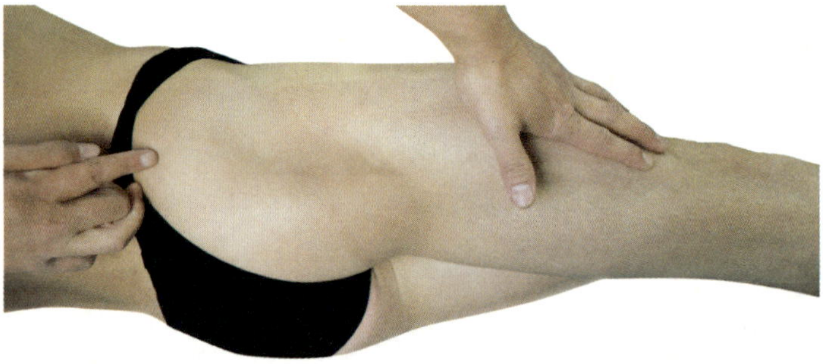

图7-28　臀中肌触诊

臀大肌、臀中肌应用小贴士：

负重深蹲；立定跳远；爬楼梯；跨栏；臀桥

3. 大腿肌前群

（1）缝匠肌

缝匠肌为扁带状肌，位于大腿前面、内侧面皮下浅层，从大腿外上方向内下方斜行（图7–29）。

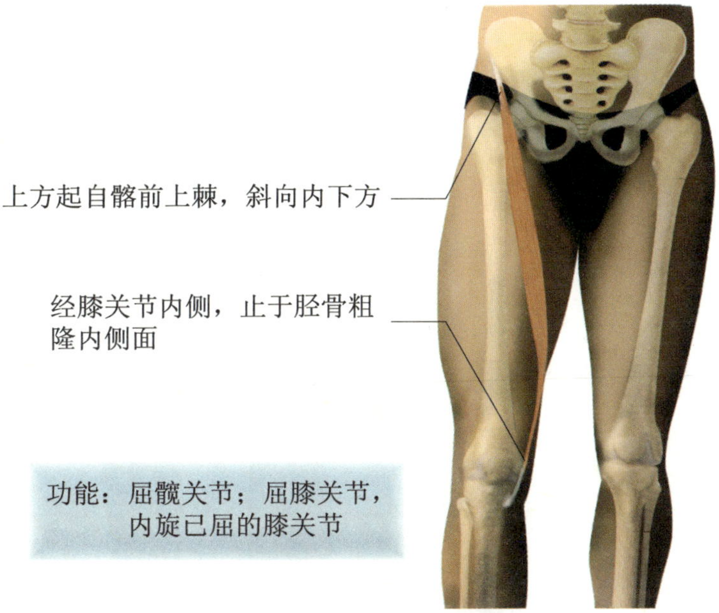

图7–29　缝匠肌前面观

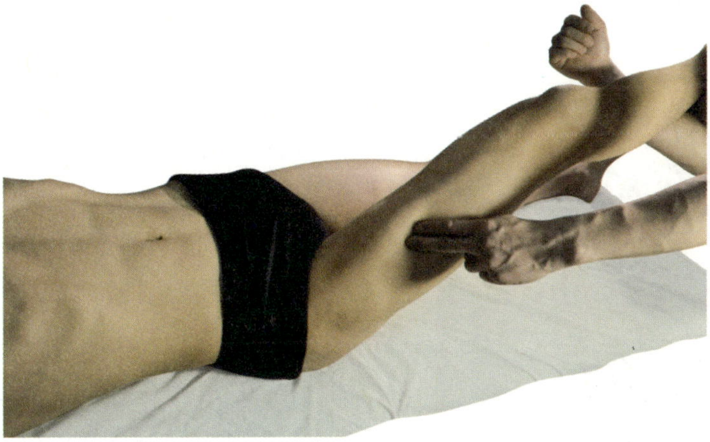

图7–30　缝匠肌触诊

缝匠肌是人体最长的肌，位置浅表。

缝匠肌和阔筋膜张肌都可以屈髋关节，但旋转方向相反。二者共同作用有助于控制髋关节和膝关节的旋转运动。

被检查者仰卧，髋关节微屈、旋外。在膝关节上对以上动作施加阻力即可触及（图7–30）。

缝匠肌应用小贴士：

盘腿坐；跷二郎腿；脚内侧踢球

（2）股直肌

股直肌为羽状肌，位于大腿前面（图7-31）。

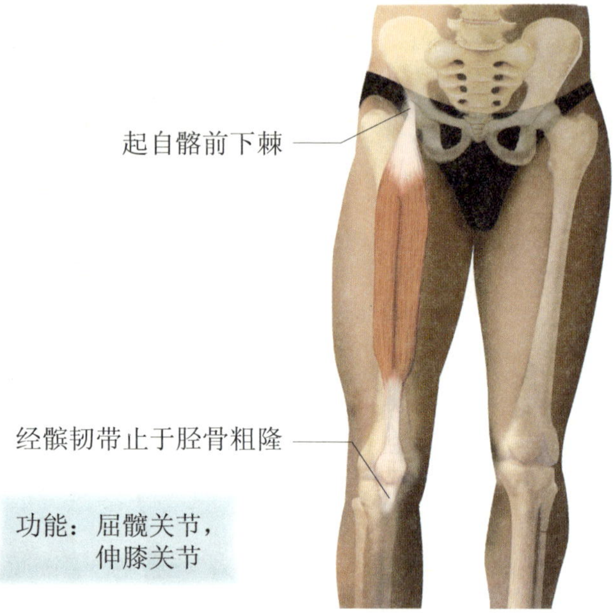

图7-31　股直肌前面观

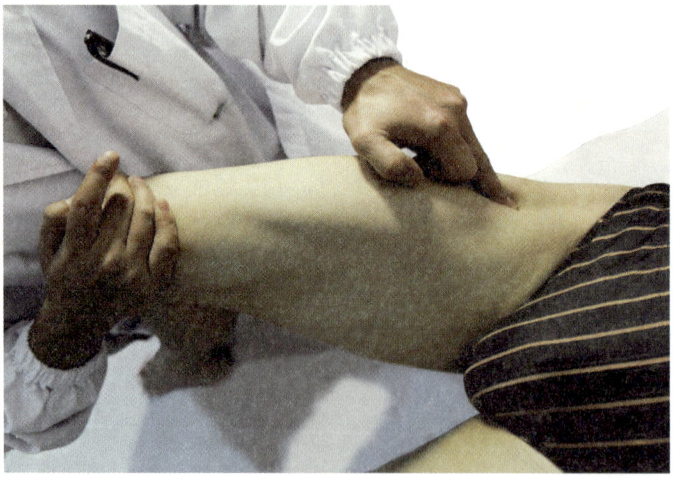

图7-32　股直肌触诊

在大腿前面分割缝匠肌和阔筋膜张肌，是股四头肌中唯一跨越髋关节的肌。股直肌的纤维呈双羽状，是屈髋和伸膝的原动肌。

如图7-32所示，检查者左手中指指尖下阔筋膜张肌内侧和缝匠肌外侧之间的凹陷处可触及股直肌的近侧端。

（3）股内侧肌

股内侧肌为羽状肌，位于大腿前面，其肌纤维包裹大腿内面（图7-33）。

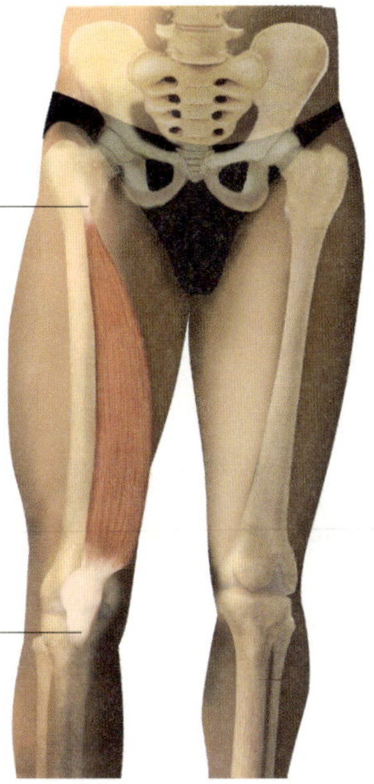

图7-33　股内侧肌前面观

股内侧肌在股四头肌中位置最靠下，与股外侧肌和股中间肌一样，股内侧肌具有单一的伸膝功能。其肌纤维向内侧走行，以平衡股外侧肌的向外拉力。

如图7-34所示，被检查者伸膝下压，检查者右手在大腿下内侧面即可触及股内侧肌远端。

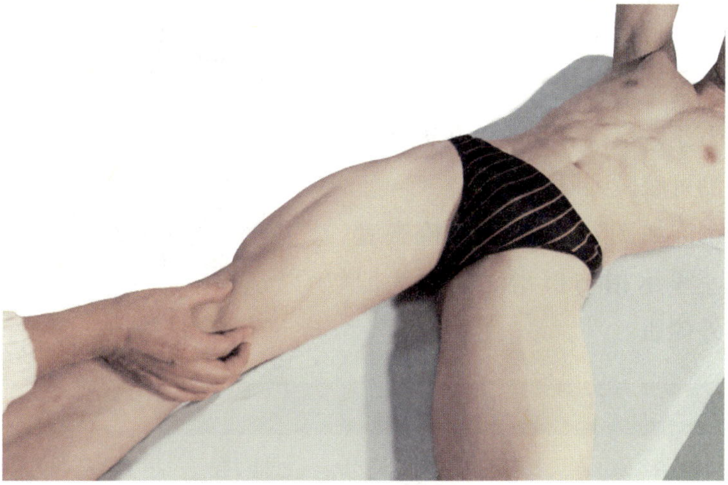

图7-34　股内侧肌触诊

（4）**股外侧肌**

股外侧肌为羽状肌，是股四头肌中最大的一块，位于大腿前外侧（图7-35）。

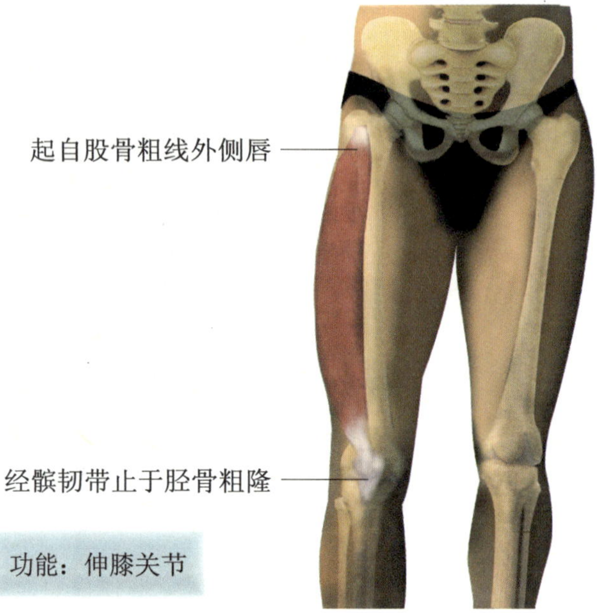

图7-35 股外侧肌前面观

位于大腿外侧面，股中间肌外侧。其外侧面被髂胫束覆盖。

被检查者伸膝，检查者右手置于腘窝处，被检查者伸膝下压，检查者用左手在大腿外侧可触摸到股外侧肌。

如图7-36所示，检查者左手示指与拇指之间即为股外侧肌。

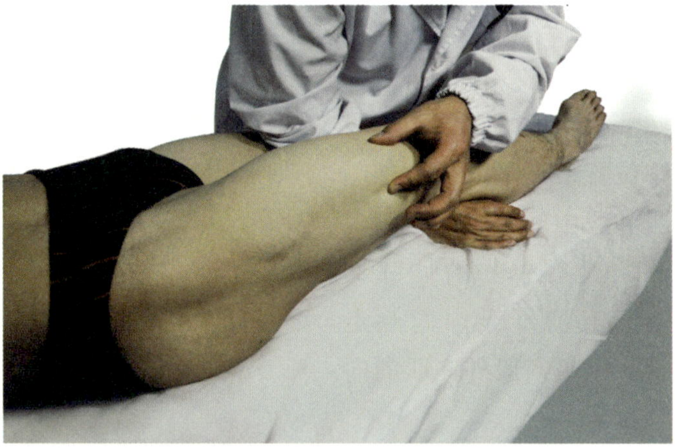

图7-36 股外侧肌触诊

股四头肌应用小贴士：

杠铃深蹲；踢足球；蹲马步；上楼梯；踢小腿；弓箭步

4. 大腿肌内侧群

（1）长收肌

长收肌为三角形扁肌，位于耻骨肌内侧（图7-37）。

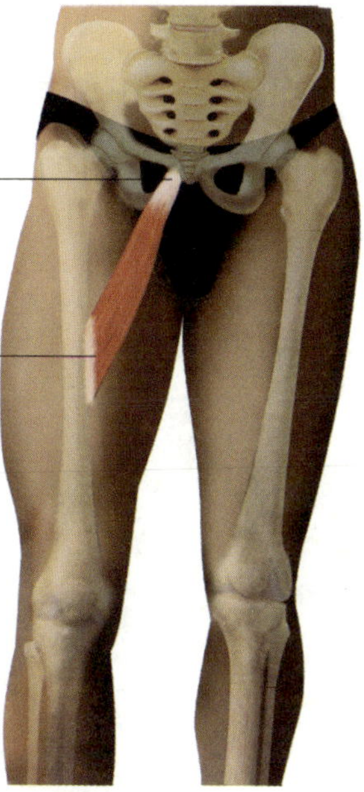

功能：内收、外旋和屈髋关节

图7-37　长收肌前面观

起点部分既有肌纤维也有一根强有力的肌腱。两腿分开时，位于腹股沟内的长收肌腱往往会轮廓明显。

被检查者屈髋、屈膝，下肢外展。检查者左手支撑被检查者下肢并对抗大腿内收，在大腿内侧面即可出现收缩的长收肌。

如图7-38所示，检查者中指和示指之间即是长收肌。

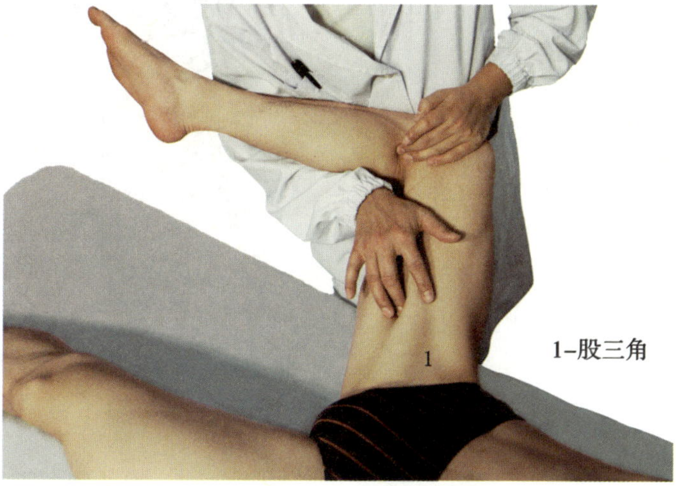

图7-38　长收肌触诊

（2）大收肌

大收肌呈三角形，位于大腿内侧深面，是内收肌群中最大、最强腱的肌肉（图7–39）。

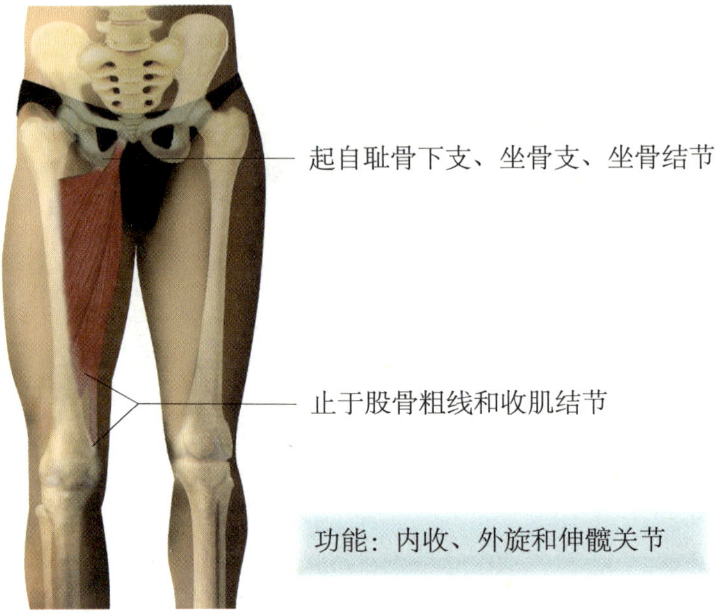

图7–39　大收肌前面观

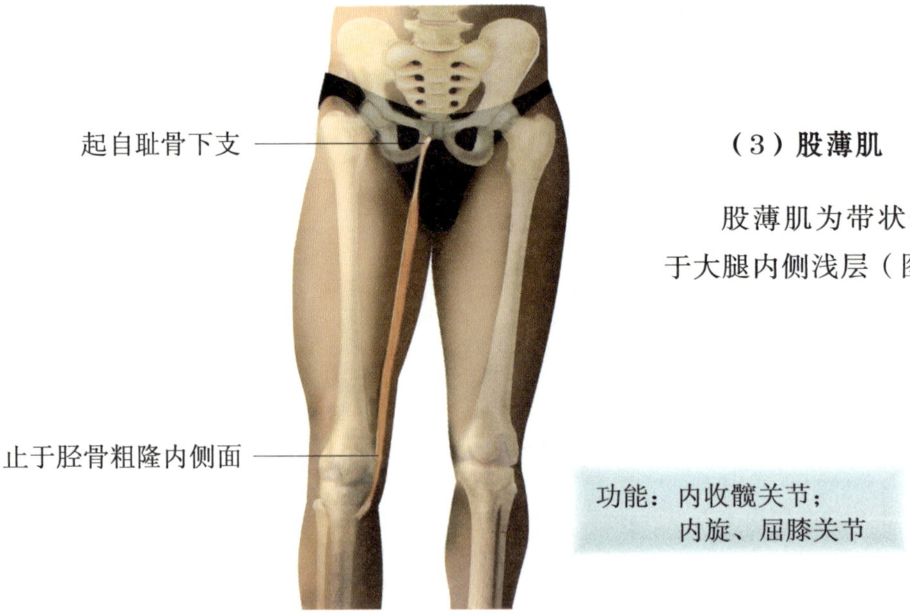

图7–40　股薄肌前面观

（3）股薄肌

股薄肌为带状长条肌，位于大腿内侧浅层（图7–40）。

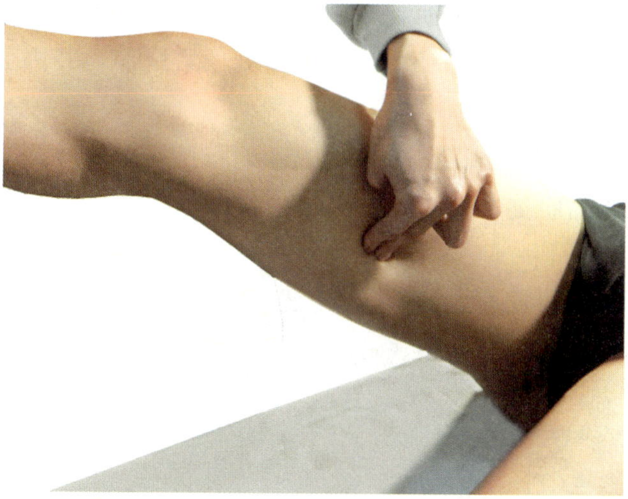

图7-41　股薄肌触诊

股薄肌位于大腿最内侧。两腿分开时，股薄肌骨盆起点处的腱可清晰显露于体表。

检查者左手支持被检查者的下肢并使髋外展，被检查者对抗阻力内收髋关节，在大腿内侧面即可触及收缩的股薄肌，沿着肌腹在大腿的内侧往上触诊，可在耻骨体处触及股薄肌近端（图7-41）。

被检查者将膝关节屈曲且对抗阻力，会更易触及。

大腿肌内侧群应用小贴士：

双腿夹球；武术里合腿；盘坐压腿；脚内侧踢球；劈叉；滑冰（转身时做交叉步）

5. 大腿肌后群

（1）股二头肌

股二头肌为梭形肌，位于大腿后面外侧（图7-42）。

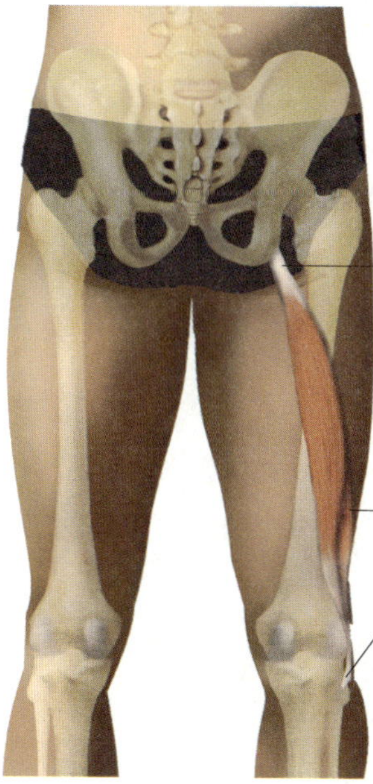

图7-42　股二头肌后面观

位于股后部的外侧，有长短两头，长头属双关节肌，短头属单关节肌。在膝关节处屈曲小腿，继而使胫骨向外旋转；股二头肌的长头还可在髋关节处使大腿伸，并协助大腿向外旋转。

如图7-43所示，被检查者膝关节屈曲，固定脚踝，检查者右手对抗膝关节旋外，左手示指可触及膝关节外侧面上股二头肌的肌腱。

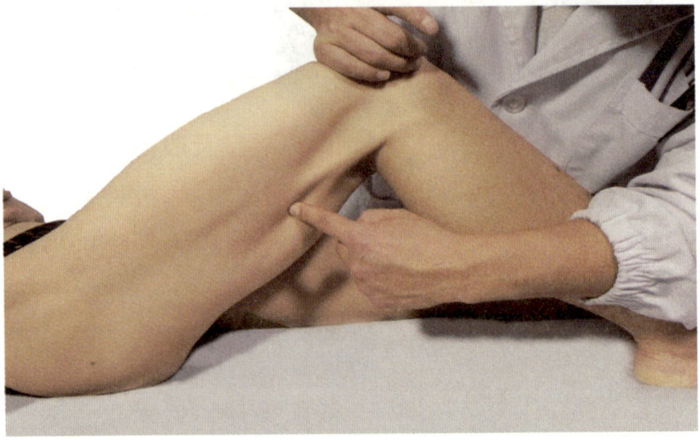

图7-43　股二头肌触诊

（2）半腱肌、半膜肌

半腱肌为半羽状肌，肌腱细而长，几乎占肌长的1/2，位于大腿后面内侧浅层（图7-44）。

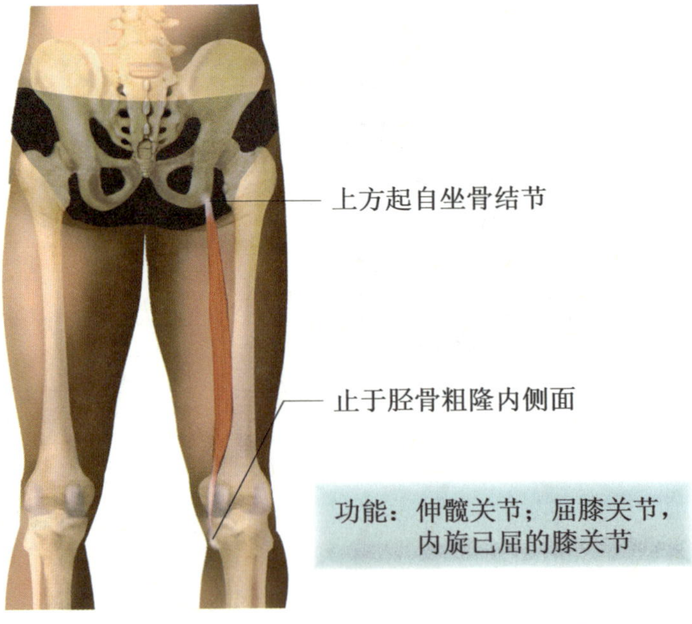

图7-44　半腱肌后面观

半膜肌为半羽状肌，位于半腱肌深层（图7–45）。

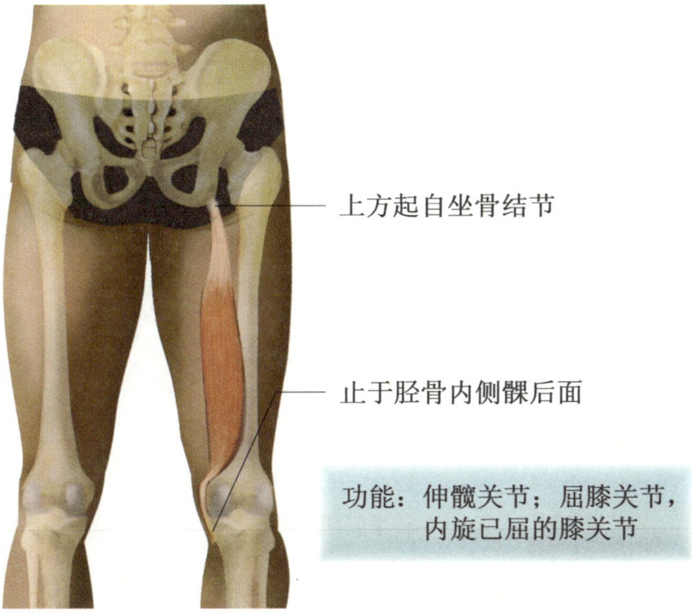

图7–45　半膜肌后面观

半腱肌、半膜肌

半腱肌位于股二头肌内侧、半膜肌位于半腱肌深层。半腱肌、半膜肌与股二头肌一起，伸髋关节，用于行走或奔跑时向后摆腿。

检查者左手握住足跟，对抗膝关节的屈曲和旋内，右手在大腿后中部可触及半腱肌的收缩。

如图7–46所示，被检查者屈曲膝关节，检查者可触及手指下方收缩的半腱肌。

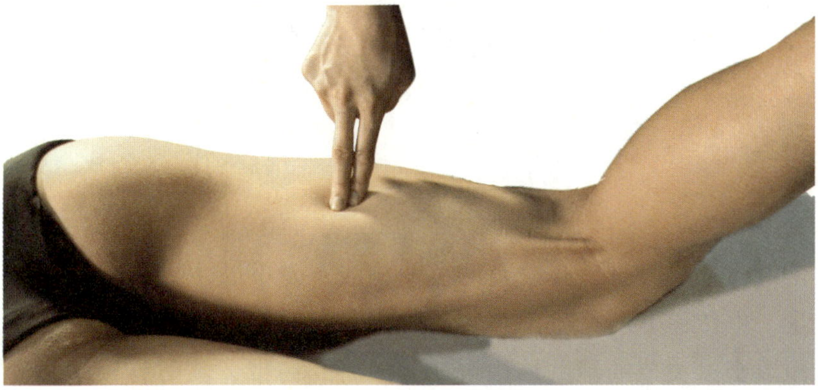

图7–46　半腱肌、半膜肌触诊

半膜肌的大部分肌腹与大腿后侧下2/3部分的股二头肌肌腹相邻（图7–47）。

膝关节屈曲时，半腱肌的肌腹收缩变短，并向上移动，所以半膜肌肌腹的更多部分会显露于大腿后侧（图7–47）。

膝微屈，单足站立，更易观察。

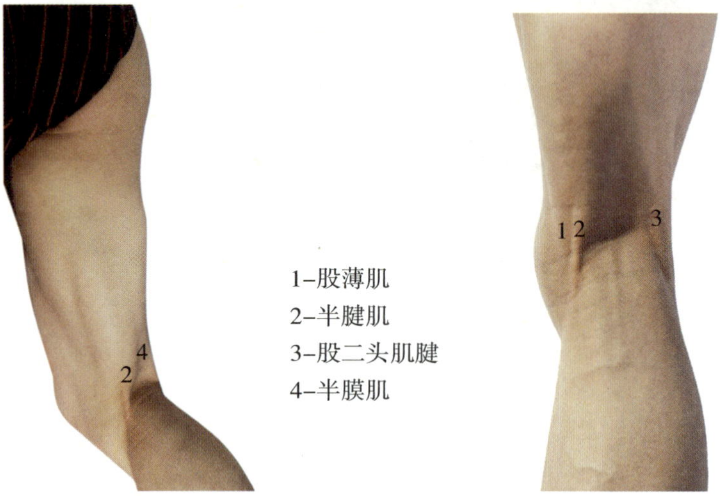

图7–47 半腱肌、半膜肌

大腿肌后群应用小贴士：

直膝硬拉；俯卧抗阻屈膝；后踢腿

第五节　运动髋关节的肌群

一、髋关节

髋关节是由股骨的股骨头与髋骨的髋臼构成，是下肢主要的承重关节，可承受躯干以上的重量，也传递下肢产生的力。股骨头与髋臼窝的关节面契合度高；髋关节的关节囊坚韧而致密，关节的辅助结构包括髋臼唇和韧带，髋臼唇较厚，囊内的股骨头韧带坚韧且内含血管，囊外的髂股韧带、耻骨韧带、坐股韧带、轮匝带加强了髋关节的稳定性。

髋关节属于球窝关节，具有三个基本轴的运动，包括屈、伸、内收、外展、旋内、旋外及环转。髋关节可进行大幅度运动，如走、跑、坐等动作。

二、运动髋关节的肌群

1. 髋前屈的主要肌群（图7-48）：髂腰肌，阔筋膜张肌，耻骨肌，长收肌，短收肌，股直肌，缝匠肌

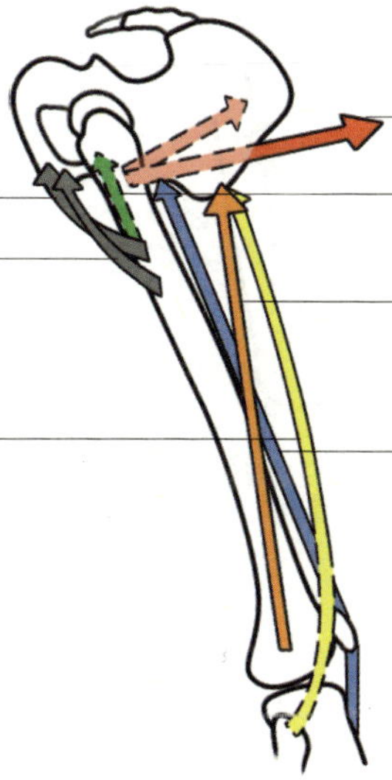

图7-48　髋关节前屈示意图

髋前屈是指大腿在矢状面绕冠状轴向前的运动。伸膝时，髋主动前屈可达80°，被动前屈可达120°；屈膝时，由于腘绳肌松弛，主动屈髋可达120°，被动屈髋可达140°。髋前屈的主动肌是髂腰肌，阔筋膜张肌、耻骨肌、长收肌、短收肌、股直肌和缝匠肌参与协同工作。原地登山跑主要训练的就是髂腰肌的肌力。

2. 髋后伸的主要肌群（图7-49）：臀大肌，臀中肌、臀小肌的后部肌束，半膜肌，大收肌，半腱肌，股二头肌长头

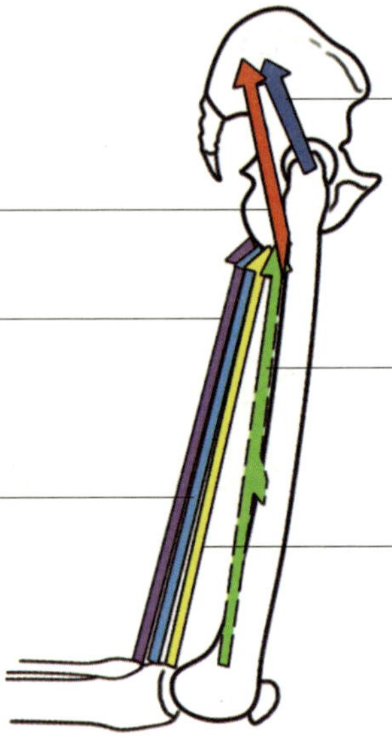

图7-49　髋关节后伸示意图

髋后伸是指大腿在矢状面绕冠状轴向后的运动。伸膝时，髋主动后伸可达20°左右；膝屈时，由于股四头肌被拉伸，髋后伸的角度较小。髋后伸的主动肌是臀大肌，臀中肌和臀小肌的后部肌束、半膜肌、大收肌、半腱肌、股二头肌长头参与协同工作。站姿腿后摆可以发展臀肌的力量。

3. 髋内收的主要肌群（图7-50）：大收肌，长收肌，短收肌，臀大肌（下部肌束），股薄肌，耻骨肌

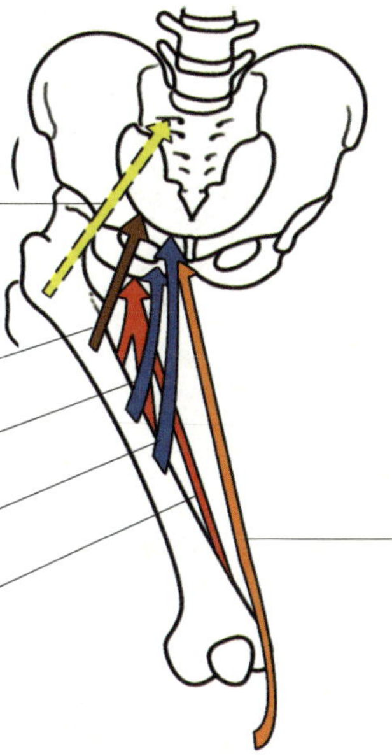

图7-50　髋关节内收示意图

髋内收是指下肢从冠状面任意一个外展位向身体正中面的运动。当一侧下肢跨越支撑腿的前面或后面向对侧运动时，内收范围是0°～30°。髋内收的原动肌是大腿内收肌群，大收肌是最强的内收肌。抗阻力夹腿练习可以发展大收肌的力量。

4. 髋外展的主要肌群（图7–51）：臀中肌，阔筋膜张肌，臀大肌（外上部肌束），臀小肌，梨状肌

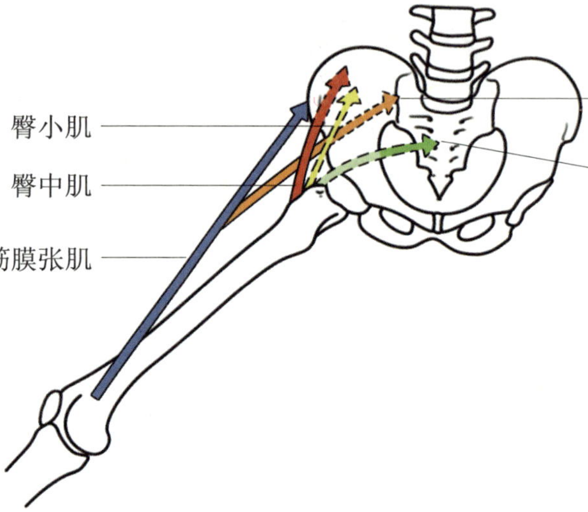

图7–51　髋关节外展示意图

髋外展是指下肢在冠状面上远离身体正中面的运动。一般活动的范围是0°～60°，长期髋外展锻炼的人群（运动员和舞蹈家）外展可达120°～130°。过度外展时，股骨颈和大转子将碰撞髋臼缘发生交锁，因此大腿需要外旋，大转子才起不到阻止作用。髋外展的主动肌是臀中肌，阔筋膜张肌、臀大肌、臀小肌和梨状肌参与协同工作。站姿髋外展可以发展臀中肌的力量。

5. 髋旋内的主要肌群（图7–52）：臀中肌、臀小肌的前部肌束，阔筋膜张肌

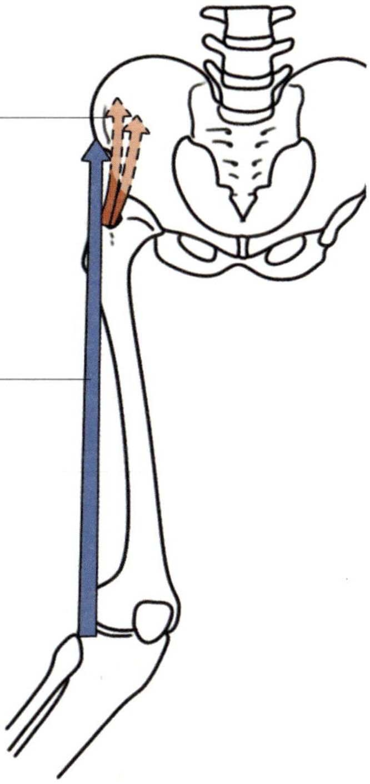

图7–52　髋关节旋内示意图

髋旋内是指大腿绕股骨长轴向内的运动，其运动范围是0°～30°，髋旋内范围小于髋旋外。髋旋内的主动肌是臀中肌和臀小肌的前部肌束，阔筋膜张肌参与协同工作。负重侧摆腿练习可以发展臀中肌和臀小肌的前部肌束的力量。

6. 髋旋外的主要肌群（图7–53）：臀大肌，股方肌，梨状肌，腰大肌，臀中肌、臀小肌的后部肌束，闭孔外肌，闭孔内肌、短收肌，大收肌

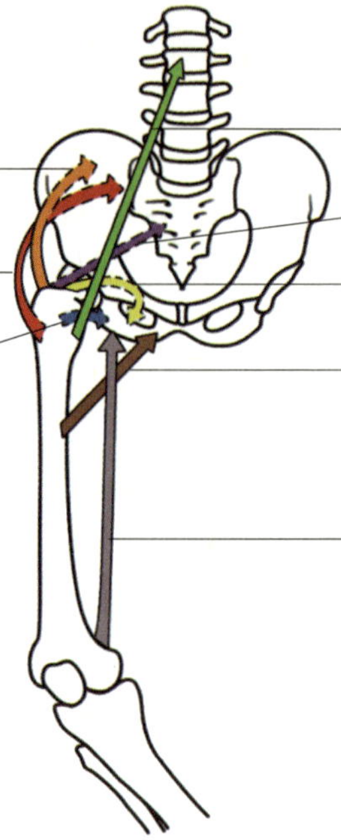

图7–53 髋关节旋外示意图

髋旋外是指大腿绕股骨长轴向外旋转的运动，其运动范围是0°～60°。因为髋旋外肌较强，一般下肢多处于旋外位置。髋旋外的主动肌是臀大肌，股方肌、梨状肌、腰大肌、臀中肌和臀小肌的后束、闭孔外肌、闭孔内肌、短收肌和大收肌参与协同工作。当处于髋旋外位时，做站姿后摆腿动作可以发展臀中肌和臀小肌后束的力量。

※复习与思考

1. 简述髋骨的组成与运动，以及男女骨盆的差异。
2. 简述股骨的骨性特征。
3. 简述股三角的构成和临床意义。
4. 简述股直肌的触诊动作要领。

①本章练习　　②动画演示　　③拓展阅读

第八章　膝、小腿

※ 学习目标

了解：胫骨前肌、腓骨长肌、腓骨短肌的起止点；髌骨、胫骨、腓骨、胫骨前肌、腓肠肌的触诊方法；

熟悉：膝关节、胫骨前肌、腓骨长肌、腓骨短肌、腓肠肌的功能；

掌握：髌骨、胫骨粗隆、股骨内侧髁、股骨外侧髁的骨性标志；胫骨前肌、腓肠肌的形态；运动膝关节的肌群。

第一节　概述

膝部位于下肢中部，由股骨、胫骨、腓骨与髌骨组成。膝部以股骨内、外上髁的纵行线分为膝前区和膝后区，膝后区又称腘窝。膝部前面有髌骨、髌韧带、胫骨粗隆，三者均可在体表触及。伸膝时，明显可见股四头肌腱、髌骨和髌韧带的轮廓。股骨下端和胫骨上端各有内、外侧髁，股骨内、外侧髁侧面最突出部分为内、外上髁，股骨内上髁上方还可扪及收肌结节。

腘窝在膝后部呈菱形凹陷，伸膝时不明显，屈膝时界限清晰。上内侧界为半膜肌、半腱肌的肌腱，上外侧界为股二头肌腱。

小腿介于膝部和踝部之间，上界为胫骨粗隆的环行线，下界为平内、外踝的环行线。沿胫骨粗隆向下为胫骨前缘，胫骨粗隆外后方为腓骨头，小腿下三分之一外侧为浅表的腓骨，小腿肌后群中的小腿三头肌较丰满，能加固踝关节和膝关节，防止身体向前倾斜。

图8–1至图8–4分别为膝、小腿不同观面的示意。

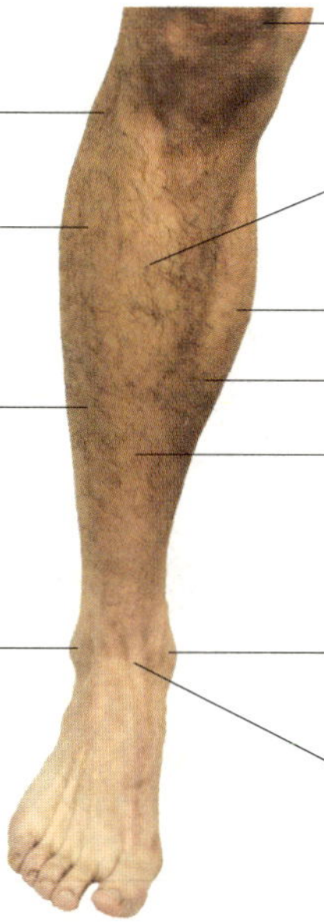

图8-1　膝、小腿前面观

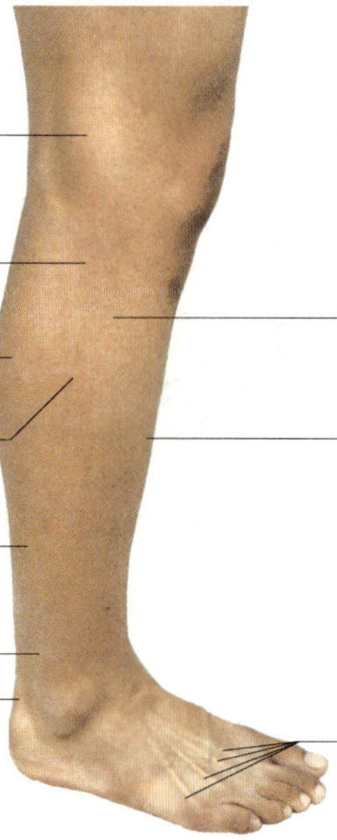

图8-2　膝、小腿外侧面观

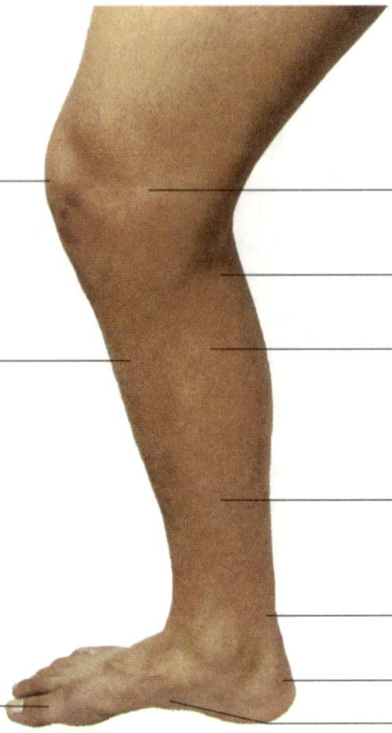

图8-3 膝、小腿内侧面观

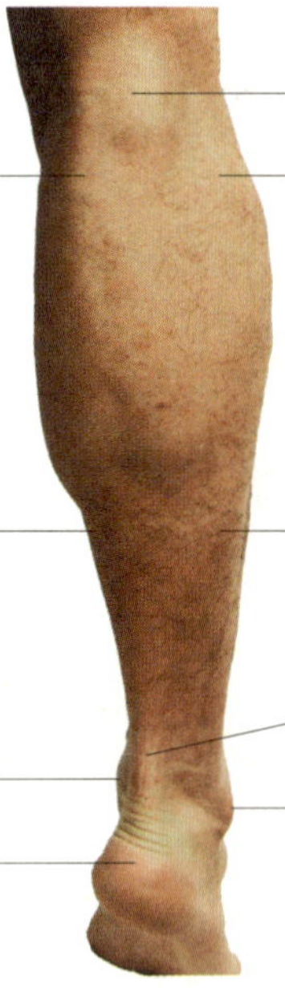

图8-4 膝、小腿后面观

第二节　骨及骨性标志

一、髌骨

髌骨位于膝关节前方，股骨下端的前面，是人体内最大的籽骨，包埋于股四头肌腱内，为栗形的扁平骨，底朝上，尖向下，在皮下可以触及。前面隆凸粗糙，后面为关节面，与股骨髌面相关节。

髌骨具有保护膝关节，传递股四头肌的力量，参与伸膝；协助维持膝关节的稳定，以及增加膝关节回转的能力，有对抗膝内、外翻的作用。

二、胫骨

胫骨为小腿内侧呈三棱柱状的粗大长骨，其前缘直接位于皮下，为小腿主要承重骨。胫骨可分一体两端，上端膨大，向两侧突出形成内、外侧髁。两髁上面光滑稍凹的关节面，称上关节面，与股骨内、外侧髁相关节。两关节面之间有一小隆起称髁间隆起。胫骨上端前面有一粗糙隆起称胫骨粗隆。胫骨下端稍膨大，其下方有一突起称内踝。

三、腓骨

腓骨细长，位于胫骨的外侧，属长骨。上端稍膨大，称腓骨头，下端膨大形成外踝，是下肢的重要骨性标志，不参与膝关节的构成，有辅助负重的功能。

图8-5、图8-6分别为膝、小腿骨不同观面的示意。

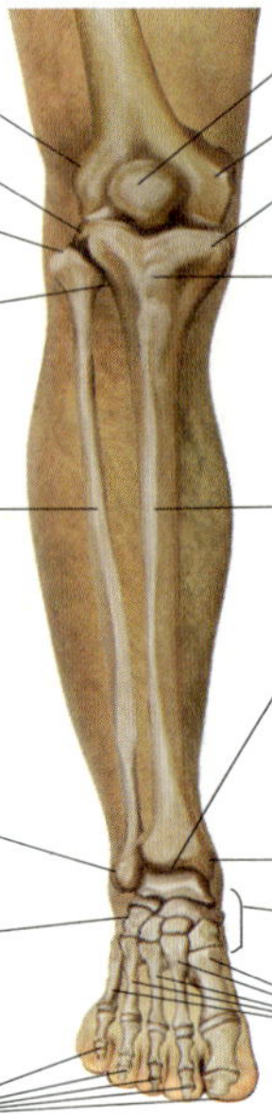

图8-5 膝、小腿骨前面观

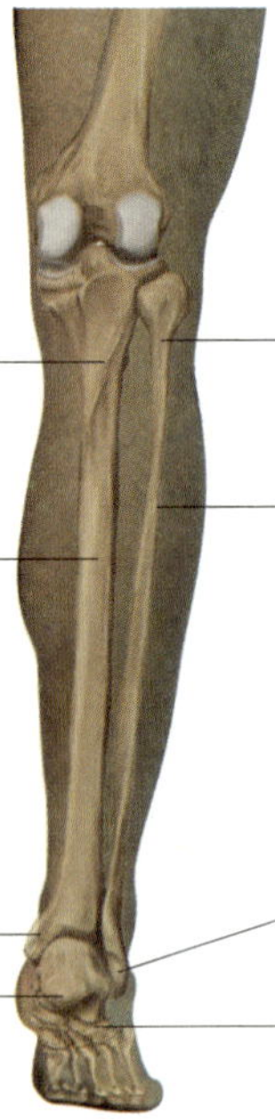

图8-6 膝、小腿骨后面观

第三节　肌及肌性标志

小腿肌分为3群：前群在骨间膜的前面，后群在骨间膜的后面，外侧群在腓骨的外侧面。

前群主要包括胫骨前肌、趾长伸肌、踇长伸肌。外侧群为腓骨长肌和腓骨短肌，两肌皆起自腓骨的外侧面，腓骨长肌起点较高，并覆盖腓骨短肌。后群有浅层的小腿三头肌，两个浅表的头称腓肠肌，深层的一个头为比目鱼肌，三者肌束约在小腿中点向下移行为肌腱，合成粗大的跟腱，止于跟骨。

图8-7至图8-10分别为膝、小腿肌不同观面的示意。

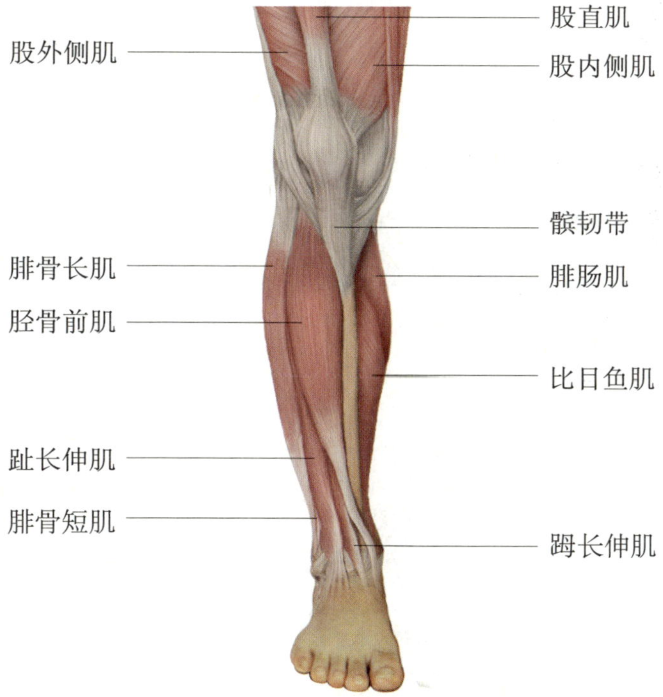

图8-7　膝、小腿肌前面观

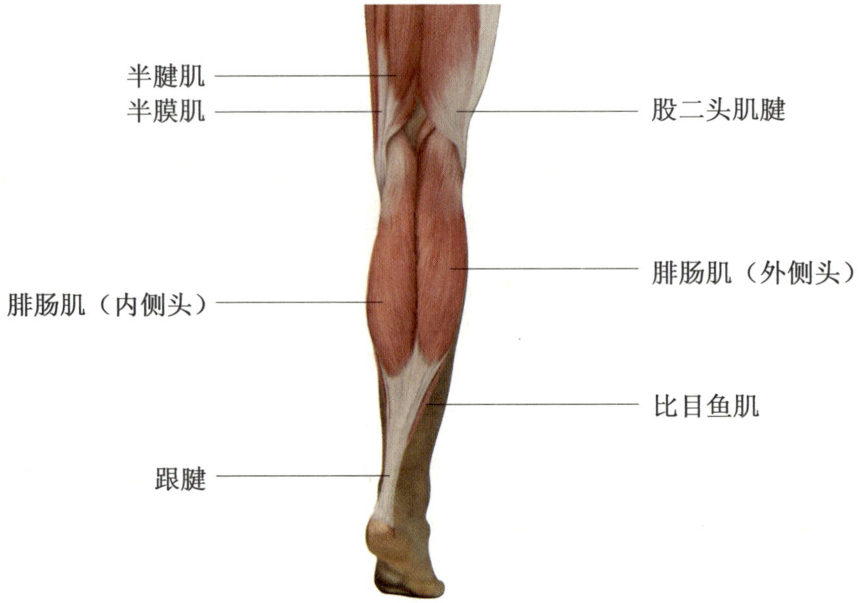

图8-8　膝、小腿肌后面观

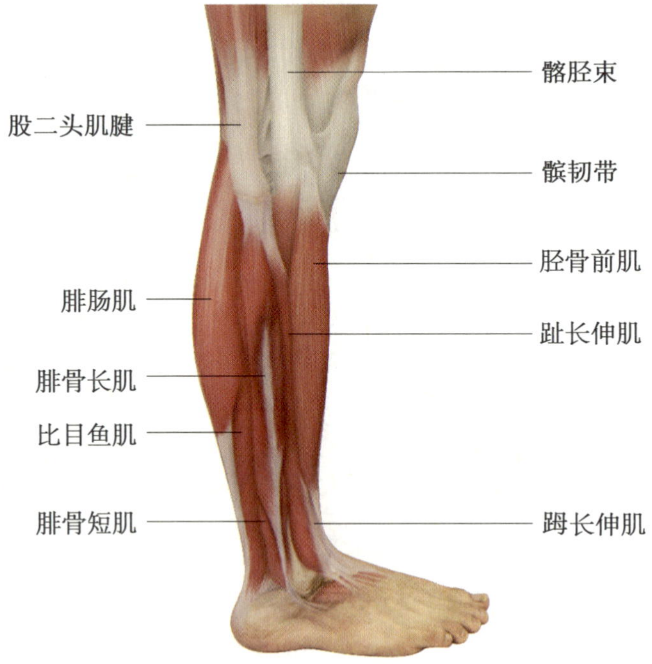

图8-9　膝、小腿肌外侧面观

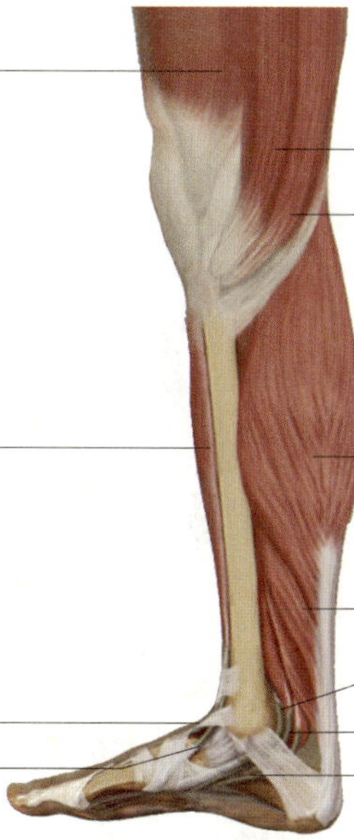

图8-10　膝、小腿肌内侧面观

第四节　体表标志及触诊

一、体表标志

1. 膝部前外侧面观（图8-11）

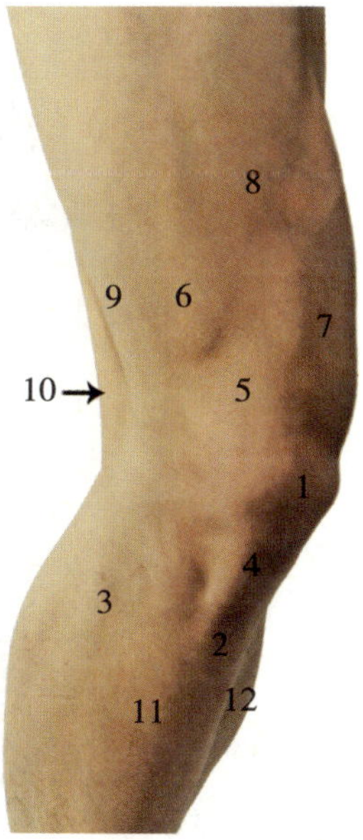

1–髌骨
2–胫骨粗隆
3–腓骨头
4–髌韧带
5–股四头肌腱
6–股外侧肌
7–股内侧肌
8–股直肌
9–髂胫束
10–股二头肌腱
11–胫骨前肌
12–腓肠肌

图8-11　膝部前外侧面观

2. 膝部后面观（图8-12）

1-股薄肌
2-半膜肌
3-半腱肌
4-股二头肌
5-腓肠肌内侧头
6-腓肠肌外侧头
7-腘窝

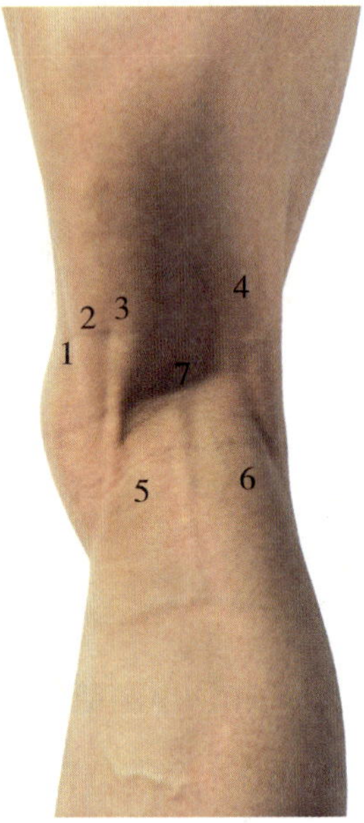

图8-12　膝部后面观

3. 膝部内侧面观（图8-13）

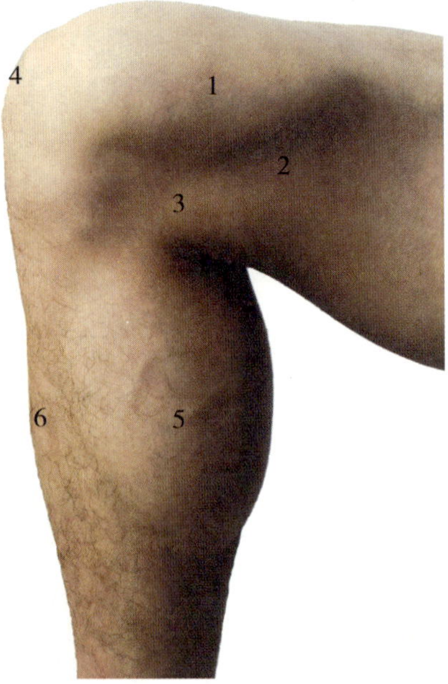

1-股内侧肌
2-大收肌腱
3-半膜肌
4-髌骨
5-腓肠肌
6-胫骨前缘

图8-13　膝部内侧面观

4. 小腿前面观（图8–14）

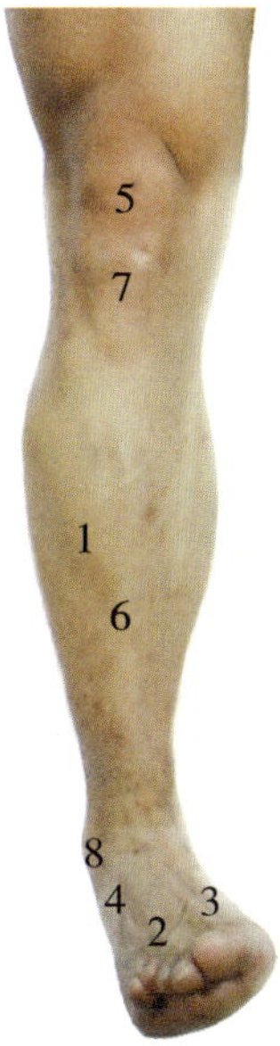

1–胫骨前肌
2–趾长伸肌
3–踇长伸肌
4–第3腓骨肌腱
5–髌骨
6–胫骨前缘
7–胫骨粗隆
8–外踝

图8–14　小腿前面观

5. 小腿后外侧面观（图8–15）

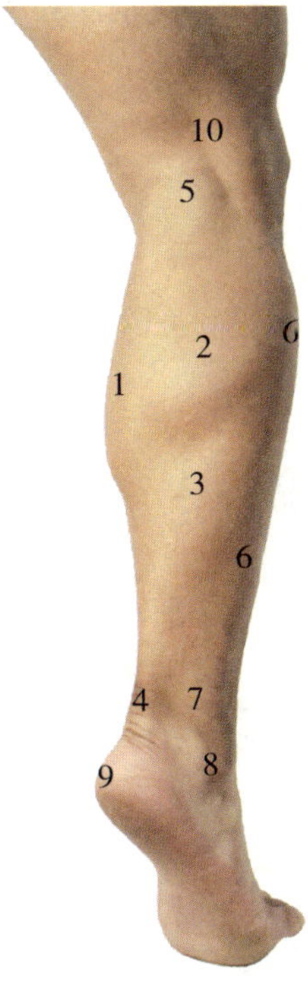

1–腓肠肌内侧肌腹
2–腓肠肌外侧肌腹
3–比目鱼肌
4–跟腱
5–跖肌
6–腓骨长肌
7–腓骨长肌腱
8–外踝
9–跟骨
10–股二头肌腱

图8–15　小腿后外侧面观

6. 小腿外侧面观（图8-16）

1-腓骨长肌
2-腓骨长肌腱
3-腓骨短肌
4-趾长伸肌
5-胫骨前肌
6-比目鱼肌
7-腓肠肌外侧头
8-跟腱
9-趾长伸肌腱
10-第3腓骨肌腱

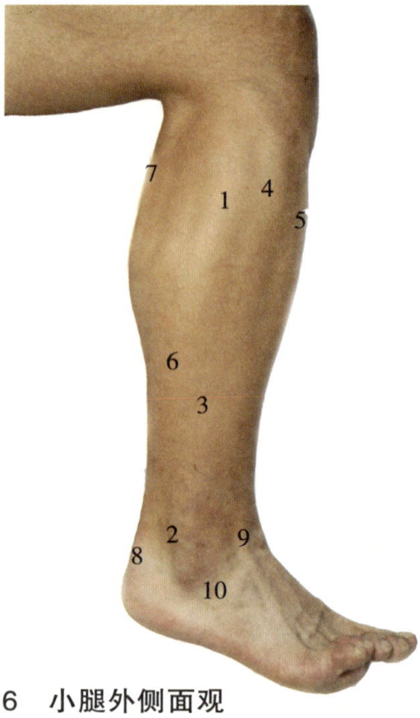

图8-16　小腿外侧面观

二、骨和韧带触诊

1. 髌骨

（1）髌骨体

髌骨前面隆凸且粗糙，附着有股四头肌的肌腱。

膝关节屈曲时，髌骨向下滑，伸展时向上滑。活动时可起到维持周围肌群的杠杆作用。如图8-17所示，检查者示指下即为髌骨。

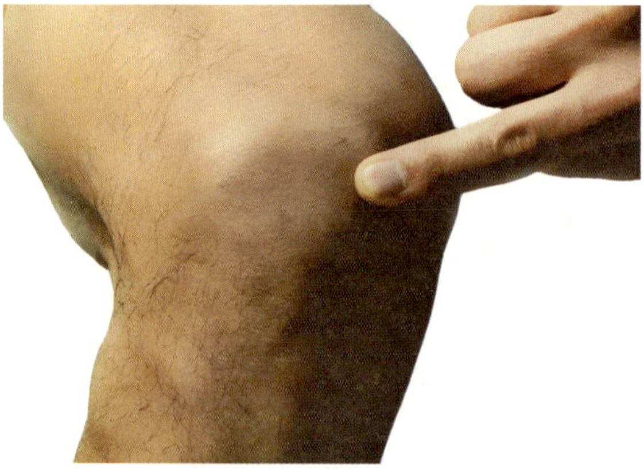

图8-17　髌骨触诊

（2）髌骨底

髌骨上缘圆平而厚的为髌骨底，为股四头肌腱的主要附着处。

人体处于站姿且大腿放松时，髌骨底略高于膝关节。

如图8-18所示，检查者示指尖下即为髌骨底，屈膝90° 时极易触及。

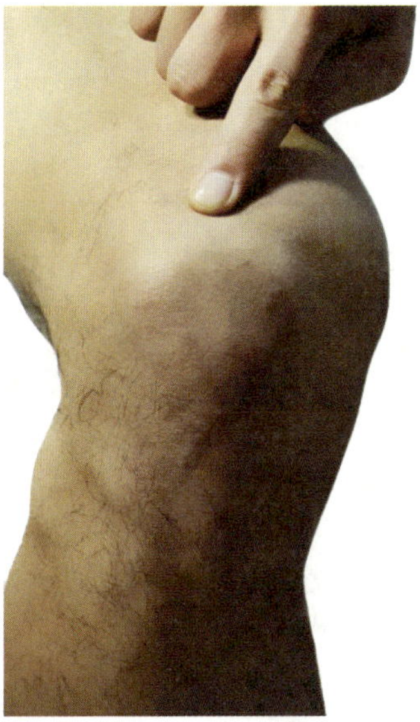

图8-18　髌骨底触诊

2. 髌韧带

膝关节伸直，大腿肌紧绷时，髌韧带处于紧张状态；大腿肌放松时，髌骨下移，髌韧带稍松弛。

如图8-19所示，在屈膝时触诊髌韧带，检查者示指和中指夹持的部位即髌韧带。

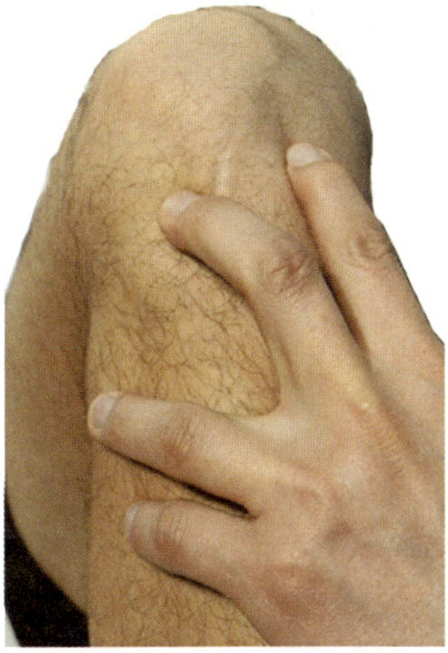

图8-19　髌韧带触诊

3. 胫骨粗隆

胫骨上端前面的粗糙隆起呈尖朝下的三角形，将胫骨前面的内侧髁和外侧髁隔开，是髌韧带的附着部位。

如图8-20所示，检查者示指前方即为胫骨粗隆。

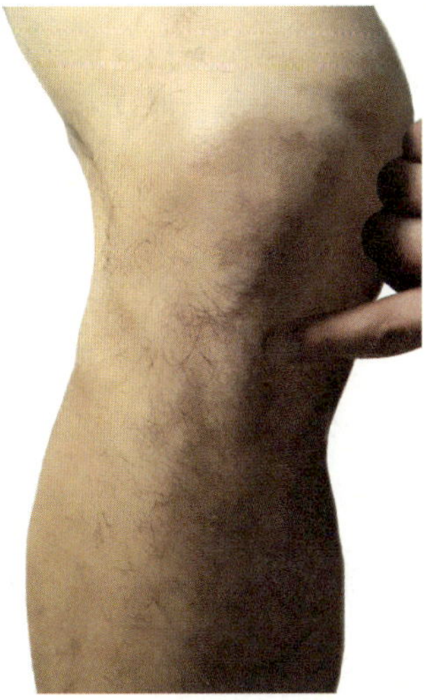

图8-20　胫骨粗隆触诊

4. 胫骨平台

胫骨平台分为胫骨内、外侧髁，两侧髁上端的关节面与股骨内、外侧髁的关节面相关节，屈膝90° 时易于确定。

如图8-21所示，检查者示指指示的即为胫骨平台内侧，从该处可触及胫侧副韧带。

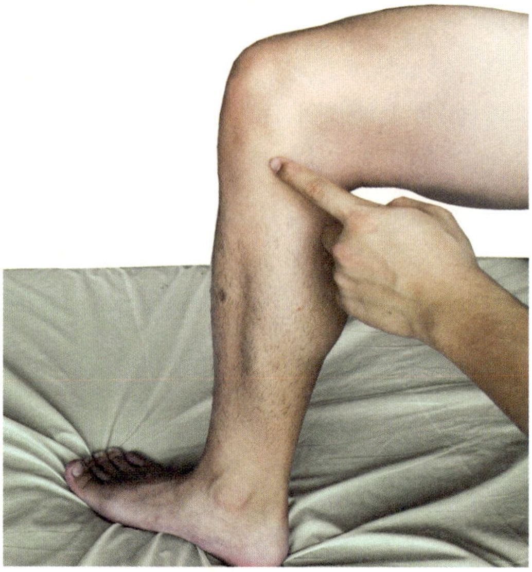

图8-21　胫骨平台内侧触诊

如图8-22所示，检查者示指指示的即为胫骨平台外侧，从该处可触及腓侧副韧带。

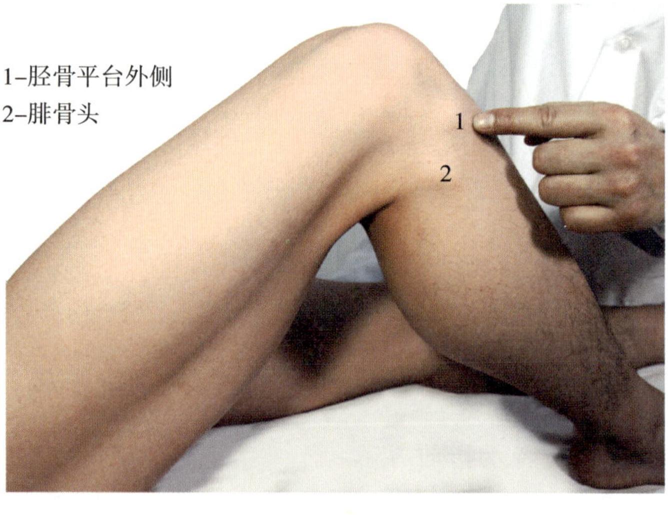

图8-22　胫骨平台外侧触诊

5. 股骨内上髁

股骨内侧髁内上面的粗糙隆起，为胫侧副韧带附着处，位于皮下，可直接触及。如图8-23所示，检查者示指尖前即为股骨内上髁（位置1）。

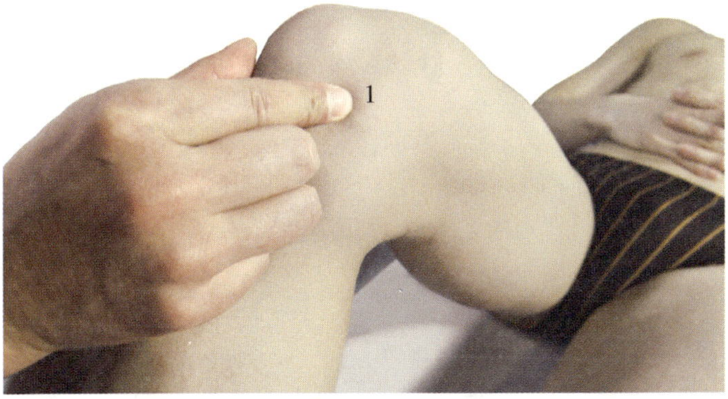

图8-23　股骨内上髁触诊

6. 股骨外上髁

股骨外侧髁外上面的粗糙隆起，为腓侧副韧带附着处，位于皮下，可直接触及，但不如内上髁明显。

如图8-24所示，检查者示指尖前即为股骨外上髁。

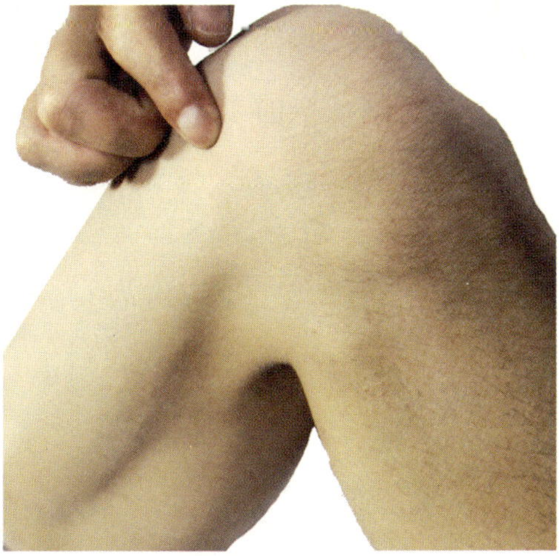

图8-24　股骨外上髁触诊

7. 腓骨

位于小腿外侧的细长骨，其上端的腓骨头极易触摸，小腿内旋时其更为显著。如图8-25所示，检查者示指下为腓骨头。

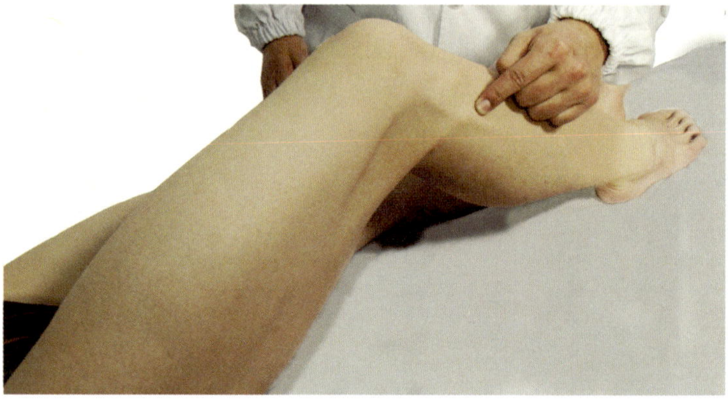

图8-25 腓骨触诊

8. 胫骨前缘

胫骨前缘是自胫骨粗隆向下延伸至内踝的骨性突起。其全长可在皮下触摸到。

胫骨前缘呈S状弯曲，在前视图中，该S形先凸向内侧，后凸向外侧。

如图8-26所示，检查者指尖前端部位即为胫骨前缘。

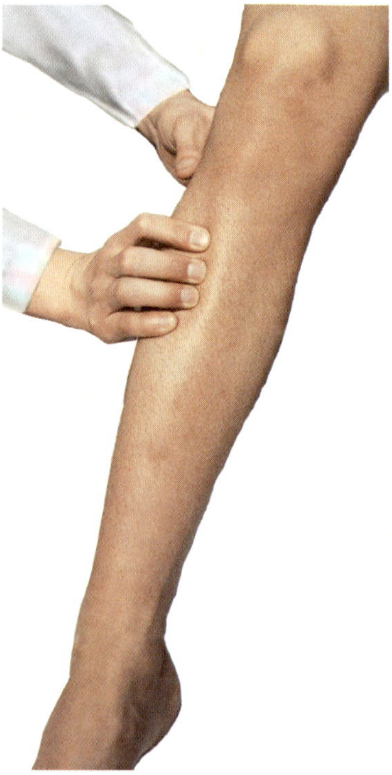

图8-26 胫骨前缘触诊

9. 胫骨后面

位于胫骨内侧缘后，在胫骨体的近端和远端，可被触及。

被检查者的小腿处于外旋位时，可显露胫骨后面。

如图8-27所示，检查者手指前方即为胫骨后面。充分放松小腿后面肌肉时，可在胫骨内侧缘近端触及。

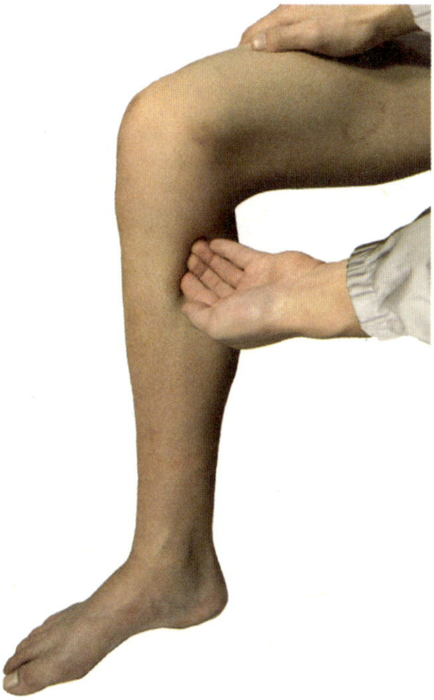

图8-27　胫骨后面触诊

10. 腓侧副韧带

位于膝关节外侧，呈条索状，连接股骨外上髁和腓骨头。此韧带与其浅层的股二头肌腱和髂胫束有加强和保护膝关节外侧部的作用。屈膝时该韧带松弛，伸膝时韧带紧张（图8-28）。

有时会呈现于体表，可见于股二头肌腱的前侧，图8-28中腓骨头和股骨外上髁之间即为腓侧副韧带。

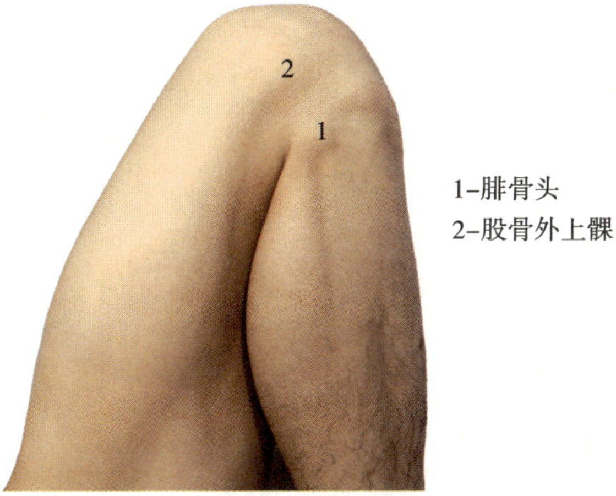

图8-28　腓侧副韧带

11. 胫侧副韧带

在膝关节内侧，呈宽扁带状，起自股骨内上髁，附着在胫骨内侧髁及相邻的骨体，与关节囊及内侧半月板紧密结合，可防止膝关节外翻。

如图8-29所示，检查者中指尖下即为胫侧副韧带。

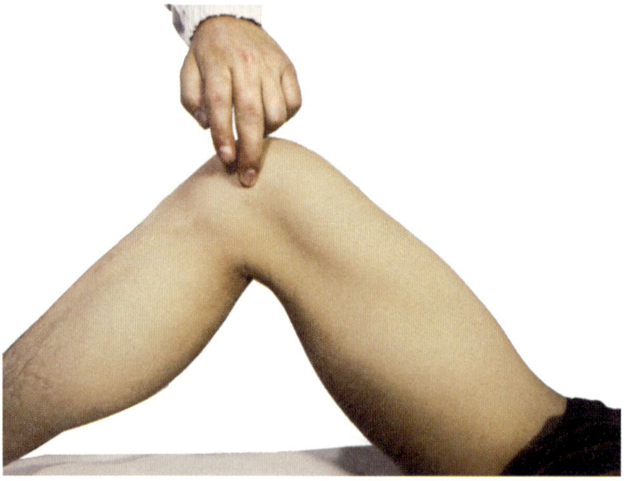

图8-29　胫侧副韧带触诊

12. 半腱肌、股薄肌腱

半腱肌呈条索状，股薄肌为带状长条肌。

被检查者屈膝时，检查者右手放在足内侧面，阻止膝关节的屈曲和旋内，左手沿胫骨内侧缘向上至上端内侧面，即可扪及半腱肌、股薄肌远端肌腱（图8-30）。

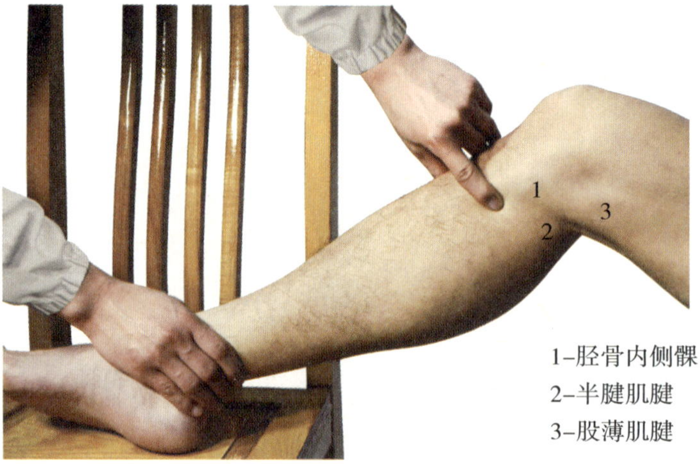

图8-30　半腱肌、股薄肌腱触诊

13. 半膜肌腱

宽阔的膜状扁平腱，位于膝部的后内角，半腱肌和股薄肌腱之间。被检查者俯卧，检查者右手紧握被检查者的足踝，被检查者对抗阻力屈曲、内旋膝关节。

如图8-31所示，检查者左手示指处即为半膜肌腱。

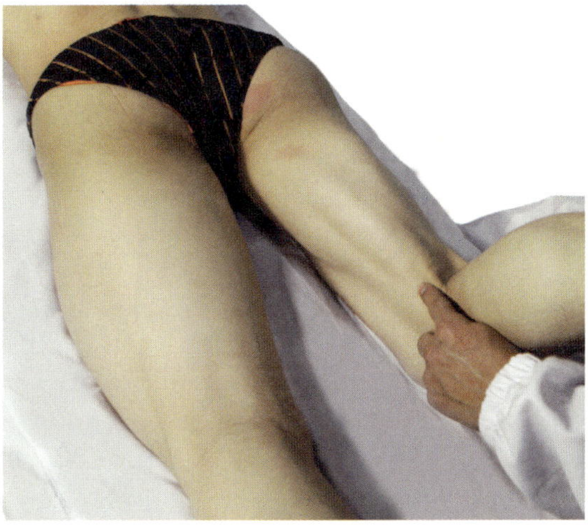

图8-31　半膜肌腱触诊

14. 股二头肌腱

股二头肌两个肌头合并后以一长腱止于腓骨头，位于膝部的外后角，是扁平状宽腱。

被检查者俯卧，检查者的右手握住被检查者的足踝，前臂紧贴足外侧缘，同时对抗膝关节屈曲和旋外，在腘窝后外侧部可扪及股二头肌腱（图8-32）。

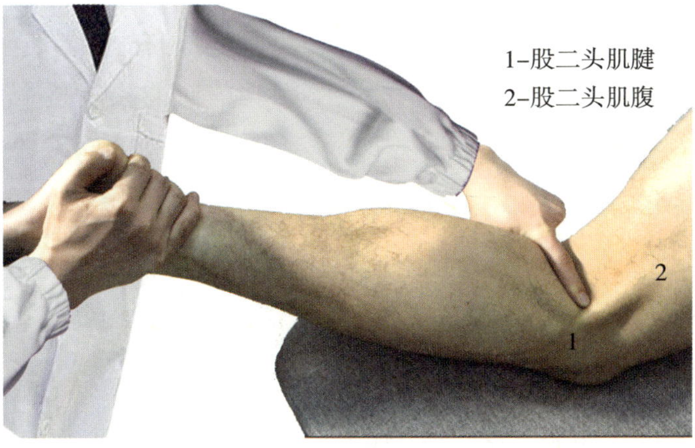

图8-32　股二头肌腱触诊

三、肌和肌腱触诊

1. 小腿肌前群

（1）胫骨前肌

胫骨前肌为梭形，位于胫骨前外侧浅层（图8-33）。

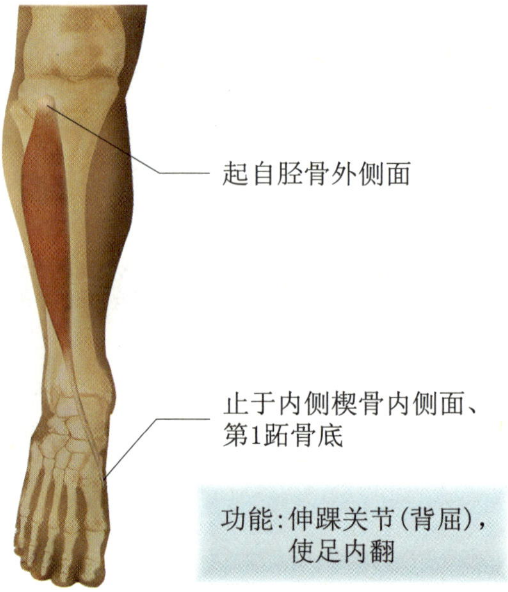

图8-33　胫骨前肌前面观

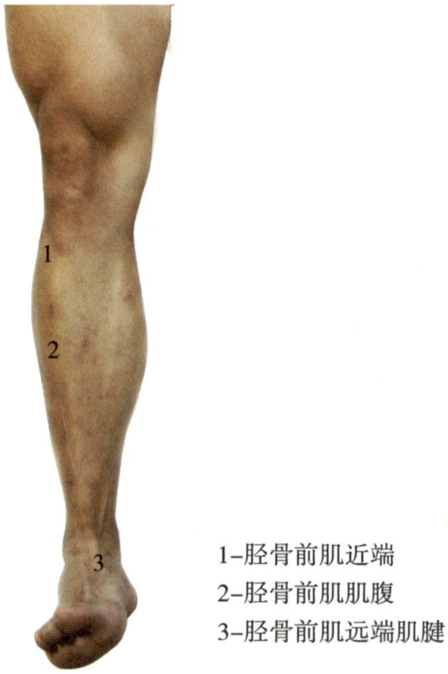

图8-34　胫骨前肌

胫骨前肌为三角形长肌，肌腹厚而圆实，向下逐渐变细，在小腿自上而下移行为一条长而轮廓分明的肌腱。行走时，足跟触及地面，胫骨前肌能控制整个足的下落过程（图8-34）。

胫骨前肌腱

胫骨前肌腱是一条索状粗大的肌腱，沿着胫骨外侧面向下，在内踝前方延伸至足内侧缘，主要附着在内侧楔骨的内侧面和第1跖骨底，位于胫骨外侧和趾长伸肌内侧。

如图8-35所示，被检查者的足处于内翻和背屈位，检查者右手中指指示的即是胫骨前肌腱。

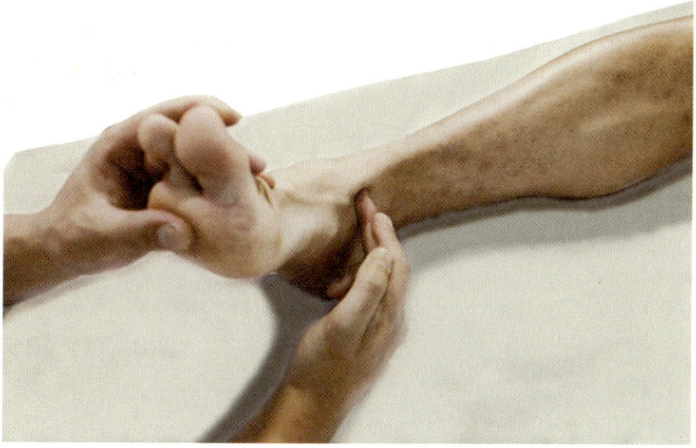

图8-35　胫骨前肌腱触诊

（2）踇长伸肌

踇长伸肌为单羽状肌，位于胫骨前肌与趾长伸肌之间（图8-36）。

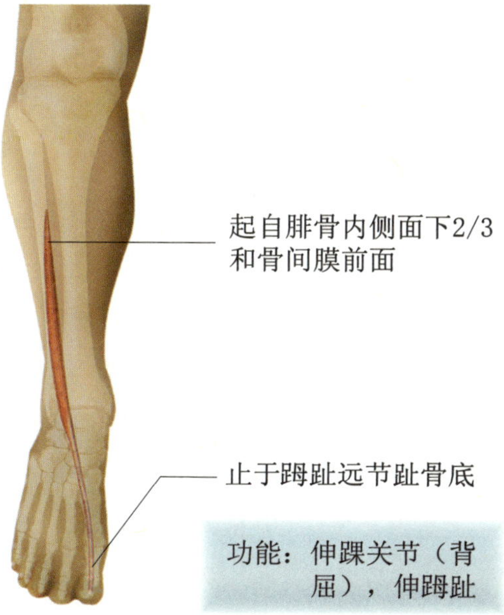

图8-36　踇长伸肌前面观

踇长伸肌腱

踇长伸肌的肌腹大部分位于小腿深部，在小腿下方1/3处，从趾长伸肌和胫骨前肌之间穿出。

在胫骨前肌的外侧进行触诊，此肌腱横跨足部内侧，止于踇趾远节。被检查者将踇趾伸直，沿着它触诊，可扪及其在远端趾骨底的止点。

如图8-37所示，检查者右手示指所指即为踇长伸肌腱。

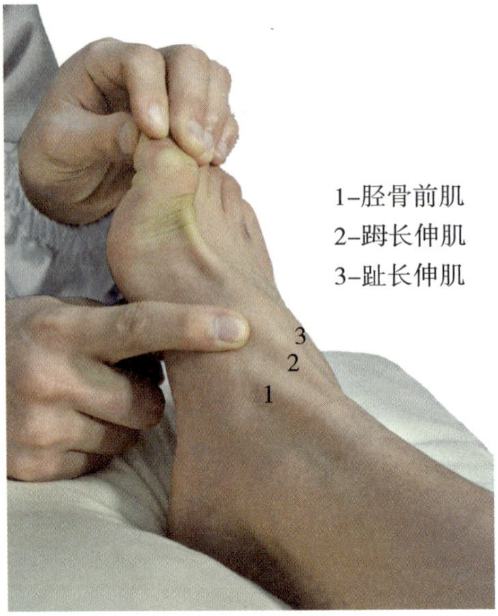

图8-37　踇长伸肌腱触诊

（3）趾长伸肌

趾长伸肌为羽状肌，位于胫骨前肌外侧（图8-38）。

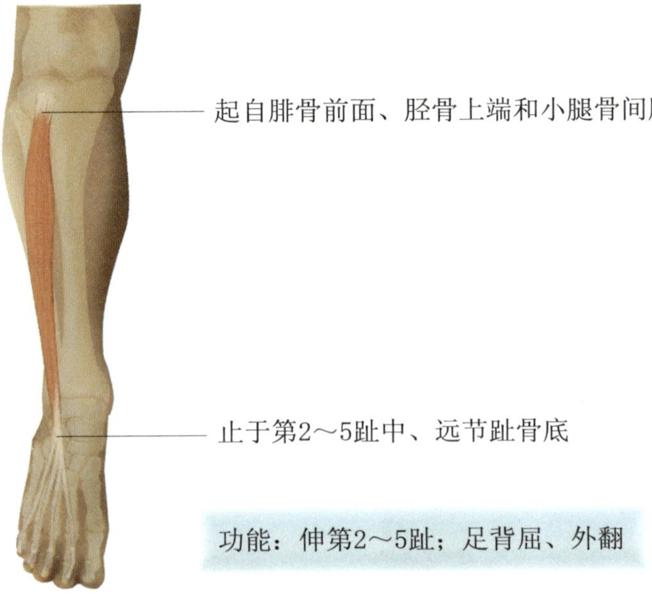

图8-38　趾长伸肌前面观

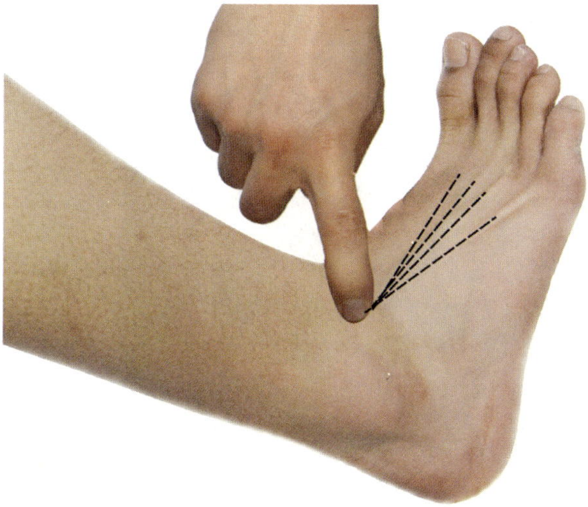

图8-39　趾长伸肌腱触诊

趾长伸肌腱

趾长伸肌长而薄，上部肌腹常被胫骨前肌部分遮盖，在小腿的下部肌腹变窄，至足背分为4条腱，止于第2～5趾背。

紧邻踝关节的远端可扪及此肌腱，沿着这些肌腱可触摸4个足趾的背侧。

如图8-39所示，足背屈时，检查者示指前上方指示的是近端的趾长伸肌腱。

小腿肌前群应用小贴士：

负重勾脚尖；蛙泳蹬腿；驾驶时松离合器

2. 小腿肌外侧群

（1）腓骨长肌

腓骨长肌为羽状肌，位于小腿外侧浅层（图8-40）。

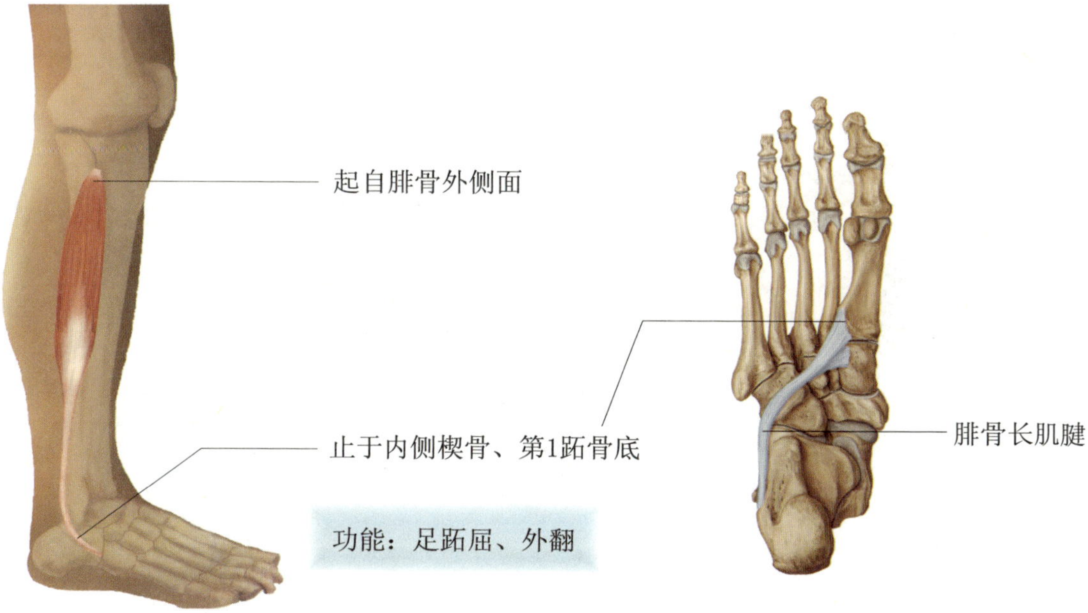

图8-40　腓骨长肌外侧面观

位于小腿外侧的浅层，其肌腱位于小腿下半部的腓骨短肌的表面。主要功能是动态稳定足横弓和内侧纵弓，以使足部减震和适应不平坦地面。

被检查者坐位，足下垂，检查者用右手手指勾住小腿上外侧面的腓骨头。被检查者足外翻和跖屈，检查者中指下可以感觉到腓骨长肌的收缩。

如图8-41所示，检查者中指下即为腓骨长肌近端。

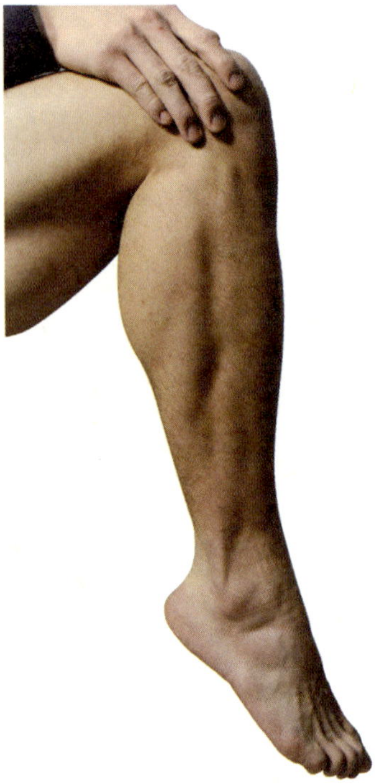

图8-41　腓骨长肌触诊

腓骨长肌腱

如图8-42所示，足部跖屈外展，腓骨长肌腱（位置1）绕经外踝（位置2）后。

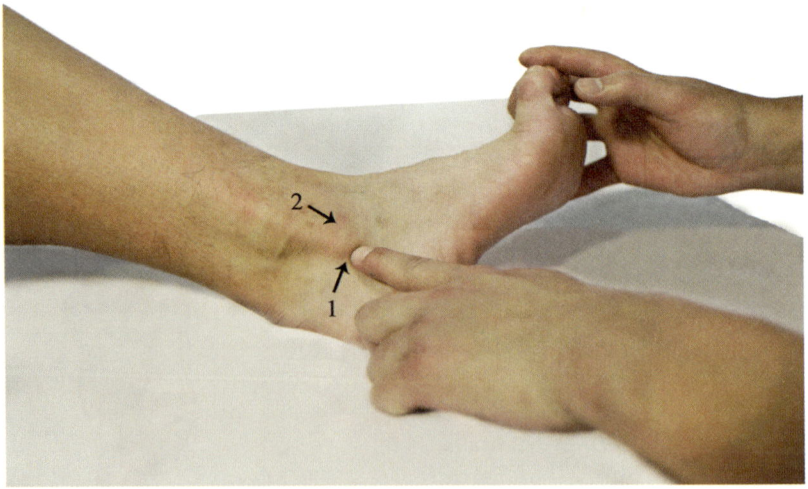

图8-42　腓骨长肌腱触诊

（2）腓骨短肌

腓骨短肌为羽状肌，位于腓骨长肌深层（图8-43）。

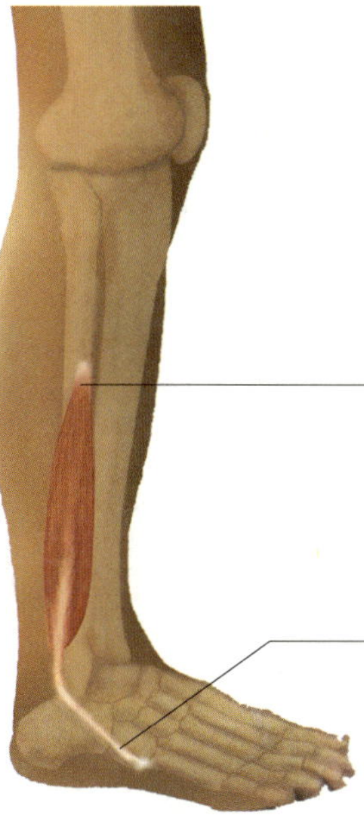

图8-43　腓骨短肌外侧面观

腓骨短肌腱

位于小腿外侧腓骨长肌远端深面，沿腓骨长肌腱的深面穿过外踝后侧的沟槽之后，在外踝底部斜向前方延伸至足外侧中部（图8-44）。

足外展充分使腓骨短肌腱突出，检查者左手示指下即为腓骨短肌腱。

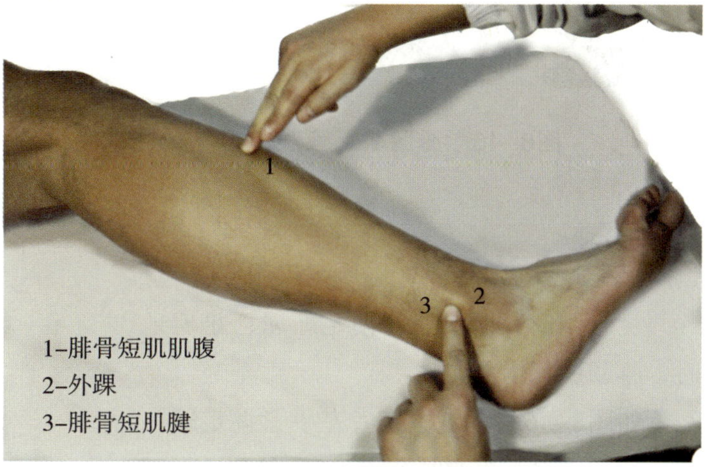

图8-44　腓骨短肌腱触诊

小腿肌外侧群应用小贴士：

弹力带坐姿外展牵拉；跨越障碍物；滑冰动作结束时的足外翻

3. 小腿肌后群

（1）腓肠肌

腓肠肌为双关节肌，位于小腿后面皮下浅层。

腓肠肌是小腿三头肌中最大、最表浅的一块。腓肠肌有内、外侧两个头，内侧头较大，向下延伸更多，在小腿中部移行为腱性结构，向下移行为跟腱。是短跑、跳跃时产生爆发力的主要肌（图8-45）。

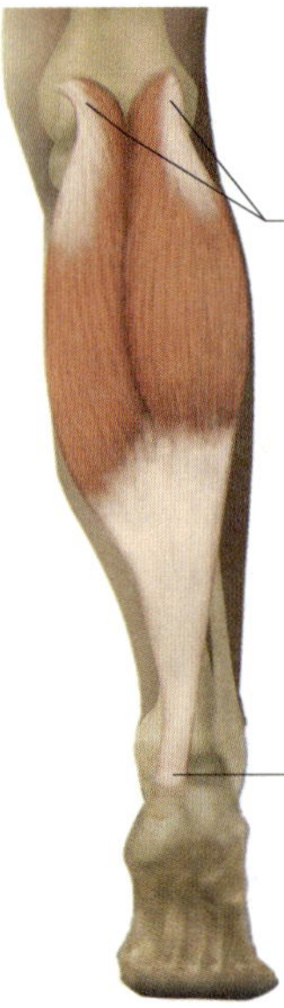
内侧头：起自股骨内上髁
外侧头：起自股骨外上髁
止于跟骨结节

功能：屈膝关节和踝关节

图8-45　腓肠肌后面观

足悬空时，腓肠肌可使足跖屈；足着地时，腓肠肌可上提足跟。

如图8-46所示，检查者左手紧握足踝，阻止踝关节跖屈和膝关节屈曲，右手示指下即为腓肠肌内侧头。

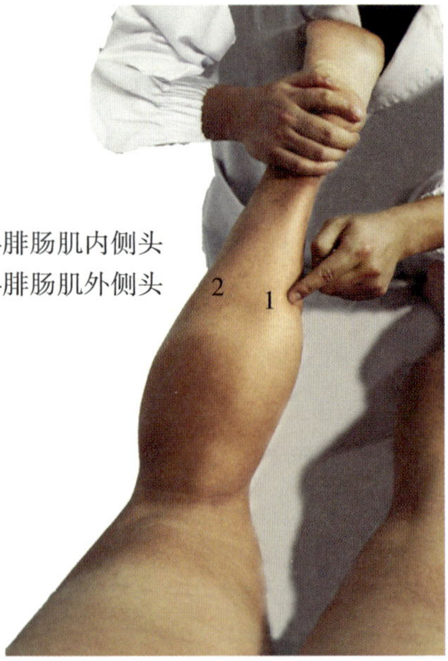

图8-46　腓肠肌触诊

（2）比目鱼肌

比目鱼肌为羽状肌，是构成小腿后侧轮廓形态的主要肌肉之一，为单关节肌，位于小腿后方（图8–47）。

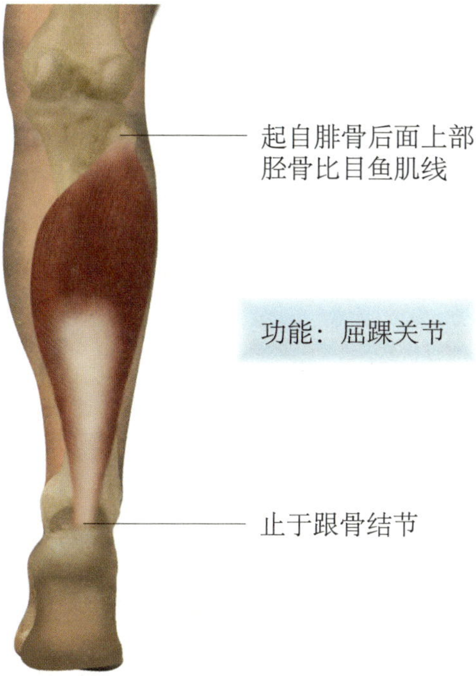

图8–47　比目鱼肌后面观

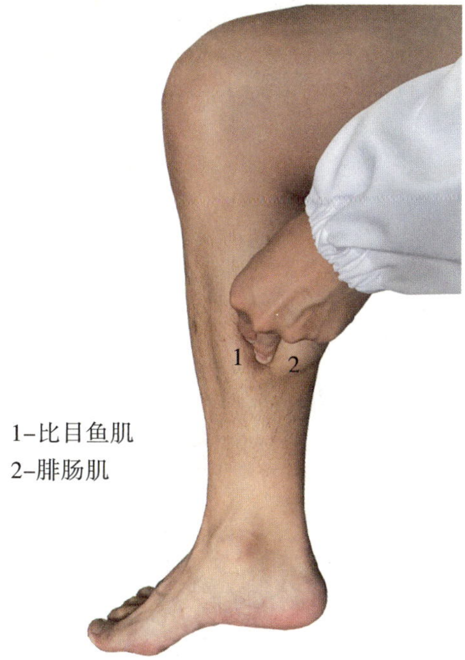

图8–48　比目鱼肌触诊

比目鱼肌（位置1）位于腓肠肌的深面。起自胫、腓骨的上端，向下与腓肠肌（位置2）会合，续为跟腱，在小腿上部形成膨隆的肌腹。

被检查者足做跖屈，小腿三头肌反复收缩，可使检查者更好地感知比目鱼肌与腓肠肌的位置关系。检查者用食指和中指分开两肌的肌腹（图8–48），指腹下为腓肠肌，指背处为比目鱼肌。

（3）胫骨后肌

胫骨后肌为羽状肌，位于小腿三头肌深层（图8-49）。

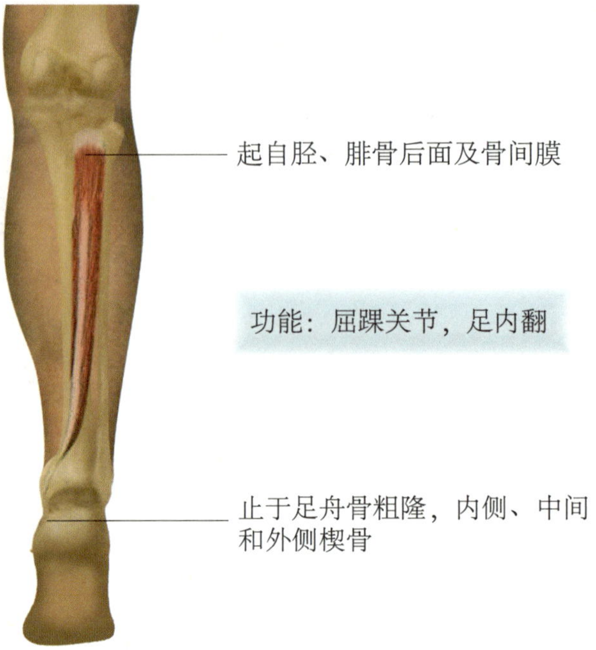

图8-49　胫骨后肌后面观

胫骨后肌腱

位于趾长屈肌和踇长屈肌之间，其肌腹部位于小腿深层，不易触及。其腱经内踝之后，到足底内侧，故可在内踝后侧触及。

如图8-50所示，被检查者足对抗阻力，检查者左手示指尖下为胫骨后肌腱。

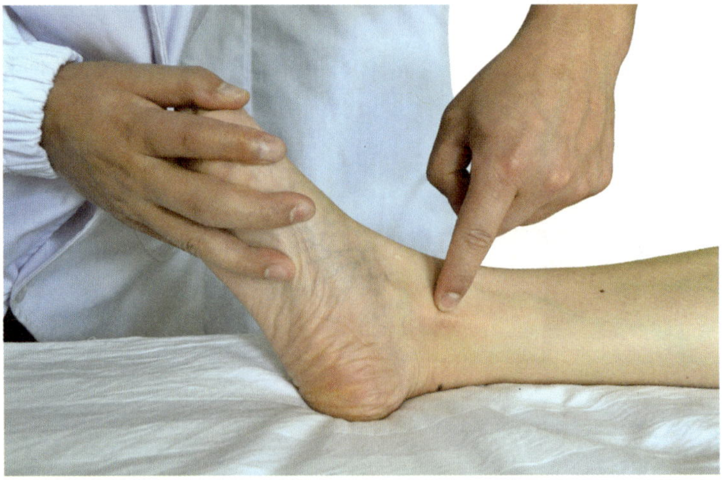

图8-50　胫骨后肌腱触诊

（4）趾长屈肌

趾长屈肌为羽状肌，位于胫骨后面内侧（图8-51）。

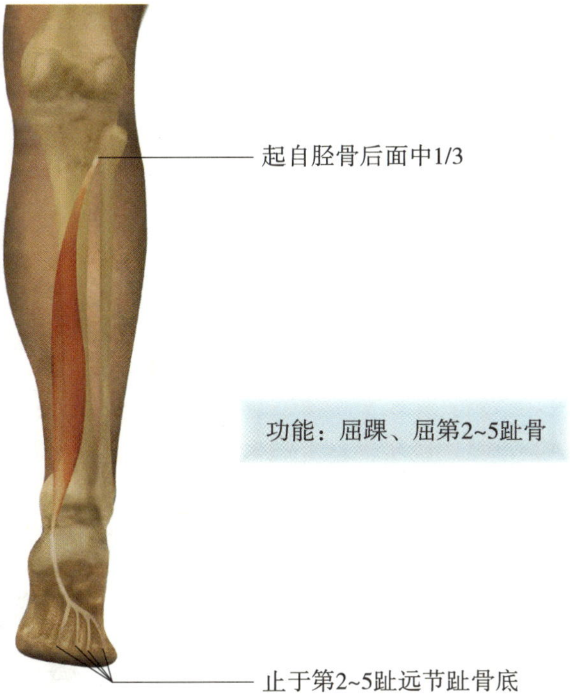

图8-51　趾长屈肌后面观

趾长屈肌腱

趾长屈肌肌腹始于胫骨后面的小腿深部，紧靠比目鱼肌线下方，肌束向下移行为长肌腱，经内踝后方、屈肌支持带深面至足底，然后分为4条肌腱，止于第2~5趾的远节趾骨底。

如图8-52所示，检查者右手按压被检查者跖骨跖面，左手对抗被检查者足趾关节的屈曲，可在右手指下扪及趾长屈肌腱。图中右手指尖下即为第五趾屈肌腱。

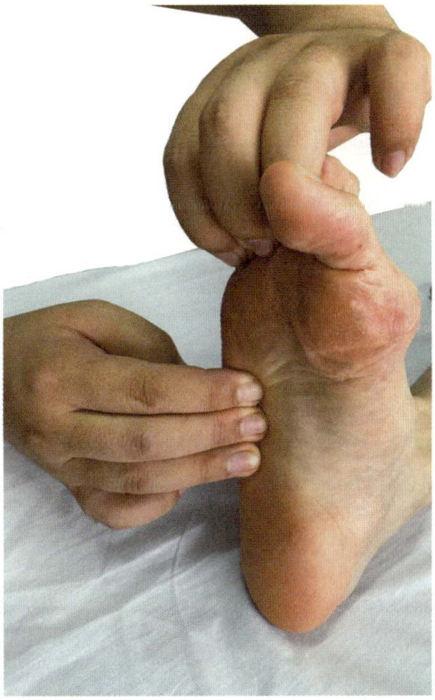

图8-52　趾长屈肌腱触诊

（5）踇长屈肌

踇长屈肌为羽状肌，位于胫骨后肌外侧（图8–53）。

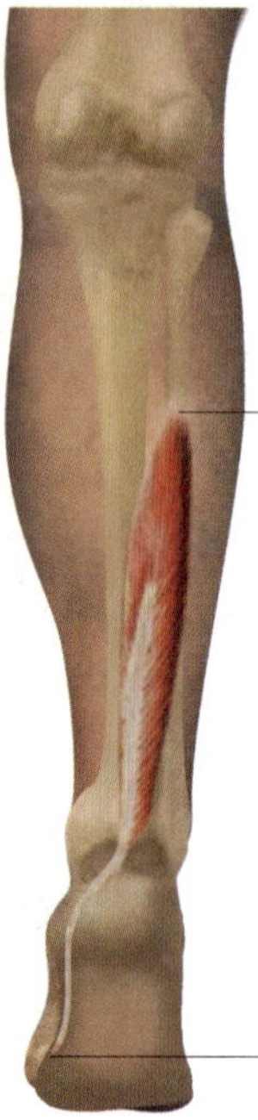

图8–53 踇长屈肌后面观

踇长屈肌腱

肌腹位于小腿深部，其肌腱在小腿下方1/3处，从趾长屈肌和胫骨后肌之间穿出。在远端趾骨底的止点部易于触及。

在内踝后方触诊时要与胫骨后肌腱相区别，要点在于踇指的动作。

如图8–54所示，被检查者对抗阻力屈踇指、同时足跖屈，检查者左手拇指前方明显活动并显现的即为踇长屈肌腱。

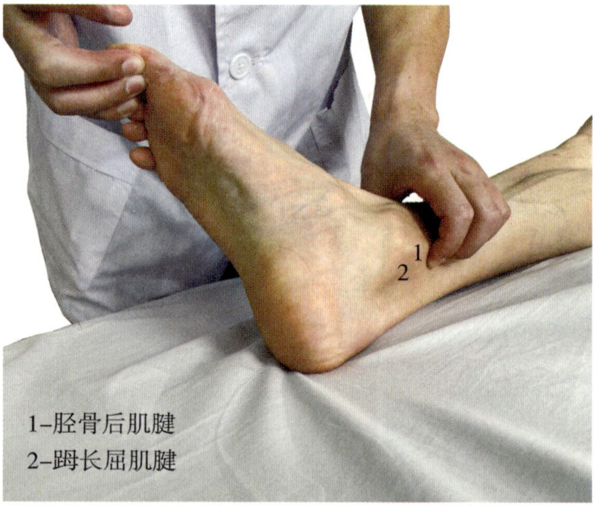

图8–54 踇长屈肌腱触诊

小腿肌后群应用小贴士：

负重屈伸跳；提踵；跳芭蕾舞；所有形式的行走

第五节　运动膝关节的肌群

一、膝关节

膝关节是由股骨的远侧端、髌骨和胫骨的近侧端构成，包括股胫和股髌关节，起着承重和传递载荷的作用。膝关节在结构上较不稳定，股骨内外侧髁与胫骨平台的关节面形状差异较大，髌骨则作为股四头肌腱连接小腿的杠杆，用于改变力的方向和增加屈膝的活动范围。膝关节的辅助结构较多，如韧带、半月板、滑膜囊、滑膜襞等，有助于缓冲膝关节的冲击力，增加膝关节的稳定性等。

膝关节属于复关节，具有两个基本轴的运动，主要为屈、伸，屈膝时可进行一定范围的旋内、旋外。如进行深蹲和蛙跳。

二、运动膝关节的肌群

1. 伸膝的主要肌群（图8–55）：股四头肌

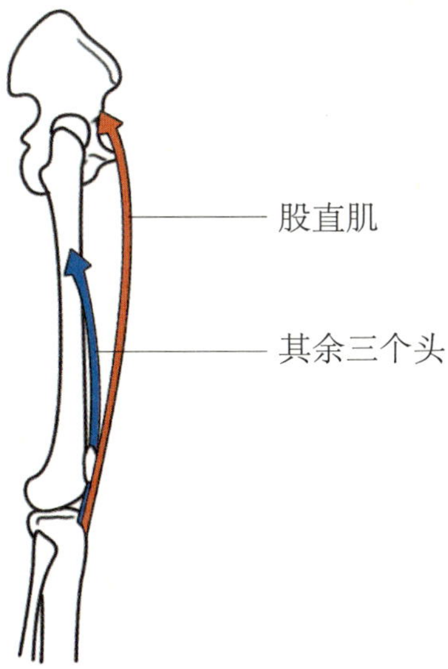

图8–55　膝关节前伸示意图

伸膝是指小腿在矢状面绕冠状轴向前的运动。膝过伸的运动范围很小，一般不超过15° 。伸膝的原动肌是股四头肌，是人体中最强有力的肌肉之一，比屈肌强约3倍，是下肢支撑体重的主要肌肉。坐姿腿屈伸和深蹲可发展股四头肌的力量。

2. 屈膝的主要肌群（图8-56）：半膜肌，半腱肌，股二头肌，股薄肌，缝匠肌，腘肌，腓肠肌

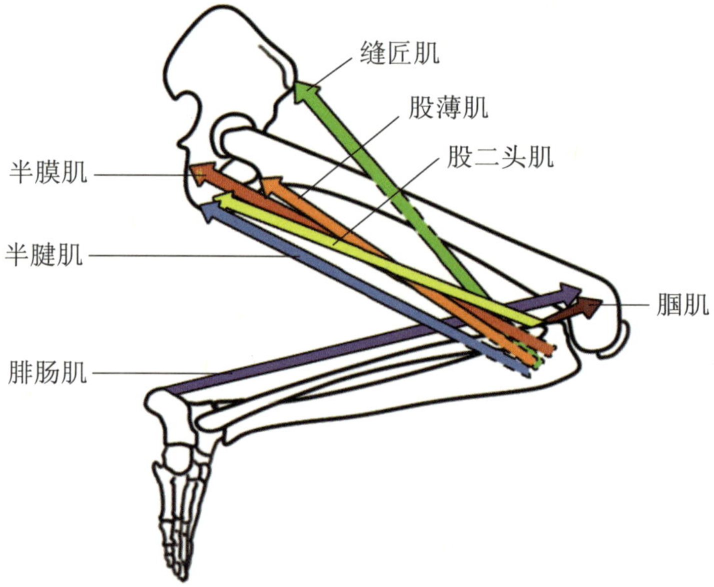

图8-56　膝关节后屈示意图

屈膝是指小腿在矢状面绕冠状轴向后的运动。屈膝的范围与髋关节的位置有关，在髋屈位时屈膝的幅度可达140° ；在髋伸位时，由于腘绳肌收缩，只能屈120° 左右。屈膝的主动肌是半膜肌、半腱肌和股二头肌，股薄肌、缝匠肌、腘肌和腓肠肌参与协同工作。俯卧屈腿可以发展半膜肌、半腱肌和股二头肌的力量。

3. 小腿旋内的主要肌群（图8–57）：半膜肌，半腱肌，股薄肌，缝匠肌，腘肌

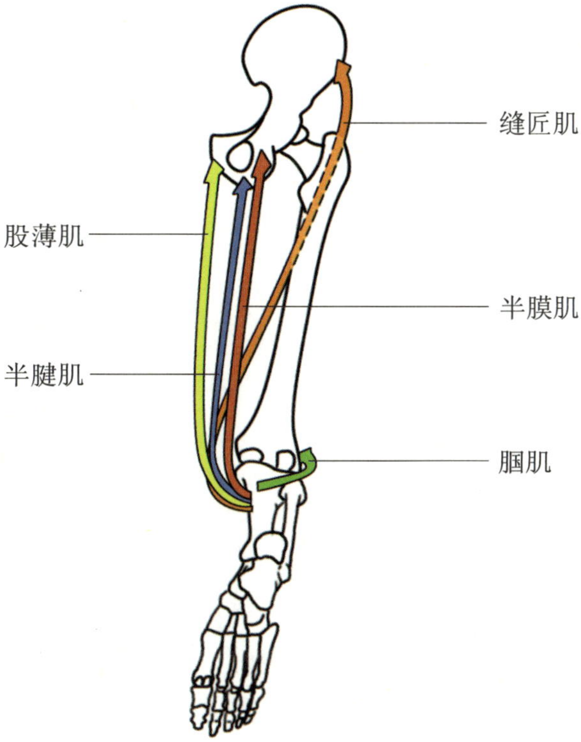

图8–57　小腿旋内示意图

在屈膝的情况下，小腿可绕膝关节垂直轴，在水平面内做旋内的运动（屈膝90°时，旋内角度最大，约为30°）。小腿旋内的主动肌是半腱肌和半膜肌，股薄肌、缝匠肌和腘肌参与协同工作。

4. 小腿旋外的主要肌群（图8–58）：股二头肌

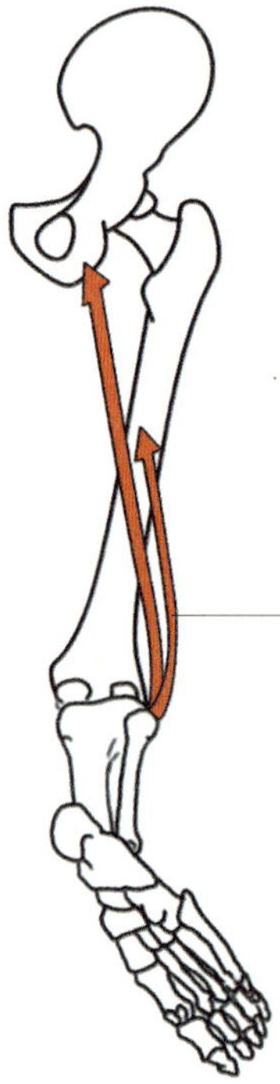

图8–58　小腿旋外示意图

在屈膝的情况下，小腿可绕膝关节垂直轴，在水平面内做旋外的运动（屈膝90°时，旋外角度最大，约为45°）。由于交叉韧带的影响，小腿旋外的幅度稍大于小腿旋内。小腿旋外的原动肌是股二头肌。

※复习与思考

1. 简述小腿肌的构成。
2. 简述髌骨的位置、形状及功能。
3. 使膝关节屈的肌有哪些？
4. 如何辨别胫骨前肌、踇长伸肌、趾长伸肌腱的位置关系？

①本章练习　　②动画演示　　③拓展阅读

第九章　踝、足部

※ 学习目标

了解：跟腱、踇长伸肌、趾长伸肌、踇长屈肌的触诊方法；

熟悉：外踝、内踝、跟骨、第5跖骨头等骨性标志；

掌握：运动足关节的肌群。

第一节　概述

踝关节是足和小腿之间的枢纽，具有维持身体平衡与负重的功能。由胫骨下端的下关节面、内踝关节面和腓骨下端的外踝关节面构成的关节窝，与距骨上部的滑车形成屈戌关节，容易发生扭伤。在踝部可触及内、外踝及后方的跟腱，足背屈时，可触及踇长伸肌腱和趾长伸肌腱。

足部是人体的最下端，站立时，承受人体的全部重量。足后端的跟骨结节、足内侧缘中点稍后处的足舟骨粗隆及足外侧缘中份的第5跖骨粗隆等均可触及。足弓由跗骨、跖骨以及足底的韧带和肌腱共同组成一个凸向上方的弓形结构。站立行走时，有减震、缓冲等作用，是人体直立、行走及负重的弹性装置，同时也保护足底血管、神经免受压迫。

足底皮肤坚厚致密，汗腺多，移动性差，在足跟、踇趾基底部及足外侧缘特别厚，容易角化形成胼胝。

图9-1为踝、足部侧面观。

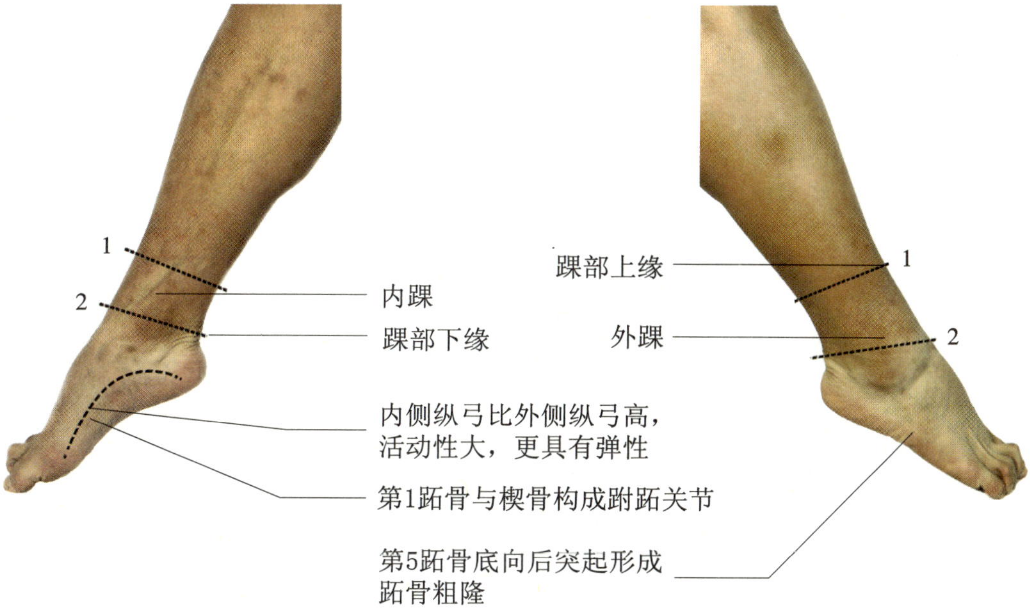

图9-1　踝、足部侧面观

第二节　骨及骨性标志

胫骨下端内侧有一突起为内踝，内踝外侧的关节面称内踝关节面，外侧有一三角形切迹，称腓切迹，下端下面有一关节面称下关节面。腓骨下端膨大部为外踝，其内侧面有一关节面称外踝关节面。胫骨、腓骨下端均参与踝关节的构成。

跗骨属短骨，共7块。分别是距骨、跟骨、骰骨、足舟骨和3块楔骨。跗骨比腕骨粗大，不仅负重而且传递压力，构成足的后部。跗骨分前、中、后三列：前列由内向外依次为内侧、中间、外侧3块楔骨和骰骨构成；中列位于距骨前内方的足舟骨，其内下方的隆起称足舟骨粗隆，为测量内侧纵弓高度的骨性标志；后列由位于前上方的距骨和后下方的跟骨组成。距骨上面有前宽后窄的关节面，称距骨滑车，距骨与小腿骨下端构成踝关节，距骨下方关节面与跟骨相关节，距骨前面关节面与足舟骨相关节。跟骨为最大的跗骨，后端膨大称跟骨结节，前面有关节面与骰骨相关节（图9-2、图9-3）。

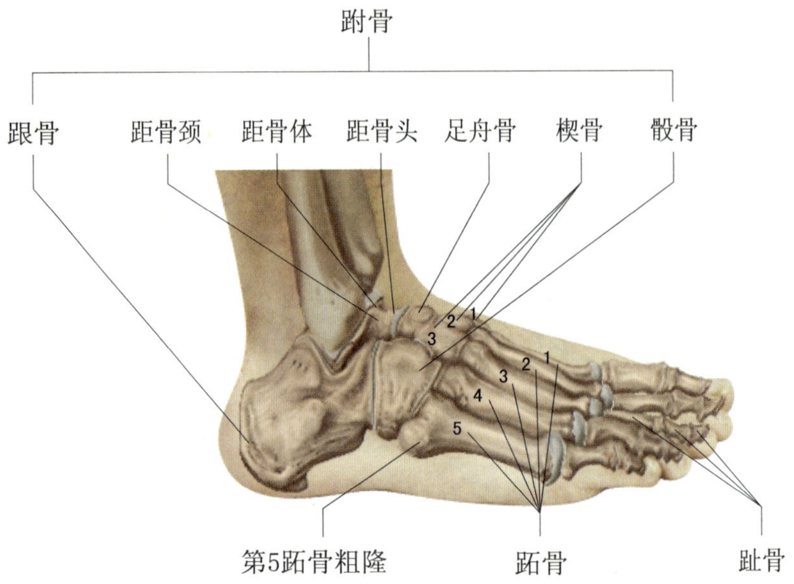

图9-2　足骨外侧面观

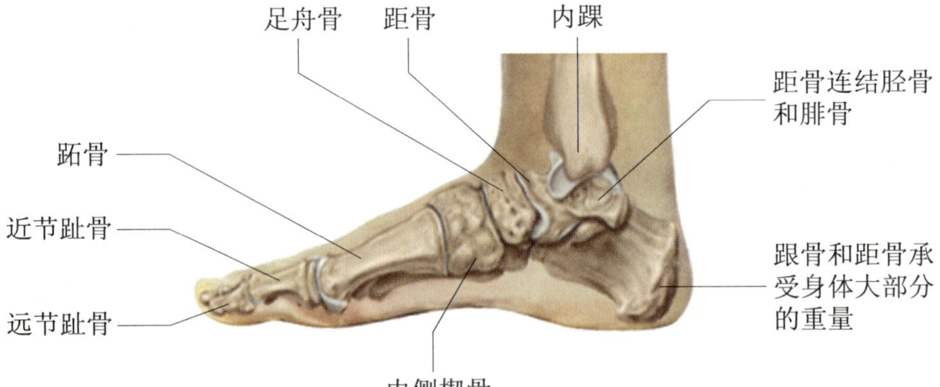

图9-3　足骨内侧面观

第三节　肌及肌性标志

足肌分为足背肌和足底肌。足背肌较薄弱，包括伸踇趾的踇短伸肌和伸第2～5趾的趾短伸肌，位于趾长伸肌腱深面。足底肌的主要作用在于维持足弓，足底肌的配布和作用与手掌肌相似，亦分为内侧群、中间群和外侧群，但没有与拇指和小指相类似的对掌肌。

（1）内侧群为运动踇趾的肌。有3块，浅层有踇展肌、踇短屈肌，深层有踇收肌。

（2）中间群为运动2～5趾的肌。由浅至深排列为趾短屈肌、足底方肌、4条蚓状肌、3块骨间足底肌和4块骨间背侧肌。

（3）外侧群为运动小趾的肌，有小趾展肌和小趾短屈肌。

图9-4、图9-5分别为足背肌和足底肌不同观面的示意。

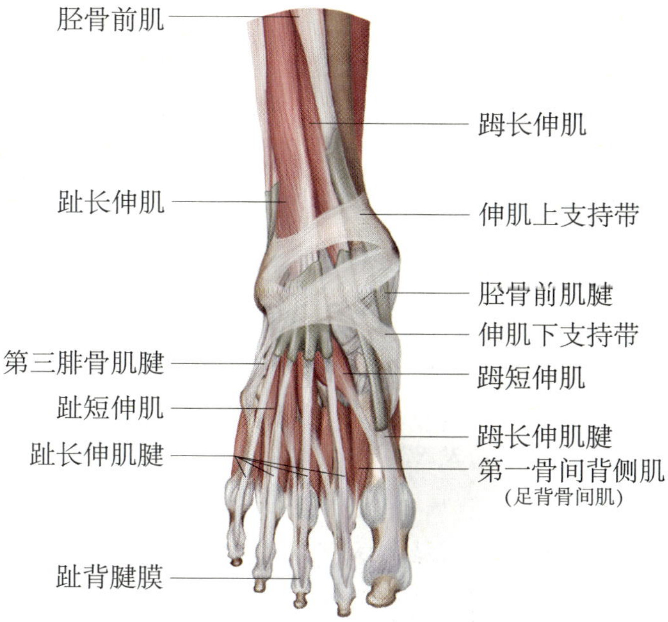

图9-4　足肌背面观

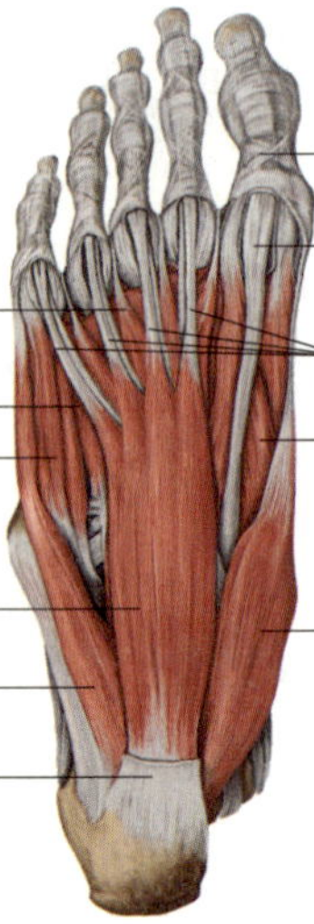

图9-5　足肌跖面观

第四节　体表标志及触诊

一、体表标志

1. 踝前面观和足背面观（图9-6）

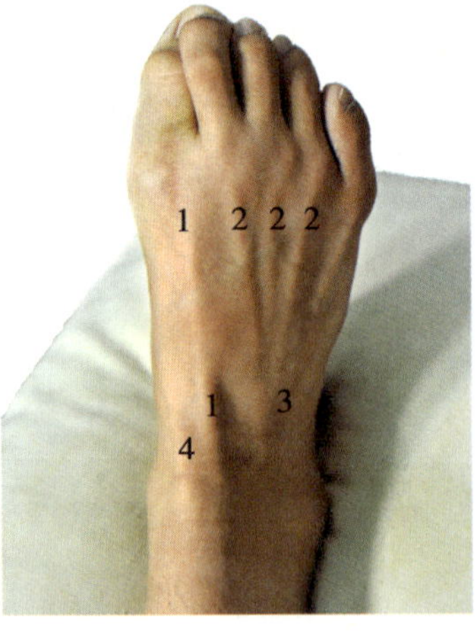

1-踇长伸肌腱
2-趾长伸肌腱
3-趾长伸肌腱分叉处
4-胫骨前肌腱

图9-6　踝前面观和足背面观

2. 踝、足部内侧面观（图9-7）

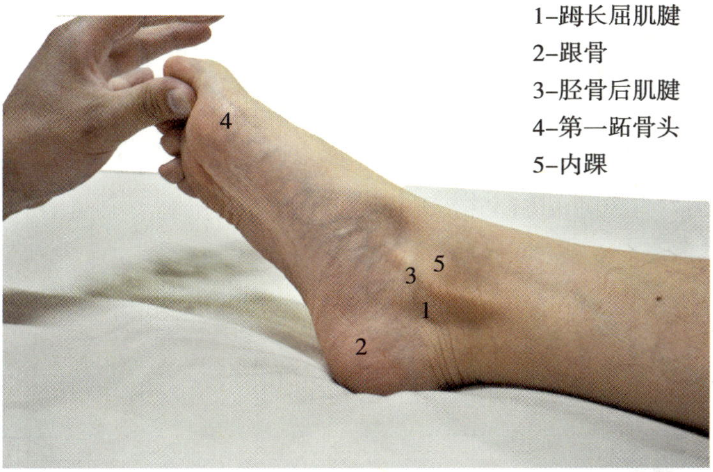

图9-7　踝、足部内侧面观

3. 踝、足部外侧面观（图9-8）

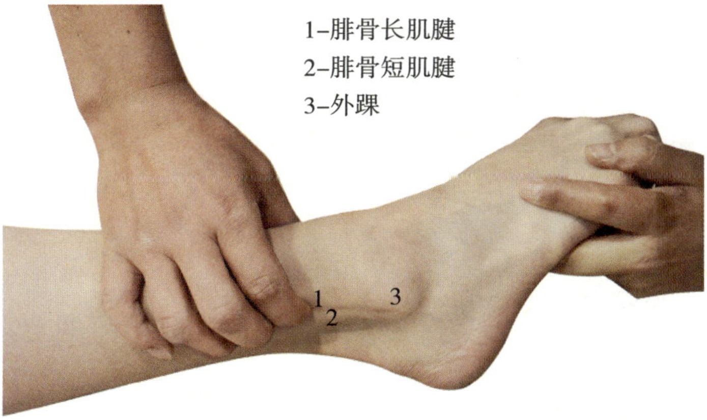

图9-8　踝、足部外侧面观

二、骨触诊

1. 外踝

腓骨的远端膨大，与胫骨内踝相比，腓骨外踝形状更窄，下部更尖，位置也更靠近后下方。

外踝最高点是胫腓前韧带附着处，其最低点是距腓前韧带和跟腓韧带附着处。

如图9-9所示，检查者示指下即为外踝前缘。

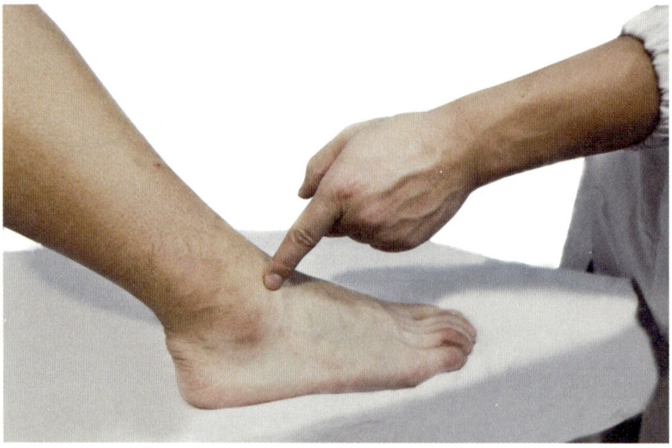

图9-9　外踝触诊

2. 内踝

胫骨下端膨大处，为扁平的三角形平面，与外踝相比内踝更宽，其下缘更圆润，水平位置更高，也更靠前。

如图9-10所示，检查者示指所指即为内踝。

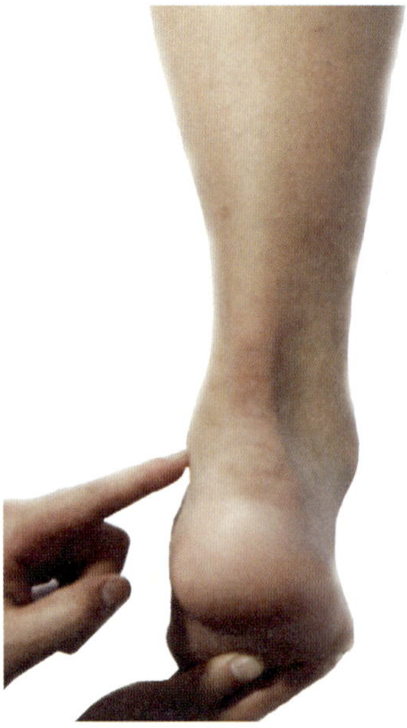

图9-10　内踝触诊

3. 距骨滑车

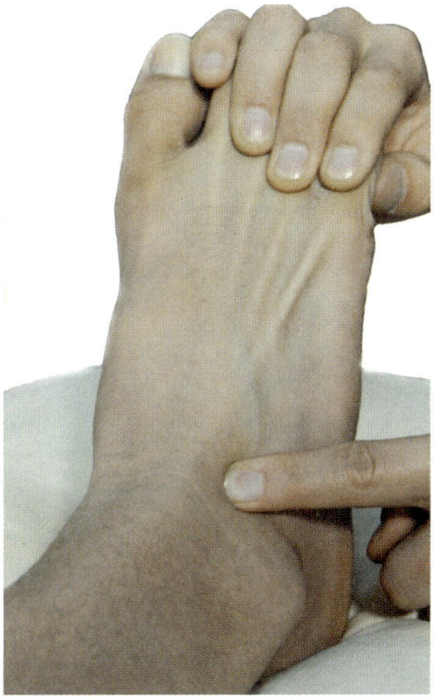

图9-11　距骨滑车触诊

距骨上方前宽后窄的关节面，即距骨滑车。距骨是跗骨中位置最高的一块骨，向上与胫骨和腓骨构成踝关节。

足内翻和跖屈，突出的距骨滑车朝向足外侧面，易触及该结构。

如图9-11所示，检查者手指从趾长伸肌腱的分叉处向足内侧缘滑动，即可触及距骨滑车外侧面。

4. 骰骨

骰骨呈不规则形，后面紧邻跟骨，前面与第4、5跖骨相接，内侧接外侧楔骨与舟骨。骰骨前面紧邻第5跖骨粗隆后面，确定了第5跖骨后，检查者手指即可向后滑至足外侧缘的凹陷处，触到的骨嵴即是骰骨外侧缘。腓骨短肌腱经骰骨外侧缘止于第5跖骨粗隆，故足部放松才不致影响触诊。

如图9-12所示，检查者拇指下即为骰骨外侧缘。

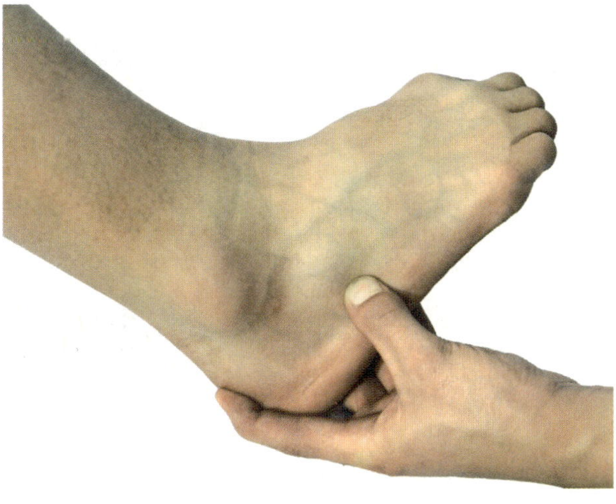

图9-12　骰骨外侧缘触诊

5. 足舟骨粗隆

位于距骨和内侧楔骨之间。足舟骨粗隆突出于足舟骨内侧面，在足舟骨下部，胫骨后肌附着于此。当足内翻时，该部位更明显。

在胫骨前肌腱后方和内侧可触及足舟骨粗隆。

如图9-13所示，检查者示指下即为足舟骨粗隆。

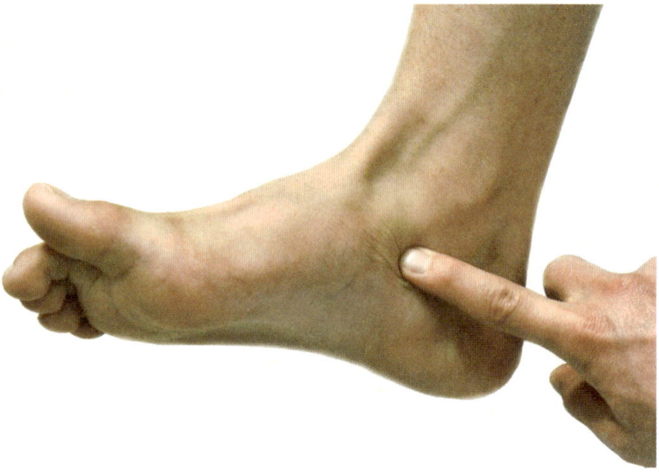

图9-13　足舟骨粗隆触诊

6. 内侧楔骨

楔骨有3块，均呈楔形，分别位于足舟骨与第1～3跖骨之间。内侧楔骨最大最长，内侧面粗糙，有一浅沟，胫骨前肌腱通过。

胫骨前肌附着于内侧楔骨的前下部，故该肌放松有助于触诊。

如图9-14所示，检查者中指指示的即是内侧楔骨内侧面。

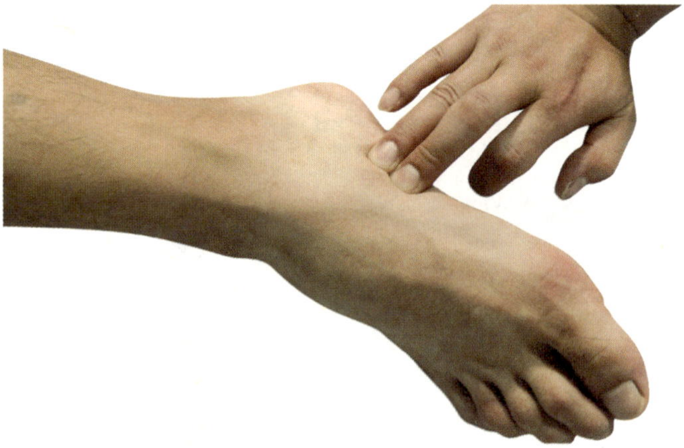

图9-14　内侧楔骨内侧面触诊

7. 跟骨

位于距骨的下方，为最大的足骨，呈不规则长方形，左右扁平，前部窄小，后部宽大，形成足跟部的隆起。跟骨后面像一个底在下的三角形，上部窄而光滑，下部宽而粗糙，后表面为圆形，为跟腱附着处。

如图9–15所示，检查者示指下即为跟骨。

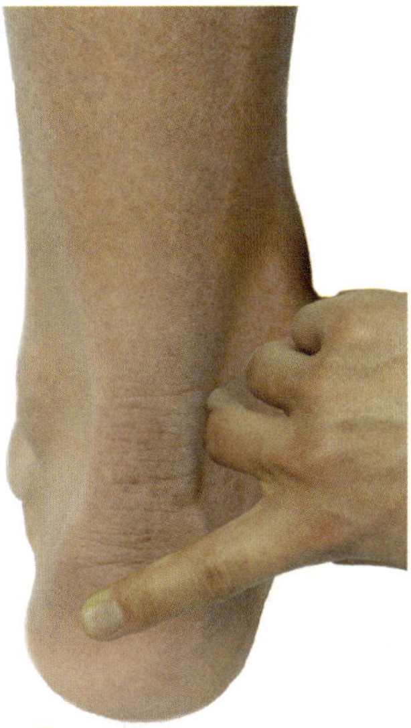

图9–15 跟骨触诊

8. 跟骨载距突

跟骨内侧面呈弧形凹陷，中1/3有一扁平突起，为载距突。载距突上有三角韧带，跟舟足底韧带（跳跃韧带）等附着。跟骨载距突低于内踝约1横指。

如图9–16所示，检查者示指所指的结构即为跟骨载距突。

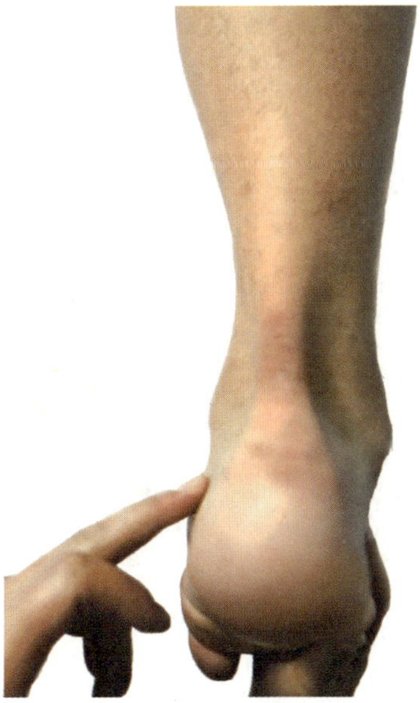

图9–16 跟骨载距突触诊

9. 跖骨头

每块跖骨从近端到远端可分为底、体、头，每个跖骨头都有隆凸的关节面，关节面宽大而平滑。

如图9-17所示，箭头所指方向即为跖骨头。

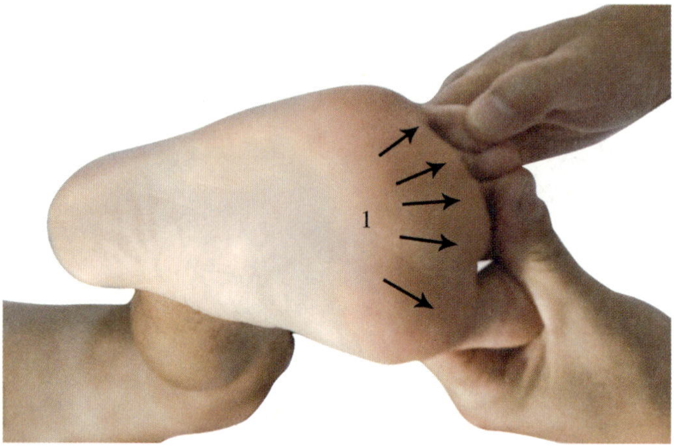

图9-17　跖骨头触诊

10. 第5跖骨

第5跖骨较第1跖骨略长，底的后面有三角形的关节面与骰骨相关节；底的外侧有一乳头状突起，称第5跖骨粗隆，由此向前可触及第5跖骨体及头。

如图9-18所示，被检查者屈第5趾，在足外侧缘的背侧可触及第5跖骨头，同时也确定了跖趾关节的位置。

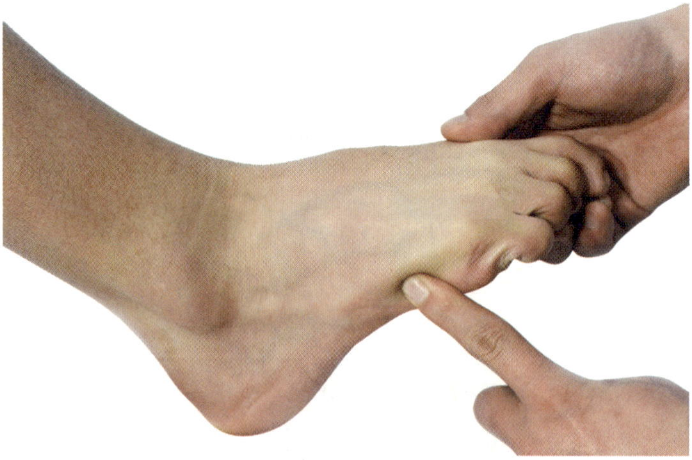

图9-18　第5跖骨触诊

11. 踇趾骨和第1跖骨头

踇趾骨粗壮，其余趾骨细小，跖趾关节显露于体表，呈现为膨大的圆形隆起。踇趾有2节趾骨，其余各趾为3节。

如图9-19所示，检查者右手中指下即为踇趾的近节趾骨，左手示指前的膨大部分是第1跖骨头。

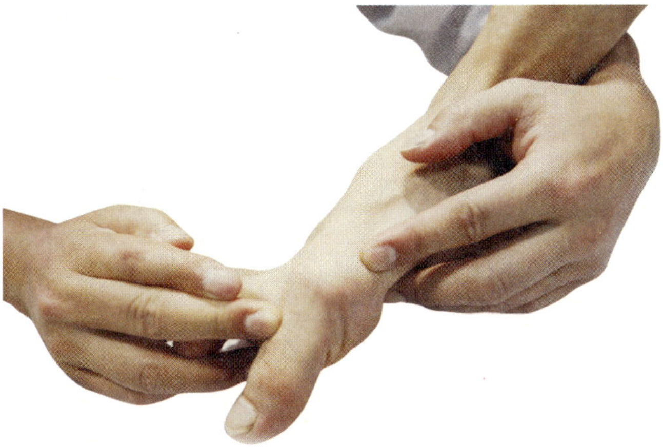

图9-19　踇趾骨和第1跖骨头触诊

12. 骰骨和第5跖骨

骰骨居于足中部最外侧，远端与第4、5跖骨构成平面关节，可轻微滑动。跗跖关节是3块楔骨和骰骨与5块跖骨之间的关节。

如图9-20所示，检查者左手拇指放在被检查者骰骨前外侧部及第5跖骨底，右手捏住第5跖骨头并上下运动，左手拇指即可扪及该跗跖关节间隙。

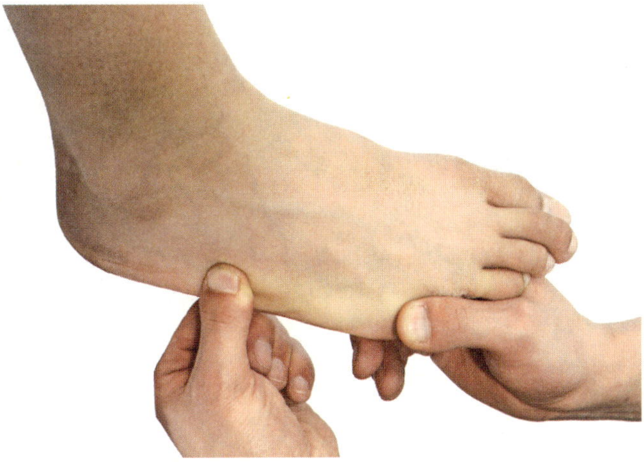

图9-20　骰骨和第5跖骨之间的关节间隙触诊

13. 跖趾关节

跖趾关节是由各跖骨头与近节趾骨底构成。关节囊松弛，上面较薄，下面较厚，在两侧有韧带加强，可做屈伸及轻微的内收外展运动。

检查者用两手抓住被检查者足趾使其跖屈，从而可见跖趾关节（图9-21）。

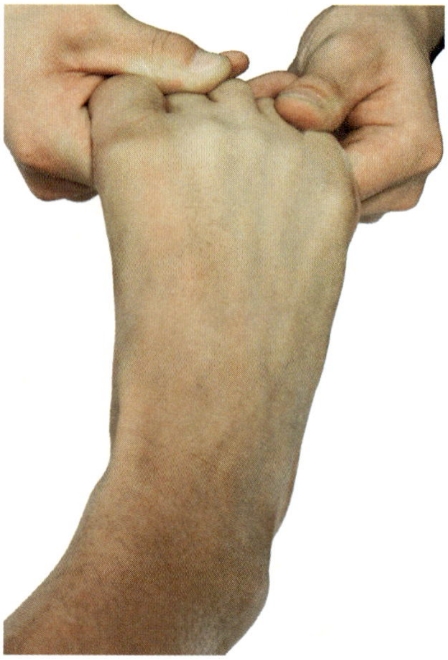

图9-21　跖趾关节触诊

三、肌腱触诊

跟腱

位置表浅，为身体最长、最坚韧的肌腱，长约15cm，起自小腿中部，由腓肠肌腱和比目鱼肌腱合成。肌腱由上向下逐渐增厚、变窄，在踝后部最窄，止于跟骨结节后面下半部。

如图9-22所示，检查者两中指间即为跟腱。

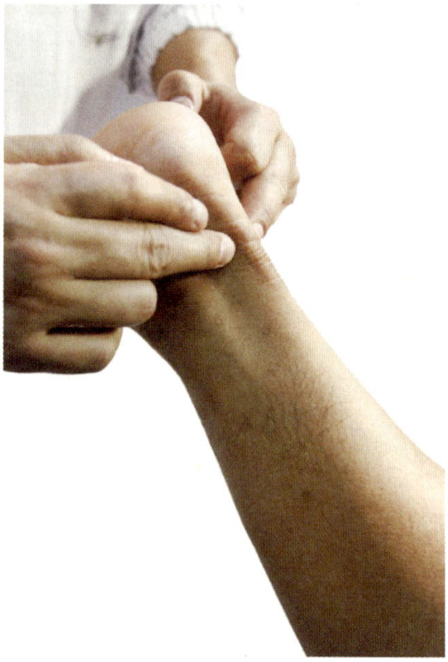

图9-22　跟腱触诊

第五节　运动足关节的肌群

一、足关节

足关节包括踝关节、跗骨间关节、跗跖关节、跖骨间关节、跖趾关节和趾骨间关节，其中跗骨间关节主要以距跟关节、距跟舟关节和跟骰关节较为重要。

足运动时可视为一个整体，主要涉及踝关节的运动，以及跗骨间关节中距跟关节和距跟舟关节的运动。踝关节为滑车关节，可绕关节额状轴作屈伸，由于距骨滑车关节面前宽后窄，当足跖屈时，窄的部分进入关节窝，因此，足尚可做侧方运动(即内收、外展)。距跟关节和距跟舟关节在功能上属联合关节，在运动时，跟骨与舟骨连同其余的足骨一起对距骨作内翻或外翻运动。

二、运动足关节的肌群

1. 足背屈的主要肌群（图9–23）：胫骨前肌，趾长伸肌，踇长伸肌

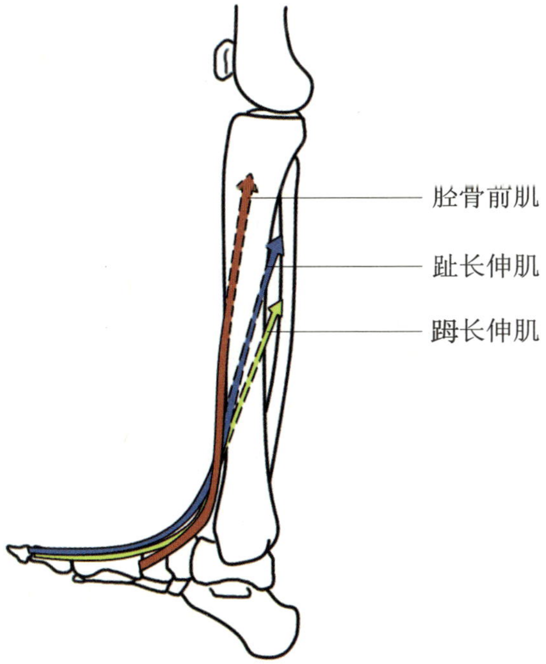

图9–23　足背屈示意图

足背屈是指足在矢状面上向小腿靠拢的运动，其活动范围一般为20° ~30° ，足极度背屈时，距骨前颈与胫骨下关节面前缘相碰，运动受阻。背屈的主动肌是胫骨前肌，趾长伸肌和踇长伸肌参与协同工作。负重勾脚可以发展胫骨前肌的力量。

2. 足跖屈的主要肌群（图9-24）：小腿三头肌，腓骨长肌，腓骨短肌，趾长屈肌，胫骨后肌，踇长屈肌

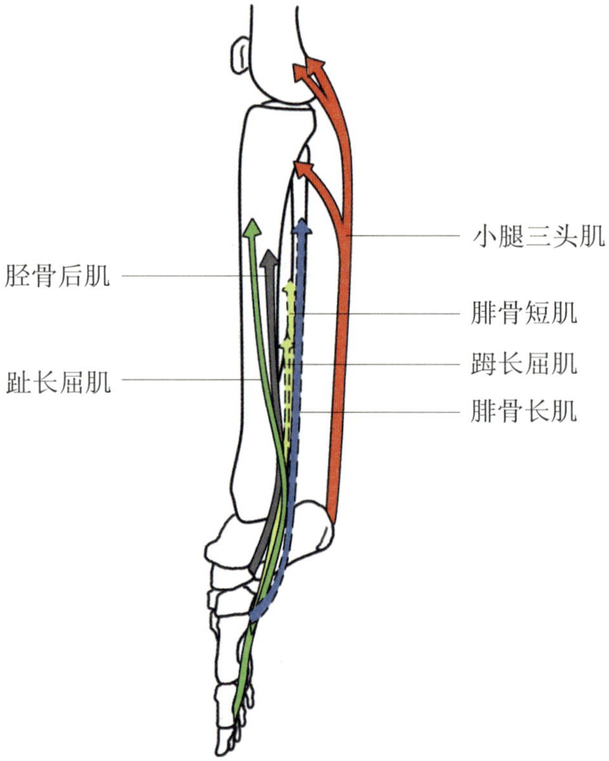

图9-24　足跖屈示意图

足跖屈是指足背在矢状面上远离小腿的运动，其运动范围约为30° ~50° 。跖屈大于背屈。极度跖屈加外翻时，距骨滑车一半移向前方踝穴（胫骨下关节面和胫、腓骨内、外踝关节面构成），受力过重易扭伤或者骨折。跖屈的主动肌是小腿三头肌，腓骨长肌、腓骨短肌、趾长屈肌、胫骨后肌和踇长屈肌参与协同工作。负重提踵可以发展小腿三头肌的力量。

3. 足内翻的主要肌群（图9-25）：胫骨后肌，胫骨前肌，踇长屈肌

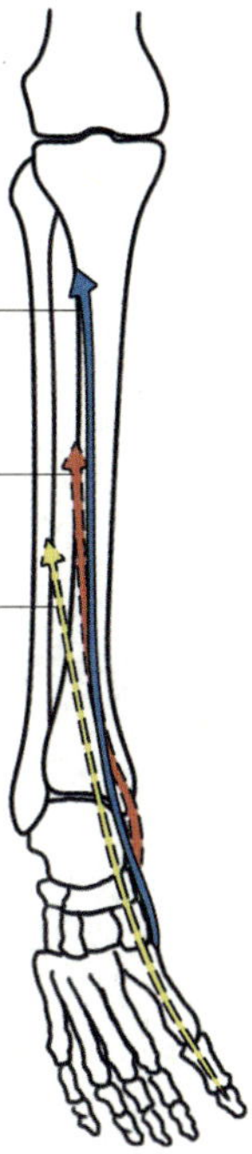

图9-25　足内翻示意图

足内翻是指足内侧缘提高，外侧缘降低，足底朝内的运动，足内翻常伴有足的跖屈，运动范围可达30°左右。足内翻的主动肌是胫骨后肌，胫骨前肌和踇长屈肌参与协同工作。在康复训练中，坐姿提踵练习可以发展胫骨后肌的力量。

4. 足外翻的主要肌群（图9-26）：腓骨长肌，腓骨短肌，趾长伸肌，第三腓骨肌

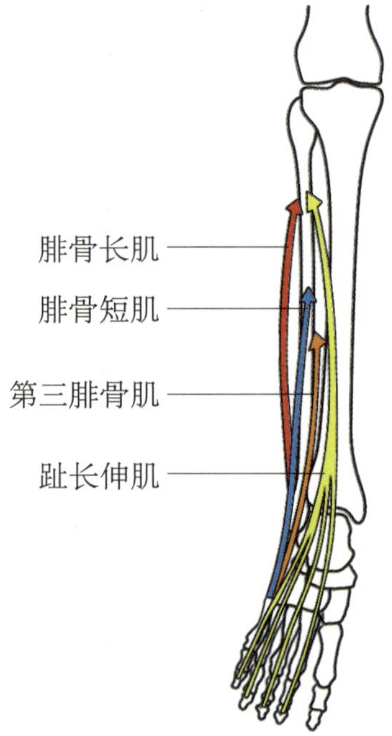

图9-26　足外翻示意图

足外翻是指足外侧缘提高，内侧缘降低，足底朝外的运动。足外翻常伴有足的背屈，运动范围可达10°左右。足外翻的主动肌是腓骨长肌，腓骨短肌、趾长伸肌和第三腓骨肌参与协同工作。在康复训练中，平衡板练习可以发展腓骨长肌的力量。

※复习与思考

1. 简述跗骨的组成。
2. 简述踝部的运动。
3. 简述跟骨触诊的动作要领。
4. 简述跟腱的触诊方法。
5. 使足关节背屈的肌肉有哪些?

①本章练习 ②动画演示 ③拓展阅读

附录　骨、肌结构要点

颈部

1. 颈前区

内侧界：颈前正中线；
外侧界：胸锁乳突肌前缘；
上界：下颌骨下缘。

2. 颈外侧区

内侧界：胸锁乳突肌后缘；
外侧界：斜方肌前缘；
下界：锁骨上缘。

3. 枕三角

枕三角位于胸锁乳突肌后缘、斜方肌前缘和肩胛舌骨肌下腹上缘之间。

枕三角的浅面依次为皮肤、浅筋膜和封套筋膜；深面为椎前筋膜及其所覆盖的前、中、后斜角肌，头夹肌和肩胛提肌。内有副神经通过，副神经下方为颈丛和臂丛的分支。

4. 咀嚼肌

特征：（1）全部咀嚼肌受下颌神经支配；

（2）全部咀嚼肌都止于下颌骨；

（3）全部咀嚼肌都作用于下颌关节。

肌肉	起点	止点	功能
颞肌	颞窝	下颌骨冠突	上提、后拉下颌骨
咬肌	颧弓	下颌骨的咬肌粗隆	上提并向前牵拉下颌骨
翼内肌	翼突窝	翼肌粗隆	上提、前伸下颌骨
翼外肌	上头：蝶骨大翼颞下面 下头：翼突外侧面	下颌颈	张口、向对侧运动

5. 颈肌分层

肌肉	分层	肌群
颈肌	浅层	颈阔肌、胸锁乳突肌
	中层	舌骨上肌群：二腹肌、茎突舌骨肌、下颌舌骨肌、颏舌骨肌 舌骨下肌群：胸骨舌骨肌、肩胛舌骨肌、胸骨甲状肌、甲状舌骨肌
	深层	内侧群：颈长肌、头长肌、头前直肌、头外侧直肌 外侧群：前斜角肌、中斜角肌、后斜角肌

6. 颈部肌群

<table>
<tr><th>肌群</th><th colspan="2">肌名</th><th>起点</th><th>止点</th><th>主要作用</th><th>所处部位</th></tr>
<tr><td rowspan="2">颈浅肌</td><td colspan="2">颈阔肌</td><td>三角肌、胸大肌筋膜</td><td>口角、下颌骨下缘及面部皮肤</td><td>拉口角及下颌向下</td><td>位于颈部浅筋膜中，薄而宽阔，属于皮肌</td></tr>
<tr><td colspan="2">胸锁乳突肌</td><td>胸骨柄前面、锁骨的胸骨端</td><td>颞骨乳突</td><td>一侧收缩使头向同侧倾斜；两侧收缩使头后仰</td><td>位于颈部前外侧，左右两侧的胸锁乳突肌形成“V”字形，粗壮强劲，大部分被颈阔肌所覆盖</td></tr>
<tr><td rowspan="8">颈前肌</td><td rowspan="4">舌骨上肌群</td><td>二腹肌</td><td>下颌骨二腹肌窝、颞骨乳突</td><td rowspan="4">舌骨</td><td rowspan="4">上提舌骨，可使舌升高；当舌骨固定时，可张口</td><td rowspan="4">下颌骨与舌骨之间</td></tr>
<tr><td>下颌舌骨肌</td><td>下颌骨体内面</td></tr>
<tr><td>茎突舌骨肌</td><td>茎突</td></tr>
<tr><td>颏舌骨肌</td><td>下颌骨颏棘</td></tr>
<tr><td rowspan="4">舌骨下肌群</td><td>胸骨舌骨肌</td><td rowspan="4" colspan="2">与名称一致</td><td rowspan="4">下降舌骨和喉</td><td rowspan="4">舌骨与肩胛骨之间；舌骨与胸骨之间</td></tr>
<tr><td>肩胛舌骨肌</td></tr>
<tr><td>胸骨甲状肌</td></tr>
<tr><td>甲状舌骨肌</td></tr>
<tr><td colspan="2" rowspan="3">颈深肌外侧群</td><td>前斜角肌</td><td rowspan="3">颈椎横突</td><td>第1肋上面</td><td rowspan="3">使颈侧屈或前屈；上提第1～2肋助吸气</td><td rowspan="3">位于脊柱颈段的两侧，为外侧群</td></tr>
<tr><td>中斜角肌</td><td rowspan="2">第2肋上面</td></tr>
<tr><td>后斜角肌</td></tr>
</table>

上肢

1. 锁骨的特征

锁骨呈水平位“～”状，全长均可在皮下触及。有1体2端。体的内侧2/3凸向前，外侧1/3则凸向后。内侧端（胸骨端）钝粗，与胸骨构成胸锁关节；外侧端（肩峰端）扁平，与肩峰构成肩锁关节。

临床联系：锁骨骨折常发生在中1/3或内侧部。骨折后外侧断端因受上肢或肩部重力作用而向下移位，内侧断端因受胸锁乳突肌的牵拉可向上移位。

2. 肩胛骨上的肌肉分布

（1）后面：冈上肌及冈下肌（分别位于冈上、下窝）；

（2）内侧缘：肩胛提肌、菱形肌（大、小）及前锯肌；

（3）外侧缘：小圆肌；

（4）下角：前锯肌、大圆肌；

（5）肩胛冈及肩峰：三角肌与斜方肌；

（6）前面：肩胛下肌（位于肩胛下窝）；

（7）关节盂上结节：肱二头肌长头；

（8）关节盂下结节：肱三头肌长头；

（9）喙突：喙肱肌、肱二头肌短头及胸小肌。

3. 上肢三大关节的特点比较

	肩关节	肘关节	桡腕关节
主要结构	关节头：肱骨头 关节窝：关节盂	肱尺关节 肱桡关节 桡尺近侧关节	关节头：手舟骨、月骨、三角骨 关节窝：桡骨、尺骨下关节盘
辅助结构	盂肱韧带、喙肱韧带、关节盂唇	尺侧副韧带 桡侧副韧带 桡骨环状韧带	腕尺侧副韧带、腕桡侧副韧带、掌侧及背侧桡腕韧带
关节类型	球窝关节	滑车关节（肱尺关节）、 球窝关节（肱桡关节）、 车轴关节（桡尺近侧关节）	椭圆关节
运动	三轴性： 屈—伸，收—展 回旋及环转	一轴性（失去二轴）； 屈—伸（肱尺关节，肱桡关节） 旋前—旋后（桡尺近侧关节）	二轴性： 屈—伸，收—展及环转

4. 上肢肌的分群

上肢肌的肌群可分为两类，一类是以连接上肢与附近的结构为主，如连接上肢与脊柱的肌群（斜方肌、背阔肌、肩胛提肌及菱形肌）及连接上肢与胸壁的肌群（胸大肌、胸小肌及锁骨下肌）。另一类可称为上肢的固有肌群，其起始、抵止及作用均限于上肢，按所在部位又可分为肩肌、臂肌、前臂肌及手肌。

5. 连接上肢与脊柱的肌群

肌肉	起点	止点	作用	所处部位
斜方肌	枕外隆凸、上项线、项韧带及全部胸椎棘突	锁骨外1/3、肩峰、肩胛冈	提肩、降肩、拉肩胛骨向内、下角旋外	位于颈部和背上部的浅层
背阔肌	下6胸椎棘突、全部腰椎棘突及髂嵴后部	肱骨小结节嵴	使肩关节后伸、内收及旋内	位于胸背区下部和腰区浅层较宽大的扁肌
肩胛提肌	上4颈椎横突	肩胛骨上角和内侧缘上部	上提肩胛骨	位于颈项两侧，肌肉上部位于胸锁乳突肌深面，下部位于斜方肌深面
菱形肌	下2颈椎、上4胸椎的棘突	肩胛骨内侧缘	牵引肩胛骨向内上并向脊柱靠拢	斜方肌深层

6. 连接上肢与胸壁的肌群

肌肉	起点	止点	作用	所处部位
锁骨下肌	第1肋	锁骨	降锁骨外侧端	位于肩下处的第一肋骨到锁骨拉伸的一小块肌肉
胸大肌	锁骨内侧2/3段、胸骨前面、第1～6肋软骨前面	肱骨大结节嵴	使肩关节内收、旋内和前屈	位于胸廓的前上部
胸小肌	第3～5肋	肩胛骨喙突	拉肩胛骨向前下方、下角旋内	位于胸大肌深面，呈三角形
前锯肌	上8或9个肋骨外面	肩胛骨内侧缘和下角	拉肩胛骨向前并紧贴胸廓、下角旋外	位于胸廓的外侧皮下，上部为胸大肌和胸小肌所遮盖

7. 运动肩胛骨的肌群

运动	肌肉	运动	肌肉
上提	斜方肌（上部）、肩胛提肌、菱形肌	后移	菱形肌、斜方肌（中部）
下降	斜方肌下部、前锯肌、胸小肌	下角旋外	前锯肌、斜方肌（上部）
前移	胸小肌、前锯肌	下角旋内	菱形肌、胸小肌

8. 运动肩关节的肌群

运动	肌肉	运动	肌肉
前屈	胸大肌锁骨部和胸肋部、三角肌前束、肱二头肌、喙肱肌、前锯肌	内收	肱二头肌短头、三角肌前束、三角肌后束、背阔肌、大圆肌、胸大肌、肱三头肌长头
后伸	三角肌后束、大圆肌、背阔肌、肱三头肌长头	旋内	肩胛下肌、大圆肌、背阔肌、三角肌前束、胸大肌、肱二头肌长头
外展	三角肌、肱二头肌长头、冈上肌	旋外	冈下肌、小圆肌、三角肌后束

9. 运动肘关节的肌群

（1）前屈：主要为肱肌、肱二头肌，其次为前臂屈肌群浅层。
（2）伸肘：主要为肱三头肌，肘肌有轻度伸肘作用。

10. 肘窝

位置：位于肘关节前面的三角形肌间隙。
界限：
（1）上界：在上，为肱骨内、外上髁的连线；
（2）窝底：为肱肌；
（3）尖：向下，为旋前圆肌与肱桡肌的交点；

（4）内侧界：为旋前圆肌外侧缘；
（5）外侧界：为肱桡肌内侧缘；
（6）顶：为皮肤、浅筋膜及深筋膜所构成。

11. 肘后“三骨点”

肱骨的内上髁、外上髁及尺骨的鹰嘴三个骨点均在皮下可触及。伸肘时三点在一横线上，屈肘时则鹰嘴骨点下降呈一三角形。肘部骨折或尺骨上端后脱位，则三骨点的位置关系可出现异常变化。

12. 前臂回旋肌

（1）旋前：旋前圆肌、旋前方肌、桡侧腕屈肌、肱桡肌（可使旋后位的前臂旋前至中间位）。

（2）旋后：旋后肌、肱二头肌（肘屈位时）、肱桡肌（肘屈位使旋前位的前臂旋后至中间位）。

13. 前臂肌前群浅层比较

前臂肌位于前臂骨周围，数目较多，且多为“多关节”肌，主要作用于肘关节、腕关节和手关节。按部位分为前群（屈及旋前肌）及后群（伸及旋后肌）。前臂肌的名称反映了其部位、层次、起止及功能，故可顾名思义。

前臂肌浅层均起自肱骨内上髁（除肱桡肌起自肱骨外上髁），多由正中神经支配（除肱桡肌在臂部受桡神经支配，尺侧腕屈肌由尺神经支配）。

注：肱桡肌起自肱骨外上髁，止于桡骨茎突，作用是屈肘关节，当前臂处于旋前位时能使其旋后，由桡神经支配。

14. 运动腕关节的肌群

前屈：
（1）桡侧腕屈肌；（2）尺侧腕屈肌；（3）拇长展肌；（4）指浅屈肌；
（5）指深屈肌；（6）拇长屈肌。
后伸：
（1）桡侧腕长伸肌；（2）桡侧腕短伸肌；（3）尺侧腕伸肌；（4）拇长伸肌；
（5）指伸肌。
内收：
（1）尺侧腕屈肌；（2）尺侧腕伸肌；（3）指伸肌。

外展：

（1）桡侧腕长伸肌；（2）桡侧腕屈肌；（3）拇长展肌；（4）拇长伸肌；（5）拇长屈肌。

15. 腕管的构成及内容

构成：

腕前屈肌支持带横架于腕骨的凹沟上面，内侧端附于豌豆骨及钩骨，外侧端附于手舟骨及大多角骨。浅面附于掌腱膜。

内容：

（1）指浅屈肌腱及指深屈肌腱占腕管内侧大半。

（2）拇长屈肌腱及桡侧腕屈肌腱居其外侧端。

（3）正中神经夹于拇长屈肌及桡侧腕屈肌腱之间。在腕管综合症时，因正中神经被挤压而致拇指的屈肌及展肌作用明显减弱，不能对掌，不能伸示指、中指，同时丧失外侧三个半指的感觉。

16. 伸肌腱滑膜鞘

在腕背侧前臂筋膜增厚并有横行纤维束加强，形成强有力的伸肌支持带，横架于桡骨下端外侧，斜越腕至尺骨茎突、三角骨和豌豆骨。在伸肌支持带深面，有前臂至手的9个伸肌在6个腱滑膜鞘内通过。自外侧至内侧为：

（1）拇长展肌及拇短伸肌腱鞘；

（2）桡侧腕长伸肌及桡侧腕短伸肌腱鞘；

（3）拇长伸肌腱鞘；

（4）指伸肌及示指伸肌腱鞘；

（5）小指伸肌腱鞘；

（6）尺侧腕伸肌腱鞘。

17. 手部的鼻烟窝

（1）位置：在腕的背外侧。

（2）界限：内侧界为拇长伸肌腱，外侧界为拇短伸肌腱及拇长展肌腱。底为手舟骨、大多角骨及第一掌骨底。顶为皮肤及浅筋膜，有桡神经浅支及头静脉属支跨越。

（3）内容：桡动脉过腱深面达第一骨间隙底。

（4）临床意义：手舟骨骨折时，此处桡动脉易损伤。

18. 上肢带肌

肌群	肌名	起点	止点	主要作用	所处部位
浅层	三角肌	锁骨外侧1/3、肩峰和肩胛冈	肱骨三角肌粗隆	使肩关节外展	位于肩部皮下，呈三角形，围绕肩关节周围，分前中后三部
深层	冈上肌	肩胛骨冈上窝	肱骨大结节	使肩关节外展	位于肩胛骨冈上窝内，羽状肌，居于斜方肌的深面
	冈下肌	肩胛骨冈下窝		使肩关节旋外、伸、内收	位于肩胛骨冈下窝内，近似于三角形
	小圆肌	肩胛骨外侧缘上2/3背面			位于肩胛骨冈下肌下方，为圆柱形
	大圆肌	肩胛骨下角背面	肱骨小结节嵴	使肩关节内收、旋内、伸	小圆肌的外侧下方，呈圆形
	肩胛下肌	肩胛下窝	肱骨小结节		位于肩胛骨肩胛下窝内，为多羽状肌

19. 臂肌

肌群	肌名	起点	止点	主要作用	所处部位
前群	肱二头肌	长头：肩胛骨盂上结节；短头：肩胛骨喙突	桡骨粗隆	屈肘关节，使前臂旋后；协助屈肩关节	位于上臂前面，呈梭形。该肌有长、短二头，肌束平行排列，为双关节肌
	喙肱肌	肩胛骨喙突	肱骨中部内侧	使肩关节屈和内收	位于上臂上半部的前内侧，较小的长梭形肌
	肱肌	肱骨体下半前面	尺骨粗隆	屈肘关节	位于肱二头肌下半的深层，为梭形扁肌
后群	肱三头肌	长头：肩胛骨盂下结节；内侧头：桡神经沟内下方骨面；外侧头：桡神经沟外上方骨面	尺骨鹰嘴	伸肘关节、助肩关节伸及内收（长头）	位于肱骨后面。该肌分三个头，即长头、内侧头和外侧头。其中长头为双关节肌，内侧头与外侧头为单关节肌

20. 前臂肌

肌群		肌名	起点	止点	主要作用	所处部位
前群	第一层	肱桡肌	肱骨外上髁上方	桡骨茎突	屈肘关节	位于前臂前面桡侧，长形梭形肌
		旋前圆肌	肱骨内上髁、前臂深筋膜	桡骨外侧面中部	使前臂旋前；屈肘	斜列于肘关节前面，为圆锥状长肌，肌束从内上斜向外下方平行排列
		桡侧腕屈肌		第2掌骨底掌面	屈和外展腕；屈肘	位于前臂前面浅层，为梭形肌
		掌长肌		掌腱膜	屈腕；紧张掌腱膜	位于前臂前面浅层，肌腹短而腱很长
		尺侧腕屈肌		豌豆骨、第5掌骨底	屈和内收腕；屈肘	位于前臂前面尺侧，为长而扁的半羽状肌，该肌分两头
	第二层	指浅屈肌	肱骨内上髁和尺、桡骨前面	第2～5指中节指骨体两侧	屈第2～5指近侧指骨间关节和掌指关节；屈腕和屈肘	位于前臂至手掌，呈扫帚状分布，肌束下行分为四条肌束，经腕管和手掌分别进入第2～5指屈肌腱鞘
	第三层	指深屈肌	尺骨上端前面、附近骨间膜	第2～5指远节指骨底掌面	屈第2～5指近侧指骨间关节和掌指关节；屈腕	位于前臂肌第三层内侧半，梭形肌
		拇长屈肌	桡骨上端前面、附近骨间膜	拇指远节指骨底掌面	屈拇指指骨间关节和掌指关节	位于前臂肌第三层外侧半，半羽状肌
	第四层	旋前方肌	尺骨下1/4的前面	桡骨下端前面	使前臂旋前	位于前臂肌第四层，方形小肌

（续表）

肌群		肌名	起点	止点	主要作用	所处部位
后群	浅层	桡侧腕长伸肌	肱骨外上髁及邻近深筋膜	第2掌骨底	伸腕、腕外展	位于前臂肌后群第二层桡侧，梭形肌
		桡侧腕短伸肌		第3掌骨底	伸腕、腕外展	位于前臂肌后群第一层桡侧，梭形肌
		指伸肌		第2～5指中节和远节指骨底	伸第2～5指和伸腕	位于前臂肌后群第一层桡侧腕短伸肌尺侧，梭形肌
		小指伸肌		小指中节和远节指骨底	伸小指	位于指伸肌内侧，是一条细长的肌肉
		尺侧腕伸肌		第5掌骨底	伸和内收腕	位于前臂肌后群第一层尺侧，梭形肌
	深层	旋后肌	肱骨外上髁、尺骨近侧端	桡骨上1/3的前面	前臂旋后	前臂
		拇长展肌		第1掌骨底	拇指外展	前臂
		拇短伸肌		拇指近节指骨底	伸拇指	前臂
		拇长伸肌		拇指远节指骨底	伸拇指	前臂
		示指伸肌		示指指背腱膜	伸示指	前臂

21. 手肌

肌群	肌名	起点	止点	主要作用	所处部位
外侧群	拇短展肌	屈肌支持带、舟骨	拇指近节指骨底	与名称一致	位于浅层外侧
	拇短屈肌	屈肌支持带、大多角骨			位于浅层内侧
	拇对掌肌		第1掌骨		位于拇短展肌的深面
	拇收肌	屈肌支持带、头状骨、第3掌骨	拇指近指骨		位于拇对掌肌的内侧
内侧群	小指展肌	屈肌支持带	小指近节指骨底	与名称一致	位于浅层外侧
	小指短屈肌	屈肌支持带、钩骨			位于浅层内侧
	小指对掌肌		第5掌骨内侧		位于小指展肌和小指短屈肌深面
中间群	蚓状肌	指深屈肌腱	第2～5指指背腱膜	屈第2~5指掌指关节和伸其指骨间关节	位于手掌中部，掌腱膜深面
	骨间掌侧肌	第2掌骨内侧面和第4、5掌骨外侧面	第2、4、5指指背腱膜	内收第2、4、5指；屈第2、4、5指掌指关节和伸其指骨间关节	位于指伸屈肌腱和蚓状肌深面，第2、4、5掌骨掌侧面
	骨间背侧肌	第1~5掌骨相邻侧	第2～4指指背腱膜	固定第3指，外展第2、4指；屈第2~4指掌指关节和伸其指骨间关节	位于4个掌骨间隙的背侧

躯干

1. 胸骨的特征

胸骨为扁骨，呈剑状，数字记忆：3部、2面、2缘、2端及1角。

（1）3部：胸骨柄、胸骨体及剑突。

（2）2面：前面及后面。

（3）2缘：左右外侧缘，有7个肋切迹接第1～7肋软骨（平面关节）。

（4）2端：上端有颈静脉切迹（或胸骨上切迹），为第2胸椎体下缘水平，下端为剑突，剑胸结合平第9～10胸椎间。

（5）1角：在柄与体结合处，呈向前凸的钝角，为第2肋软骨附着平面，向后平第4胸椎下缘。

2. 肋计数的标志

（1）胸骨角→第2肋；

（2）剑胸结合（胸骨体与剑突结合处）→第6肋；

（3）胸骨下角尖→第7肋；

（4）肋弓最低点→第10肋；

（5）肋椎角（竖脊肌外侧缘与末肋交角）→第12肋。

3. 胸壁肌比较

连接胸壁与上肢的肌肉（主要运动上肢）：

（1）胸前壁肌：胸大肌（浅层）、胸小肌（深层）；

（2）胸侧壁肌：前锯肌。

胸廓固有肌（主要运动肋）：

（1）胸后壁：上后锯肌、下后锯肌及肋提肌；

（2）肋间肌：肋间外肌、肋间内肌及肋间最内肌（胸横肌在胸廓前壁内面，自剑突与胸骨体至第2～6肋软骨内面。肋下肌在胸廓后壁内面，位于下部肋的肋角附近，可斜越2～3肋间隙。故可认为肋间最内肌与此二肌属同一层次）。

4. 呼吸肌

（1）安静吸气：肋间外肌（第3～10肋）、膈肌；

（2）深吸气：肋间外肌、斜角肌、胸锁乳突肌、提肋肌、上后锯肌、膈肌；

（3）强力吸气：除上述深吸气肌外，肩胛提肌、斜方肌及菱形肌（上提并固定肩胛骨）、胸大肌、胸小肌、前锯肌（上提肋）、竖脊肌（减少胸后曲）。

安静呼气及深呼气为胸廓及肺的被动回复。强力呼气时：肋间内肌、腰方肌、肋下肌、胸横肌、下后锯肌、腹横肌、腹内/外斜肌。

5. 腹壁肌的特征

腹肌
- 前外侧群：腹外斜肌、腹内斜肌、腹横肌及腹直肌
- 后群：腰方肌、腰大肌

按肌纤维排列走行特点的歌诀：“腹外斜肌插口袋，腹内斜肌扇子面，腹横肌裤腰带，后壁立着四方板，前面夹着一大块。”亦可简记为：“一横、一竖、一个人。”

腹前壁肌群：

（1）3层扁阔肌：外层（腹外斜肌）纤维走行自上外斜向下内。中间层（腹内斜肌）肌纤维自后外下向前内上斜行。深层（腹横肌）肌纤维横行，犹如“三合板”结构。腱膜形成腹直肌鞘，在下部肌间形成腹股沟管。

（2）1块纵行肌：腹前壁中线两侧各有1块腹直肌，犹如“领带”，包被在腹直肌鞘内。

腹前外侧壁肌群：

肌名	起点	止点	作用	所处部位
腹外斜肌	下8位肋骨外面	髂嵴前部、腹股沟韧带、白线	保护腹腔脏器，维持腹内压。收缩时，增加腹压；使脊柱前屈、侧屈及旋转；降肋助呼气	位于腹前外侧部的浅层
腹内斜肌	胸腰筋膜、髂嵴和腹股沟韧带外侧1/2	白线		位于腹外斜肌的深面
腹横肌	下6对肋软骨内面、胸腰筋膜、髂嵴和腹股沟韧带外侧1/3	白线		位于腹部诸肌的最内层
腹直肌	耻骨联合、耻骨嵴	胸骨剑突、第5～7肋软骨前面		位于腹前壁正中线的两旁，居腹直肌鞘内
锥状肌	耻骨前面	白线	紧张腹白线	位于耻骨联合处的左上方，形状微小呈三角形的袋状肌肉，在腹直肌的前方

腹肌的协同作用：

（1）前屈躯干（或脊柱）：两侧腹外斜肌及腹内斜肌协同收缩可前屈躯干，腹直肌亦为有力的前屈肌。

（2）侧屈躯干：本侧腹外斜肌及腹内斜肌共同收缩。

（3）回旋躯干：一侧腹外斜肌与对侧腹内斜肌共同作用。

（4）呼吸：腹肌收缩产生腹式呼吸，强力收缩可压挤腹腔脏器使膈上升，产生强力呼气。

（5）增加腹压：压迫排挤腹腔脏器排出内容物，如排便、排尿、胎儿娩出、呕吐等。

（6）增加腹壁紧张力，保护腹腔脏器，形成有力支撑，如上举重物、抵御外力打击等。

（7）可使骨盆后倾、侧倾及回旋，如仰卧举腿、鞍马单腿摆越、双杠前摆转体等。

6. 腹股沟三角

腹股沟三角的界限：

（1）下界：腹股沟韧带内侧半；

（2）内侧：腹直肌下部的外侧缘；

（3）外侧：腹壁下动静脉。

7. 腹部筋膜

腹部筋膜包括浅筋膜、深筋膜和腹内筋膜。

（1）浅筋膜：在腹上部为一层，脐平面以下分为浅、深两层。浅层向下与股部浅筋膜、会阴浅筋膜及阴囊肉膜相续，内侧止于白线；深层在中线处附着于白线，向下与股部阔筋膜愈着。

（2）深筋膜：可分为数层，分别覆盖在前外侧群各肌的表面和深面。

（3）腹内筋膜：贴附在腹腔各壁的内面。各部筋膜的名称大多与所覆盖的肌相同，如膈下筋膜、腰方筋膜、髂腰筋膜、盆筋膜和腹横筋膜等。

8. 白线

白线位于腹前壁正中线上，是由两侧腹直肌鞘的纤维彼此交织形成的腱性结构，上自剑突，下至耻骨联合。白线上宽下窄，坚韧而缺少血管，约在中点处有疏松的瘢痕组织区即脐环，是腹壁的一个薄弱点。

9. 背部肌肉的特征

背部肌肉可分为三层：浅层（肩带肌）、中层（呼吸肌）、深层（固有肌）。

（1）肩带肌（运动上肢）：斜方肌、背阔肌、肩胛提肌、大及小菱形肌。

（2）呼吸肌（运动肋）：上后锯肌、下后锯肌及肋提肌。

（3）固有肌（运动头及脊柱）：夹肌、竖脊肌及一些短肌（横突棘肌、横突间肌及棘突间肌）。

注：夹肌、竖脊肌为长肌，在浅面垂直走行，强而有力，可用3个字概括：长、大、强；回旋肌、多裂肌为中层短肌，呈斜行，自横突至棘突，可斜越1～2个椎体或斜越1～4个椎体；横突间肌、棘突间肌为深层短肌，呈垂直走行，分居中层及深层，特点为短、小、弱，连接相邻横突成相邻棘突。

10. 听诊三角的构成

（1）部位：在背部肩胛骨内侧；（2）界限：上内方为斜方肌外侧缘，上外方为肩胛骨内侧缘及菱形肌，下界为背阔肌上缘。该三角区为胸廓后壁缺乏肌肉覆盖的薄弱区。

11. 腰三角的构成

界限：基底或下缘为髂嵴。

（1）上内：背阔肌下部外侧缘；（2）上外：腹外斜肌后缘；（3）底：腰背筋膜及腹内斜肌。

12. 胸肌

肌群	肌名	起点	止点	主要作用	所处部位
胸上肢肌	胸大肌	锁骨内侧2/3段、胸骨前面、第1～6肋软骨前面等	肱骨大结节嵴	使肩关节内收、旋内和前屈	位于胸廓上方的浅表层，宽而厚，呈扇形覆盖于胸廓前壁的大部
	胸小肌	第3～5肋骨	肩胛骨喙突	拉肩胛骨向前下方	位于胸大肌深面，呈三角肌
	前锯肌	上8或9个肋骨外面	肩胛骨内侧缘及下角	拉肩胛骨向前并紧贴胸廓	位于胸廓的外侧面浅层，为锯齿状的扁肌，前上部被胸大肌和胸小肌覆盖
胸固有肌	肋间外肌	上位肋骨下缘	下位肋骨上缘	提肋助吸气	肋间隙浅层
	肋间内肌	下位肋骨上缘	上位肋骨下缘	降肋助呼气	肋间外肌深面
	胸横肌	胸骨下部	第2～6肋内面		胸前壁内面
膈	胸骨部	剑突后面	中心腱	助呼吸、增加腹压	胸廓下口
	肋部	下6对肋			
	腰部	上2～3腰椎体前面			

13. 腹肌

肌群	肌名	起点	止点	主要作用	所处部位
前外侧群	腹直肌	耻骨联合、耻骨嵴	胸骨剑突，第5～7肋软骨前面	脊柱前屈、增加腹压	位于腹前壁正中线的两旁，居腹直肌鞘内，为上宽下窄的带形多腹肌，腱与腹直肌鞘的前壁紧密结合，可防止腹直肌收缩时移位
	腹外斜肌	下8位肋骨外面	髂嵴前部、腹股沟韧带、白线	维持和增加腹压；助呼气；使脊柱前屈、侧屈及旋转	位于腹前外侧壁的浅层，宽阔扁肌，肌束由外上方向前内下方斜行
	腹内斜肌	胸腰筋膜、髂嵴和腹股沟韧带外侧1/2	白线		位于腹外斜肌的深面，宽阔扁肌，肌束由外下方向前内上方斜行
	腹横肌	下6对肋软骨内面、胸腰筋膜、髂嵴和腹股沟韧带外侧1/3			位于腹内斜肌的深面，宽阔扁肌，肌束向前内方横行
后群	腰方肌	髂嵴后份	第12肋内侧半、第1～4腰椎横突	降第12肋，脊柱腰部侧屈	位于腹后壁，不规则的四方形扁肌，在脊柱两侧，其后方为竖脊肌，内侧为腰大肌

14. 背肌

肌群	肌名	起点	止点	主要作用	所处部位
背浅肌	斜方肌	上项线、枕外隆凸、项韧带和全部胸椎棘突	锁骨外侧1/3、肩峰、肩胛冈	拉肩胛骨向中线靠拢，上部纤维提肩胛骨，下部纤维降肩胛骨	位于项部和背上部浅层，单侧成三角形，两侧合在一起，呈斜方形。分为上部、中部和下部
	背阔肌	下6个胸椎棘突、全部腰椎棘突及髂嵴后部等	肱骨小结节嵴	使肩关节后伸、内收及旋内	位于腰背部和胸部后外侧，三角形扁肌，上部为斜方肌覆盖
	肩胛提肌	上位颈椎横突	肩胛骨上角和内侧缘上部	上提肩胛骨	位于斜方肌深面，为带状长肌
	菱形肌	下位2个颈椎和上位4个胸椎棘突	肩胛骨内侧缘	牵引肩胛骨向内上并向脊柱靠拢	位于斜方肌深层，肩胛骨内侧缘和脊柱之间，为菱形的扁肌
背深肌	竖脊肌	骶骨背面、髂嵴后部和腰椎棘突	肋骨、椎骨及颞骨乳突等	一侧收缩使脊柱向同侧屈；两侧收缩使脊柱向后伸和仰头	位于躯干背面，呈纵列分布，为背肌中最长、最大的肌肉，脊柱两侧，分为棘肌、最长肌和髂肋肌三部分
	夹肌	项韧带下半、下位颈椎棘突、上位胸椎棘突和棘上韧带	上位颈椎横突、乳突和上项线	一侧收缩使头向同侧旋转；两侧同时收缩使头后仰	位于上后锯肌深面

下肢

1. 骨盆结构的特征

（1）骨盆的构成：骨盆分为大骨盆及小骨盆，两者以界线为界。大骨盆位于界线上方及左、右髂窝之间，由第5腰椎及髂骨翼构成。小骨盆位于界线下方，由骶骨、尾骨及髋骨（髂骨、坐骨及耻骨）构成。分1腔（骨盆腔）、2口（上口及下口）。

（2）骨盆的界线：骶岬→弓状线→耻骨梳→耻骨结节→耻骨联合上缘。

（3）盆壁的骨性构成：

结构	前壁	后壁	侧壁
大骨盆	无	第5腰椎	髂骨翼
小盆骨	耻骨	骶尾骨	髂骨体、坐骨体及支

2. 运动髋关节的肌群

（1）屈肌：髂腰肌、阔筋膜张肌、耻骨肌、长收肌、短收肌、股薄肌、股直肌、缝匠肌。

（2）伸肌：臀大肌、臀中肌和臀小肌的后部肌束、大收肌、半膜肌、半腱肌、股二头肌长头。

（3）外展肌：臀中肌、阔筋膜张肌、臀大肌（外上部纤维）、臀小肌、梨状肌、闭孔内肌。

（4）内收肌：长收肌、短收肌、大收肌、臀大肌（内下部纤维）、股薄肌、耻骨肌。

（5）旋内肌：臀中肌和臀小肌的前部肌束、阔筋膜张肌。

（6）旋外肌：臀中肌和臀小肌的后部肌束、臀大肌、股方肌、长收肌、短收肌、大收肌、股薄肌、耻骨肌、闭孔内肌、闭孔外肌、髂腰肌。

3. 大腿肌

大腿肌分为3群，分别位于大腿的前面、后面及内侧面。

（1）前群：缝匠肌、股四头肌。

（2）内侧群：长收肌、短收肌、大收肌、股薄肌、耻骨肌。

（3）后群：股二头肌、半腱肌、半膜肌。

4. 运动膝关节的肌群

（1）屈肌：股二头肌、半腱肌、半膜肌、缝匠肌、腓肠肌、腘肌、股薄肌。

（2）伸肌：股四头肌。

（3）旋内肌：半腱肌、半膜肌、缝匠肌、股薄肌、腘肌。

（4）旋外肌：股二头肌。

5. 运动足关节的肌群

（1）背屈肌：胫骨前肌、踇长伸肌、趾长伸肌、第三腓骨肌。

（2）跖屈肌：小腿三头肌、腓骨长肌、腓骨短肌、趾长屈肌、胫骨后肌、踇长屈肌。

（3）外翻：腓骨长肌、腓骨短肌、趾长伸肌、第三腓骨肌。

（4）内翻：胫骨前肌、胫骨后肌、踇长屈肌。

6. 股三角

位置：位于大腿的内侧上部。

界线：

（1）上：腹股沟韧带。

（2）外侧：缝匠肌的内侧缘。

（3）内侧：长收肌的内侧缘。

（4）底：自外侧向内侧依次为髂腰肌、耻骨肌及长收肌。

（5）顶：皮肤、浅筋膜及深筋膜，内含腹股沟浅淋巴结、生殖股神经股支、股动脉浅支及大隐静脉上端（近侧端）及其属支。

7. 收肌管

收肌管为位于大腿中1/3内侧份的一个肌性间隙，呈三棱形，长约15cm。外侧壁为股内侧肌；后壁是长收肌和大收肌；前壁是缝匠肌和股内侧肌同长收肌及大收肌之间的一层腱膜；上口通股三角；下口经收肌腱裂孔通向腘窝。管内有股血管、隐神经通过。

8. 腘窝

腘窝的边界：

（1）上外侧：股二头肌。

（2）上内侧：半腱肌及半膜肌。

（3）下外侧：腓肠肌外侧头。

（4）下内侧：腓肠肌内侧头。

（5）底：股骨下端腘面及腘肌。

（6）顶：皮肤、大腿浅筋膜及深筋膜。

9. 下肢三大关节比较

结构	髋关节	膝关节	踝关节
关节面	关节头：股骨头 关节窝：髋臼	关节头：股骨髁、髌骨 关节窝：胫骨髁上关节面	关节头：距骨 关节窝：胫骨下关节面、内踝关节面及腓骨外踝关节面
韧带（囊外韧带）	髂股韧带 耻股韧带 坐股韧带 轮匝带（关节囊）	前面：髌韧带 后面：腘斜韧带 内侧面：胫侧副韧带 外侧面：腓侧副韧带	内侧韧带（三角韧带）、外侧韧带
关节腔	股骨头韧带 髋臼横韧带 髋臼唇	前交叉韧带 后交叉韧带 膝横韧带 内侧半月板 外侧半月板	
关节类型	杵臼关节	椭圆关节（股骨与胫骨间） 滑车关节（髌骨与股骨间）	滑车关节
运动	屈伸、内收、外展、旋内、旋外及环转	屈伸（屈时可有轻度回旋）	背屈（伸）、跖屈

10. 髋肌

肌群		肌名	起点	止点	主要作用	所处部位
前群	髂腰肌	髂肌	髂窝	股骨小转子	使髋关节前屈和旋外；下肢固定时，可使躯干前屈	位于骨盆内侧面，呈扇形
		腰大肌	腰椎体侧面、横突			位于脊柱腰段两侧，单羽状肌
	阔筋膜张肌		髂前上棘	胫骨外侧髁	紧张阔筋膜和屈髋关节	位于大腿上部前外侧，被阔筋膜包裹，梭形肌
后群	浅层	臀大肌	髂骨翼外面、骶骨背面	髂胫束、臀肌粗隆	使髋关节伸和旋外	位于臀部皮下浅层，四方形肌
	中层	臀中肌	髂骨翼外面	股骨大转子	使髋关节外展、旋内（前部肌束）和旋外（后部肌束）	位于臀部外上方，大部分被臀大肌所覆盖，扇形肌
		梨状肌	骶骨前面、骶前孔外侧		使髋关节外展和旋外	位于小骨盆内，向外穿出坐骨大孔至股骨上端，扇形肌
		闭孔内肌	闭孔膜内面及其周围骨面	股骨转子窝	使髋关节旋外	位于小骨盆内侧壁
		股方肌	坐骨结节	股骨转子间嵴		位于臀大肌深面
	深层	臀小肌	髂骨翼外面	股骨大转子	使髋关节外展、旋内（前部肌束）和旋外（后部肌束）	位于臀中肌深面
		闭孔外肌	闭孔膜外面及其周围骨面	股骨转子窝	使髋关节旋外	位于股方肌深面

11. 大腿肌

肌群	肌名	起点	止点	主要作用	所处部位
前群	缝匠肌	髂前上棘	胫骨上端内侧面	屈髋关节、屈膝关节，使已屈的膝关节旋内	位于大腿前、内侧面皮下浅层，从大腿外上方向内下方斜行，扁带状肌
	股四头肌	髂前下棘、股骨粗线内外侧唇、股骨体前面	胫骨粗隆	屈髋关节和伸膝关节	位于大腿前面，羽状肌
内侧群	耻骨肌	耻骨支和坐骨支前面	股骨的耻骨肌线	使髋关节内收和旋外	位于大腿内侧上部，长方形短肌
	长收肌		股骨粗线		位于耻骨肌内侧，三角形扁肌
	股薄肌		胫骨上端内侧面		位于大腿内侧浅层，带状长条肌
	短收肌		股骨粗线		位于耻骨肌与长收肌深面，三角形扁肌
	大收肌	耻骨支、坐骨支、坐骨结节	股骨粗线和收肌结节		位于短收肌深层，三角形肌
后群	股二头肌	长头：坐骨结节 短头：股骨粗线	腓骨头	屈膝、伸髋，使已屈的膝关节旋外	位于大腿后面外侧，梭形肌
	半腱肌	坐骨结节	胫骨上端内侧面	屈膝、伸髋，使已屈的膝关节旋内	位于大腿后面内侧浅层，单羽状肌
	半膜肌		胫骨内侧髁后面		位于半腱肌深层，单羽状肌

12. 小腿骨特征的比较

	上端	体	下端
胫骨	2髁：内侧髁、外侧髁 2凸起：髁间隆起、胫骨粗隆 2区：髁间前区、髁间后区 3关节面：左、右上关节面及腓关节面	3面：外侧面、内侧面及后面 3缘：前缘、内侧缘及骨间缘	1踝：内踝 1沟：内踝沟 1切迹：腓切迹 2关节面：踝关节面及下关节面
腓骨	1头：腓骨头 1关节面：腓骨头关节面	3面：外侧面、内侧面及后面 3缘：前缘、后缘及骨间缘	1踝：外踝 1窝：外踝窝 1关节面：踝关节面

13. 小腿肌

肌群	肌名	起点	止点	主要作用	所处部位
前群	胫骨前肌	胫骨外侧面	内侧楔骨内侧面、第1跖骨底	伸踝关节，使足内翻	位于胫骨前外侧浅层，三角形长肌
	踇长伸肌	腓骨内侧面下2/3和骨间膜前面	踇趾远节趾骨底背面	伸踝关节，伸踇趾	位于胫骨前肌与趾长伸肌之间，单羽状肌
	趾长伸肌	腓骨前面、胫骨上端和小腿骨间膜	第2～5趾中、远节趾骨底	伸踝关节，伸第2～5趾，足外翻	位于胫骨前肌外侧，羽状肌
外侧群	腓骨长肌	腓骨外侧面	内侧楔骨、第1跖骨底	屈踝关节和使足外翻	位于小腿外侧浅层，羽状肌
	腓骨短肌		第5跖骨粗隆		位于腓骨长肌深层，羽状肌

（续表）

肌群		肌名	起点	止点	主要作用	所处部位
后群	浅层	腓肠肌	股骨内、外上髁后面	跟骨	屈踝关节和膝关节	位于小腿后面皮下浅层，双关节肌
		比目鱼肌	腓骨后面上部、胫骨比目鱼肌线		屈踝关节	位于腓肠肌深层，羽状肌
	深层	腘肌	股骨外侧髁外侧面上缘	胫骨比目鱼肌线以上骨面	屈膝关节并使小腿旋内	位于腘窝底深层，带状肌
		趾长屈肌	胫骨后面中1/3	第2～5趾远节趾骨底	屈踝关节，屈第2～5趾	位于小腿三头肌深层内侧，羽状肌
		胫骨后肌	小腿骨间膜后面和胫、腓骨	足舟骨粗隆及楔骨	屈踝关节，使足内翻	位于小腿三头肌深层，蹞长屈肌和趾长屈肌之间，羽状肌
		蹞长屈肌	腓骨后面下2/3	蹞趾远节趾骨底	屈踝关节，屈蹞趾，使足内翻	位于小腿三头肌深层外侧，羽状肌

14. 足肌

肌群		肌名	起点	止点	主要作用	所处部位
足背肌		趾短伸肌	跟骨	第2～5趾近节趾骨底	伸第2～5趾	位于足背部中外侧
		踇短伸肌		踇趾近节趾骨底	伸踇趾	位于足背部内侧
足底肌后群	内侧群	踇展肌	跟骨、足舟骨		外展和屈踇趾	位于足底部内侧浅层
		踇短屈肌	内侧楔骨		屈踇趾	位于足底部内侧浅层
		踇收肌	第2～4趾骨底		内收和屈踇趾	位于足底部内侧浅层
	外侧群	小趾展肌	跟骨	小趾近节趾骨底	外展和屈小趾	位于足底部外侧浅层
		小趾短屈肌	第5跖骨底		屈小趾	位于足底部外侧浅层
	中间群	趾短屈肌	跟骨	第2～5中节趾骨底	屈第2～5趾	位于足底部中间浅层
		足底方肌		趾长屈肌腱		位于足底中间群
		蚓状肌	趾长屈肌腱	趾背腱膜	屈跖趾关节和伸趾骨间关节	
		骨间足底肌	第3～5跖骨内侧半	第3～5近节趾骨底和趾背腱膜	内收第3～5趾，并屈跖趾关节和伸趾骨间关节	位于第2～5跖骨间隙内
		骨间背侧肌	跖骨相对缘	第2～4近节趾骨底和趾背腱膜	外展第2～4趾，并屈跖趾关节和伸趾骨间关节	位于跖骨间隙内

参考文献

1. 柏树令，应大君. 系统解剖学［M］. 8版. 北京：人民卫生出版社，2013.
2. 郭志坤，文小军，杨文亮. 人体表面解剖学及图谱［M］. 郑州：河南科学技术出版社，1997.
3. 塞尔日·蒂克萨. 触诊解剖学图谱［M］. 郑州：河南科学技术出版社，2016.
4. 卡潘德吉. 骨关节功能解剖学［M］. 北京：人民军医出版社，2011.
5. 艾略特·古德芬格. 牛津艺用人体解剖学［M］. 李慧娟，译. 上海：上海人民美术出版社，2013.
6. 张殿明. 解剖学逻辑记忆法［M］. 北京：人民卫生出版社，2005.
7. 顾德明，缪进昌. 运动解剖学图谱［M］. 北京：人民体育出版社，2006.
8. 汪华侨. 功能解剖学［M］. 北京：人民卫生出版社，2013.
9. 刘执玉，田铧. 人体解剖彩色图谱［M］. 北京：科学出版社，2008.
10. 舒先涛. 人体解剖学简明图谱［M］. 北京：湖北科学技术出版社，2001.
11. 徐国栋，袁琼嘉. 运动解剖学 ［M］. 5版. 北京：人民体育出版社，2012.
12. 郭怡良，李映琪. 解剖学、触诊和表面标记［M］. 5版. 新北：合记图书出版社，2013.
13. 克里斯蒂·凯尔. 功能解剖［M］. 江华侨，译. 天津：天津科技翻译出版有限公司，2013.
14. 运动解剖学编写组.运动解剖学［M］. 北京：北京体育大学出版社，2013.
15. 安德鲁·比尔. 按摩推拿的解剖学基础［M］. 汪华侨，译. 济南：山东科学技术出版社，2014.
16. 敖丽娟，黄晓琳. 人体运动学［M］. 3版. 人民卫生出版社，2013.
17. 德拉威尔. 肌肉健美训练图解［M］. 济南：山东科学技术出版社，2012.
18. 徐高磊. 人体姿势评估与解剖学分析［M］. 郑州：郑州大学出版社，2018.
19. 李晓捷. 人体发育学［M］. 北京：人民卫生出版社，2013.

图书在版编目（CIP）数据

骨骼和肌肉表面解剖学 / 宋雅伟，王金勇编著. --北京：人民体育出版社，2019

ISBN 978-7-5009-5110-0

Ⅰ. ①骨… Ⅱ. ①宋… ②王… Ⅲ. ①肌肉骨骼系统－人体解剖学 Ⅳ. ①R322.7

中国版本图书馆 CIP 数据核字（2016）第317414号

*

人民体育出版社出版发行
北京中科印刷有限公司印刷
新 华 书 店 经 销

*

787×1092 16开本 18印张 375千字
2019年10月第 1 版 2019年10月第 1 次印刷
印数：1—3,000册

*

ISBN 978-7-5009-5110-0
定价：70.00元

社址：北京市东城区体育馆路 8 号（天坛公园东门）
电话：67151482（发行部） 邮编：100061
传真：67151483 邮购：67118491
网址：www.sportspublish.cn

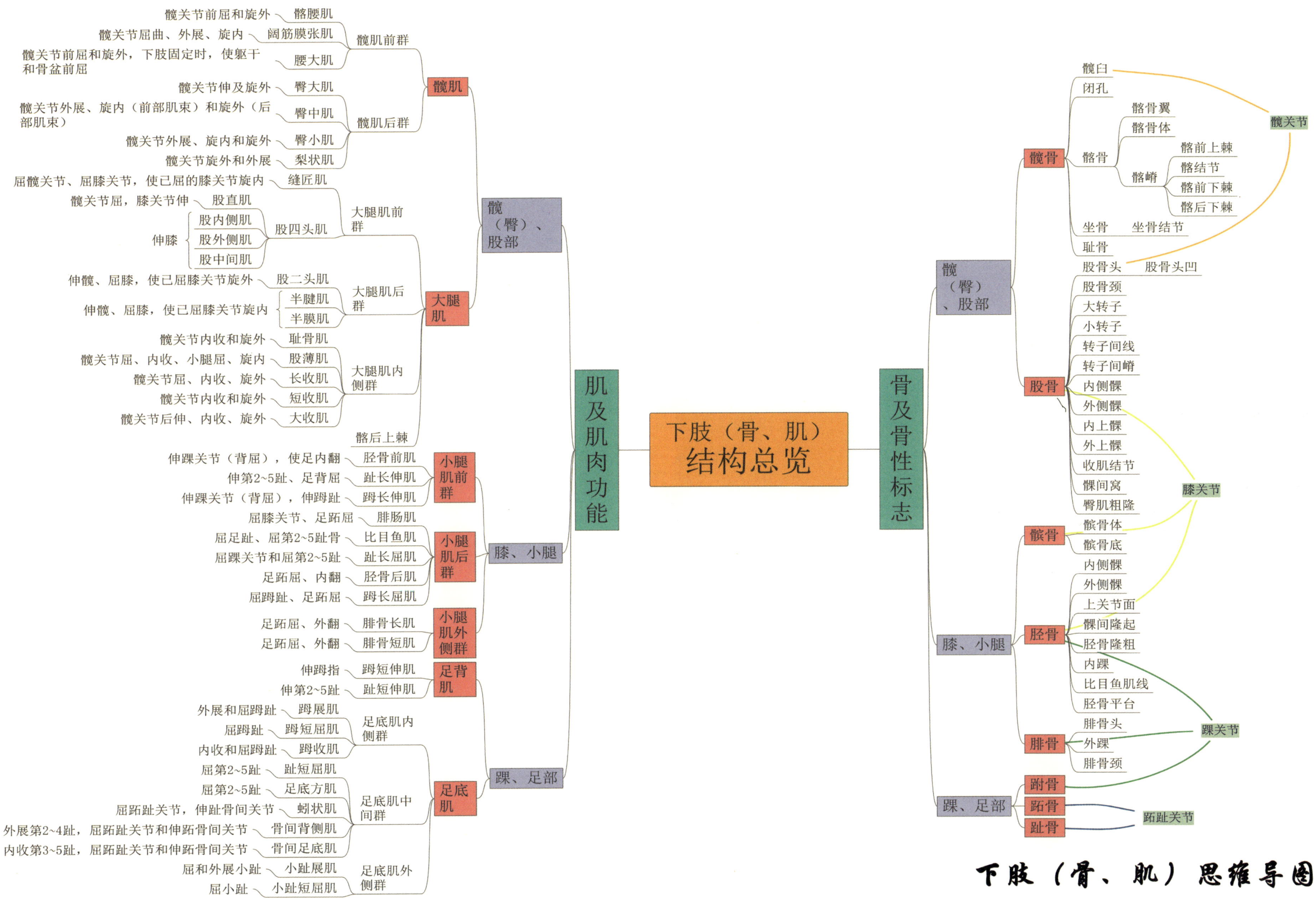

下肢（骨、肌）结构总览
肌及肌肉功能
髋（臀）、股部
髋肌
髋肌前群
髂腰肌 髋关节前屈和旋外
阔筋膜张肌 髋关节屈曲、外展、旋内
腰大肌 髋关节前屈和旋外，下肢固定时，使躯干和骨盆前屈
髋肌后群
臀大肌 髋关节伸及旋外
臀中肌 髋关节外展、旋内（前部肌束）和旋外（后部肌束）
臀小肌 髋关节外展、旋内和旋外
梨状肌 髋关节旋外和外展
大腿肌
大腿肌前群
缝匠肌 屈髋关节、屈膝关节，使已屈的膝关节旋内
股四头肌
股直肌 髋关节屈，膝关节伸
股内侧肌
股外侧肌
股中间肌
伸膝
大腿肌后群
股二头肌 伸髋、屈膝，使已屈膝关节旋外
半腱肌
半膜肌
伸髋、屈膝，使已屈膝关节旋内
大腿肌内侧群
耻骨肌 髋关节内收和旋外
股薄肌 髋关节屈、内收、小腿屈、旋内
长收肌 髋关节屈、内收、旋外
短收肌 髋关节内收和旋外
大收肌 髋关节后伸、内收、旋外
髂后上棘
膝、小腿
小腿肌前群
胫骨前肌 伸踝关节（背屈），使足内翻
趾长伸肌 伸第2~5趾、足背屈
踇长伸肌 伸踝关节（背屈），伸踇趾
小腿肌后群
腓肠肌 屈膝关节、足跖屈
比目鱼肌 屈足趾、屈第2~5趾骨
趾长屈肌 屈踝关节和屈第2~5趾
胫骨后肌 足跖屈、内翻
踇长屈肌 屈踇趾、足跖屈
小腿肌外侧群
腓骨长肌 足跖屈、外翻
腓骨短肌 足跖屈、外翻
踝、足部
足背肌
踇短伸肌 伸踇指
趾短伸肌 伸第2~5趾
足底肌
足底肌内侧群
踇展肌 外展和屈踇趾
踇短屈肌 屈踇趾
踇收肌 内收和屈踇趾
足底肌中间群
趾短屈肌 屈第2~5趾
足底方肌 屈第2~5趾
蚓状肌 屈跖趾关节，伸趾骨间关节
骨间背侧肌 外展第2~4趾，屈跖趾关节和伸跖骨间关节
骨间足底肌 内收第3~5趾，屈跖趾关节和伸跖骨间关节
足底肌外侧群
小趾展肌 屈和外展小趾
小趾短屈肌 屈小趾
骨及骨性标志
髋（臀）、股部
髋骨
髋臼
闭孔
髂骨
髂骨翼
髂骨体
髂嵴
髂前上棘
髂结节
髂前下棘
髂后下棘
坐骨 坐骨结节
耻骨
髋关节
股骨
股骨头 股骨头凹
股骨颈
大转子
小转子
转子间线
转子间嵴
内侧髁
外侧髁
内上髁
外上髁
收肌结节
髁间窝
臀肌粗隆
膝、小腿
髌骨
髌骨体
髌骨底
膝关节
胫骨
内侧髁
外侧髁
上关节面
髁间隆起
胫骨隆粗
内踝
比目鱼肌线
胫骨平台
腓骨
腓骨头
外踝
腓骨颈
踝关节
踝、足部
跗骨
跖骨
趾骨
跖趾关节

下肢（骨、肌）思维导图

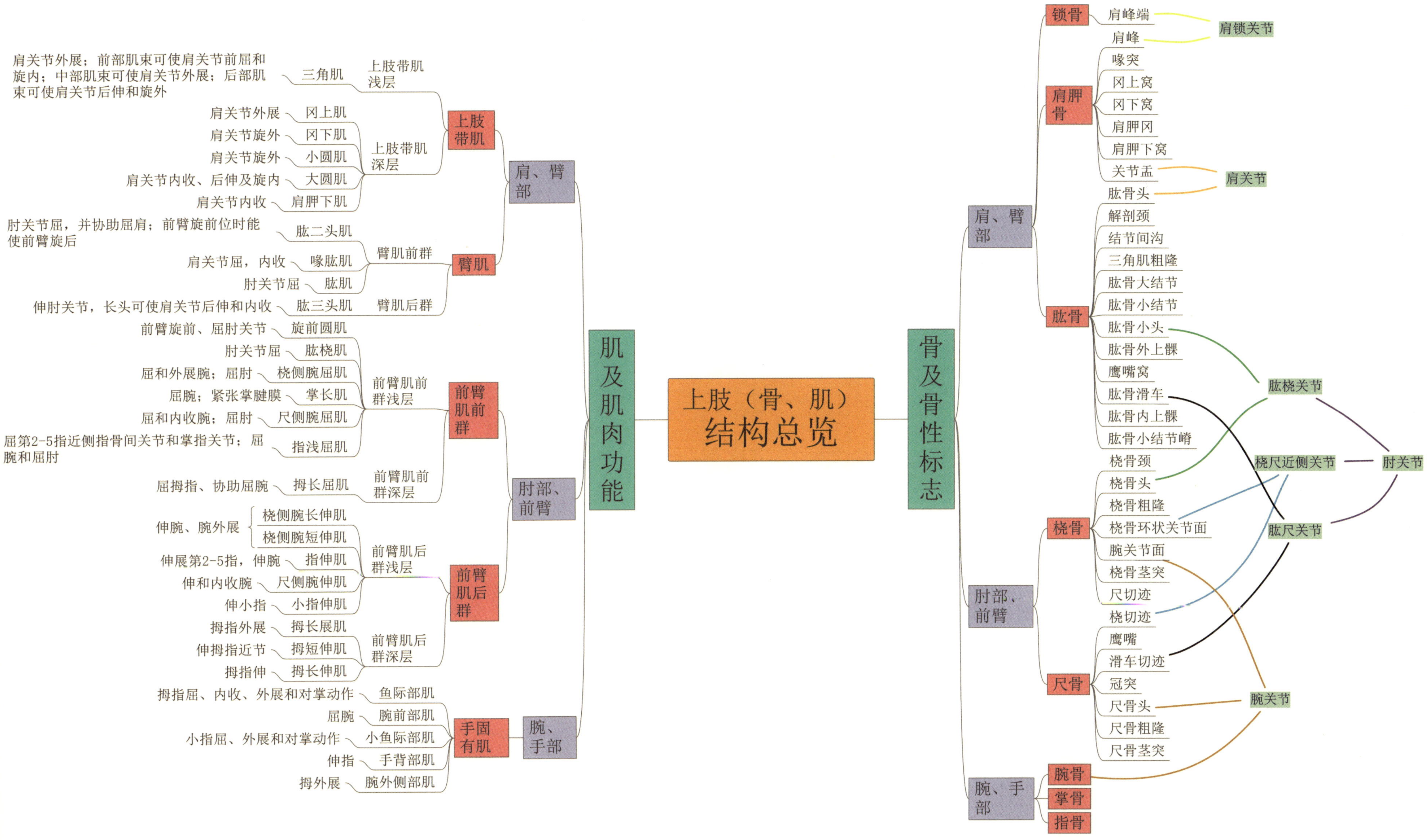
上肢（骨、肌）结构总览
肌及肌肉功能
肩、臂部
上肢带肌
上肢带肌浅层
三角肌
肩关节外展；前部肌束可使肩关节前屈和旋内；中部肌束可使肩关节外展；后部肌束可使肩关节后伸和旋外
上肢带肌深层
冈上肌
肩关节外展
冈下肌
肩关节旋外
小圆肌
肩关节旋外
大圆肌
肩关节内收、后伸及旋内
肩胛下肌
肩关节内收
臂肌
臂肌前群
肱二头肌
肘关节屈，并协助屈肩；前臂旋前位时能使前臂旋后
喙肱肌
肩关节屈，内收
肱肌
肘关节屈
臂肌后群
肱三头肌
伸肘关节，长头可使肩关节后伸和内收
肘部、前臂
前臂肌前群
前臂肌前群浅层
旋前圆肌
前臂旋前、屈肘关节
肱桡肌
肘关节屈
桡侧腕屈肌
屈和外展腕；屈肘
掌长肌
屈腕；紧张掌腱膜
尺侧腕屈肌
屈和内收腕；屈肘
指浅屈肌
屈第2-5指近侧指骨间关节和掌指关节；屈腕和屈肘
前臂肌前群深层
拇长屈肌
屈拇指、协助屈腕
前臂肌后群
前臂肌后群浅层
桡侧腕长伸肌
桡侧腕短伸肌
伸腕、腕外展
指伸肌
伸展第2-5指，伸腕
尺侧腕伸肌
伸和内收腕
小指伸肌
伸小指
前臂肌后群深层
拇长展肌
拇指外展
拇短伸肌
伸拇指近节
拇长伸肌
拇指伸
腕、手部
手固有肌
鱼际部肌
拇指屈、内收、外展和对掌动作
腕前部肌
屈腕
小鱼际部肌
小指屈、外展和对掌动作
手背部肌
伸指
腕外侧部肌
拇外展
骨及骨性标志
肩、臂部
锁骨
肩峰端
肩峰
肩锁关节
肩胛骨
喙突
冈上窝
冈下窝
肩胛冈
肩胛下窝
关节盂
肩关节
肱骨
肱骨头
解剖颈
结节间沟
三角肌粗隆
肱骨大结节
肱骨小结节
肱骨小头
肱骨外上髁
鹰嘴窝
肱骨滑车
肱骨内上髁
肱骨小结节嵴
肘部、前臂
桡骨
桡骨颈
桡骨头
桡骨粗隆
桡骨环状关节面
腕关节面
桡骨茎突
尺切迹
尺骨
桡切迹
鹰嘴
滑车切迹
冠突
尺骨头
尺骨粗隆
尺骨茎突
肱桡关节
桡尺近侧关节
肱尺关节
肘关节
腕关节
腕、手部
腕骨
掌骨
指骨

上肢（骨、肌）思维导图

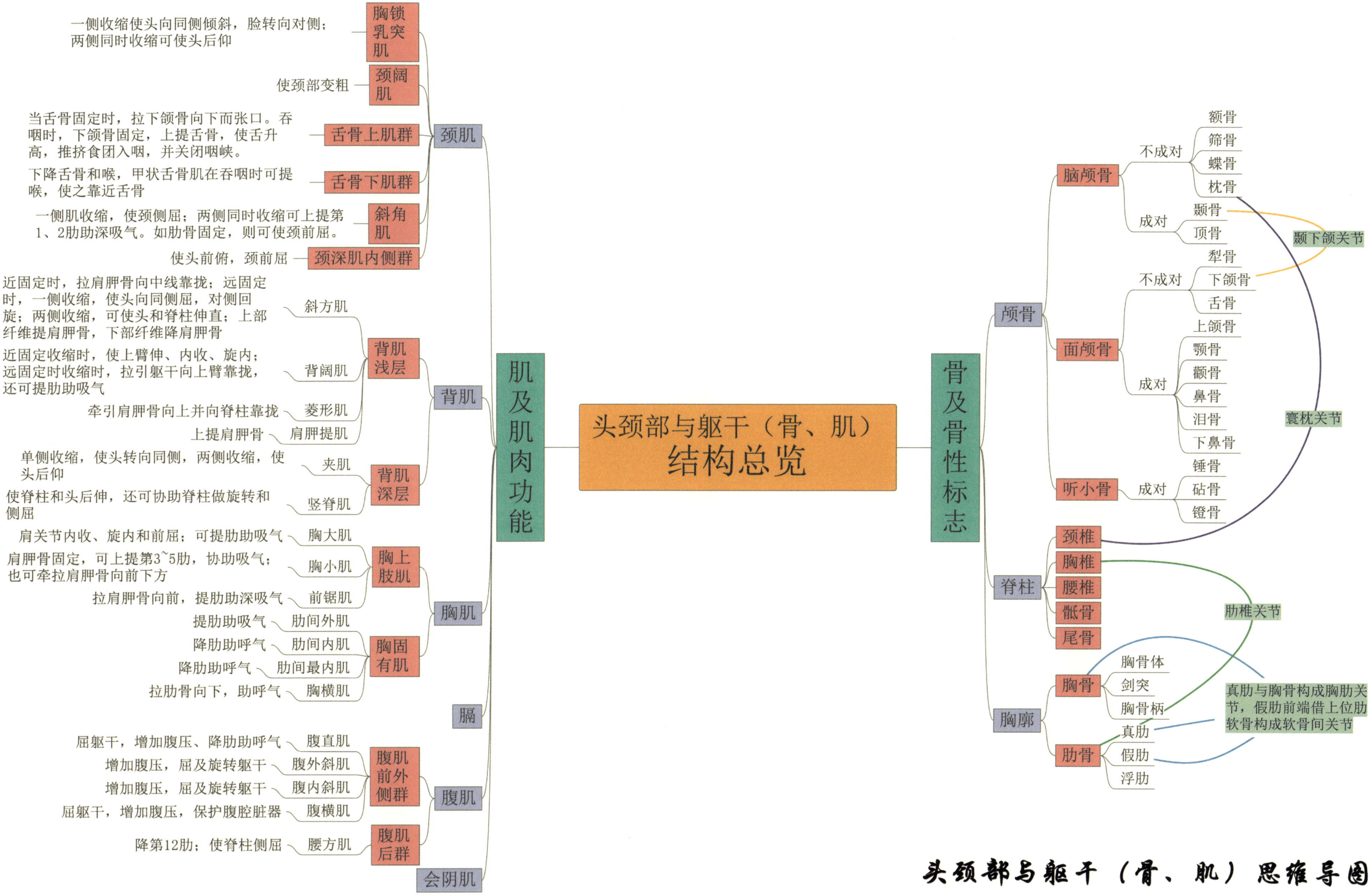

头颈部与躯干（骨、肌）思维导图

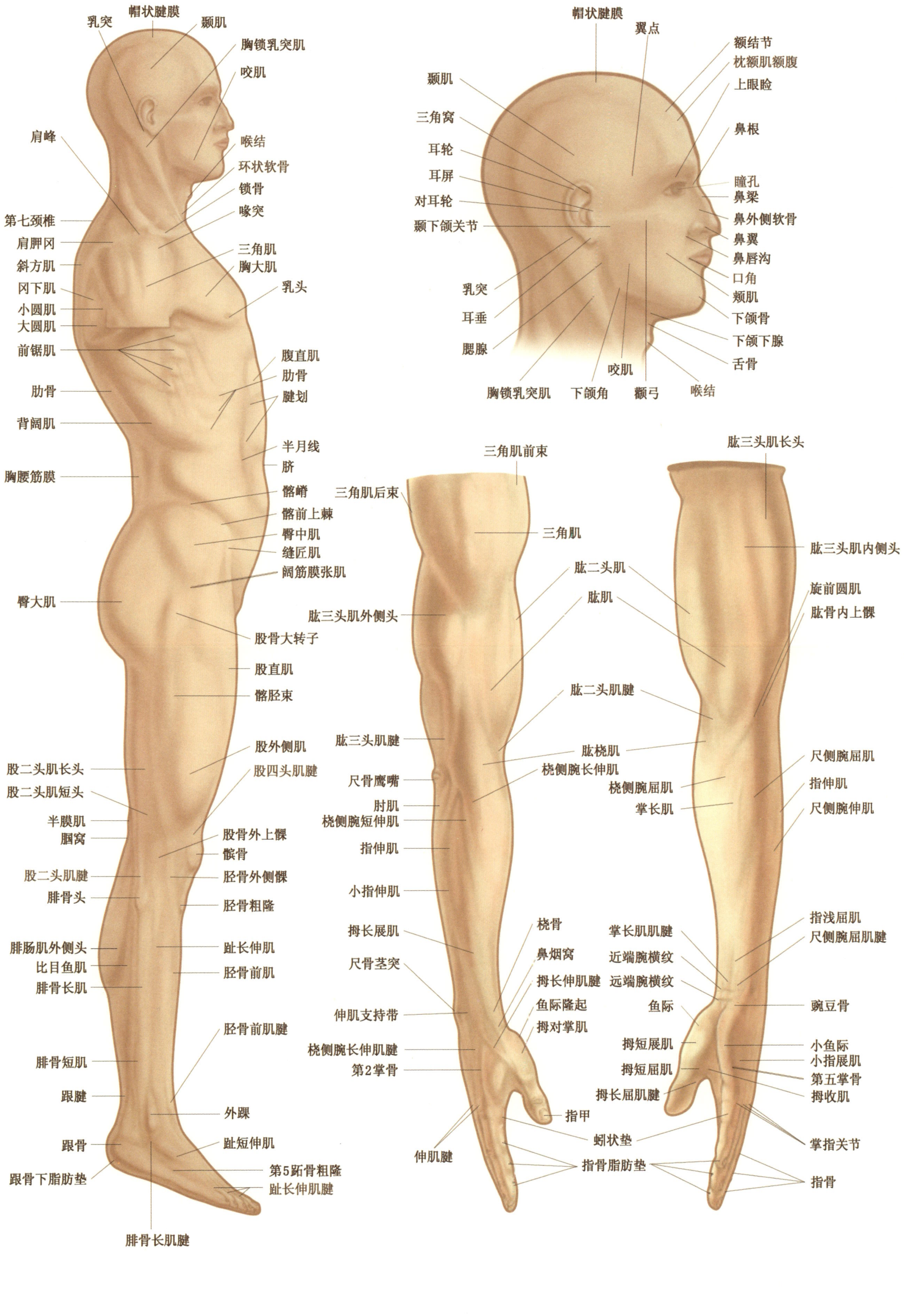
乳突
帽状腱膜
颞肌
胸锁乳突肌
咬肌
肩峰
喉结
环状软骨
锁骨
喙突
第七颈椎
肩胛冈
斜方肌
冈下肌
小圆肌
大圆肌
前锯肌
三角肌
胸大肌
乳头
腹直肌
肋骨
腱划
肋骨
背阔肌
半月线
脐
胸腰筋膜
髂嵴
髂前上棘
臀中肌
缝匠肌
阔筋膜张肌
臀大肌
股骨大转子
股直肌
髂胫束
股外侧肌
股二头肌长头
股四头肌腱
股二头肌短头
半膜肌
腘窝
股骨外上髁
髌骨
股二头肌腱
胫骨外侧髁
腓骨头
胫骨粗隆
腓肠肌外侧头
趾长伸肌
比目鱼肌
胫骨前肌
腓骨长肌
胫骨前肌腱
腓骨短肌
跟腱
外踝
跟骨
趾短伸肌
第5跖骨粗隆
跟骨下脂肪垫
趾长伸肌腱
腓骨长肌腱
帽状腱膜
翼点
额结节
枕额肌额腹
颞肌
上眼睑
三角窝
鼻根
耳轮
耳屏
瞳孔
鼻梁
对耳轮
鼻外侧软骨
颞下颌关节
鼻翼
鼻唇沟
口角
颊肌
乳突
下颌骨
耳垂
下颌下腺
腮腺
舌骨
咬肌
胸锁乳突肌
下颌角
颧弓
喉结
三角肌前束
肱三头肌长头
三角肌后束
三角肌
肱三头肌内侧头
肱二头肌
旋前圆肌
肱肌
肱骨内上髁
肱三头肌外侧头
肱二头肌腱
肱三头肌腱
肱桡肌
尺侧腕屈肌
桡侧腕长伸肌
尺骨鹰嘴
指伸肌
桡侧腕屈肌
肘肌
掌长肌
尺侧腕伸肌
桡侧腕短伸肌
指伸肌
小指伸肌
指浅屈肌
桡骨
掌长肌肌腱
尺侧腕屈肌腱
拇长展肌
鼻烟窝
近端腕横纹
尺骨茎突
拇长伸肌腱
远端腕横纹
鱼际隆起
鱼际
豌豆骨
伸肌支持带
拇对掌肌
桡侧腕长伸肌腱
拇短展肌
小鱼际
小指展肌
第2掌骨
拇短屈肌
第五掌骨
拇收肌
拇长屈肌腱
指甲
蚓状垫
掌指关节
伸肌腱
指骨脂肪垫
指骨

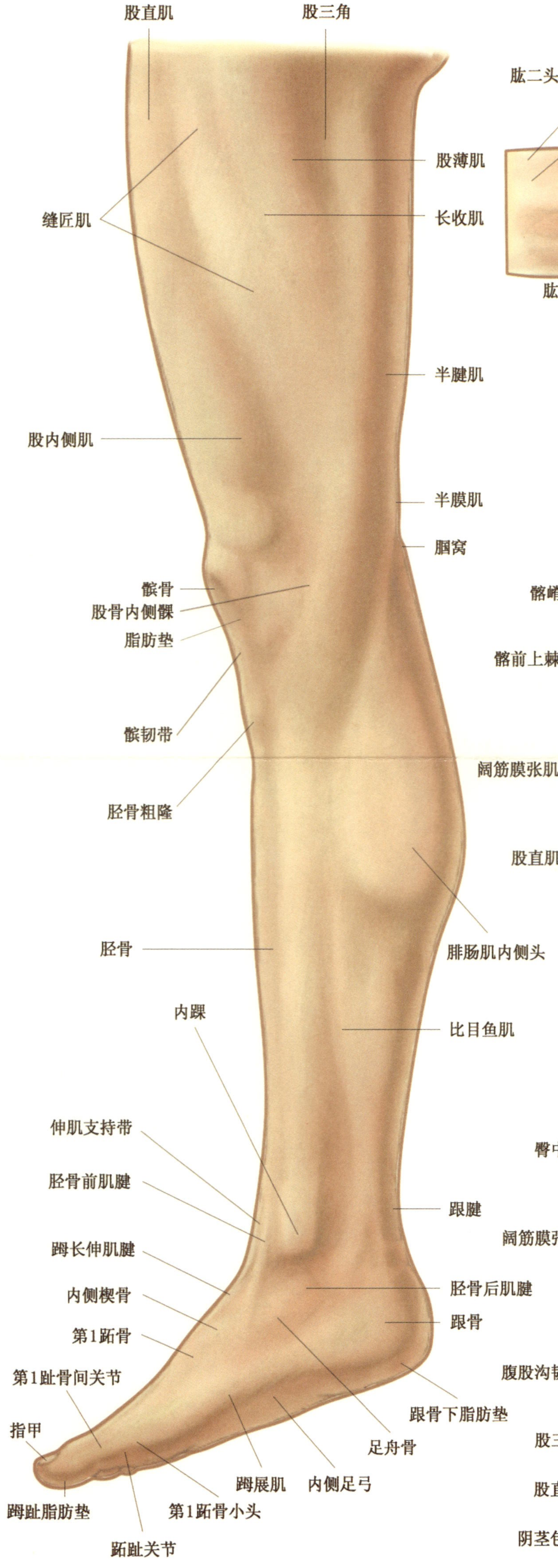
股直肌
股三角
缝匠肌
股薄肌
长收肌
半腱肌
股内侧肌
半膜肌
腘窝
髌骨
股骨内侧髁
脂肪垫
髌韧带
胫骨粗隆
胫骨
腓肠肌内侧头
内踝
比目鱼肌
伸肌支持带
胫骨前肌腱
跟腱
踇长伸肌腱
胫骨后肌腱
内侧楔骨
跟骨
第1跖骨
第1趾骨间关节
跟骨下脂肪垫
指甲
足舟骨
踇展肌
内侧足弓
踇趾脂肪垫
第1跖骨小头
跖趾关节

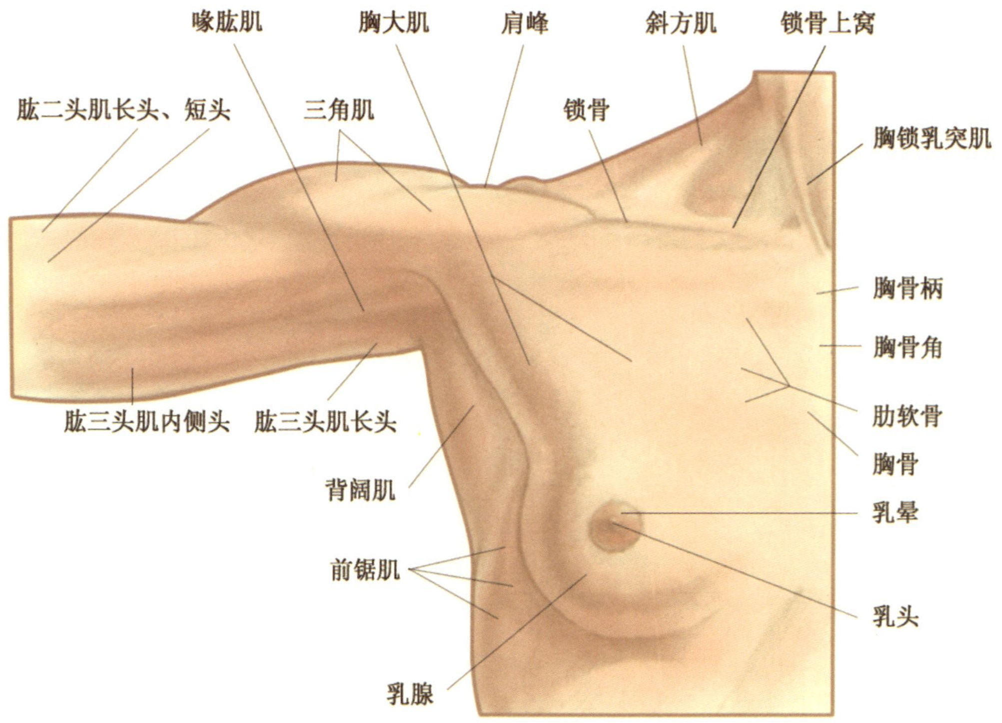
喙肱肌
胸大肌
肩峰
斜方肌
锁骨上窝
肱二头肌长头、短头
三角肌
锁骨
胸锁乳突肌
胸骨柄
胸骨角
肱三头肌内侧头
肱三头肌长头
肋软骨
背阔肌
胸骨
乳晕
前锯肌
乳头
乳腺

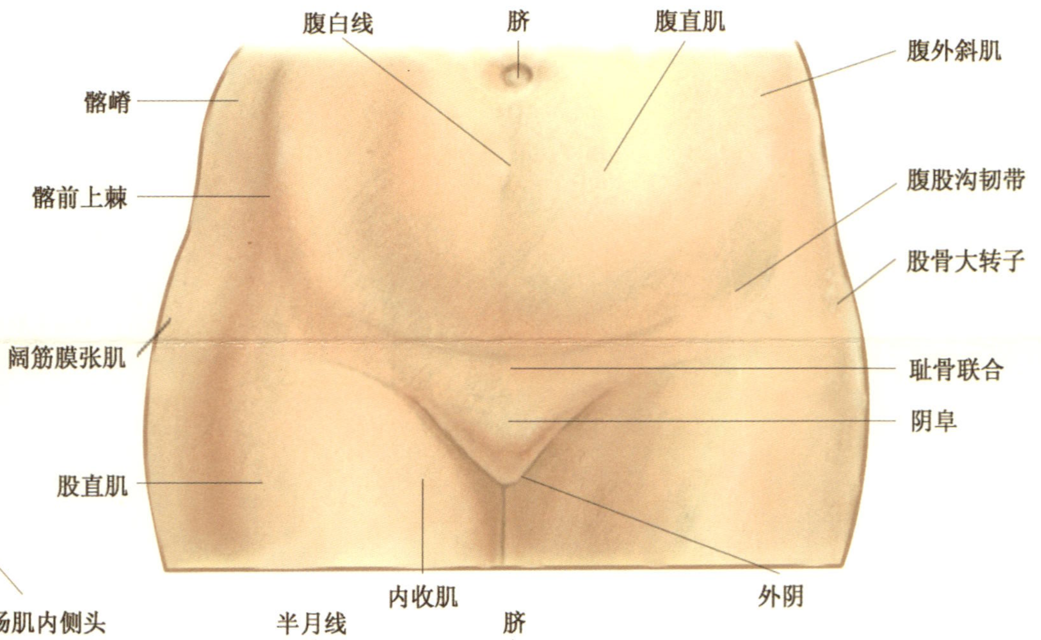
腹白线
脐
腹直肌
腹外斜肌
髂嵴
髂前上棘
腹股沟韧带
股骨大转子
阔筋膜张肌
耻骨联合
阴阜
股直肌
内收肌
外阴

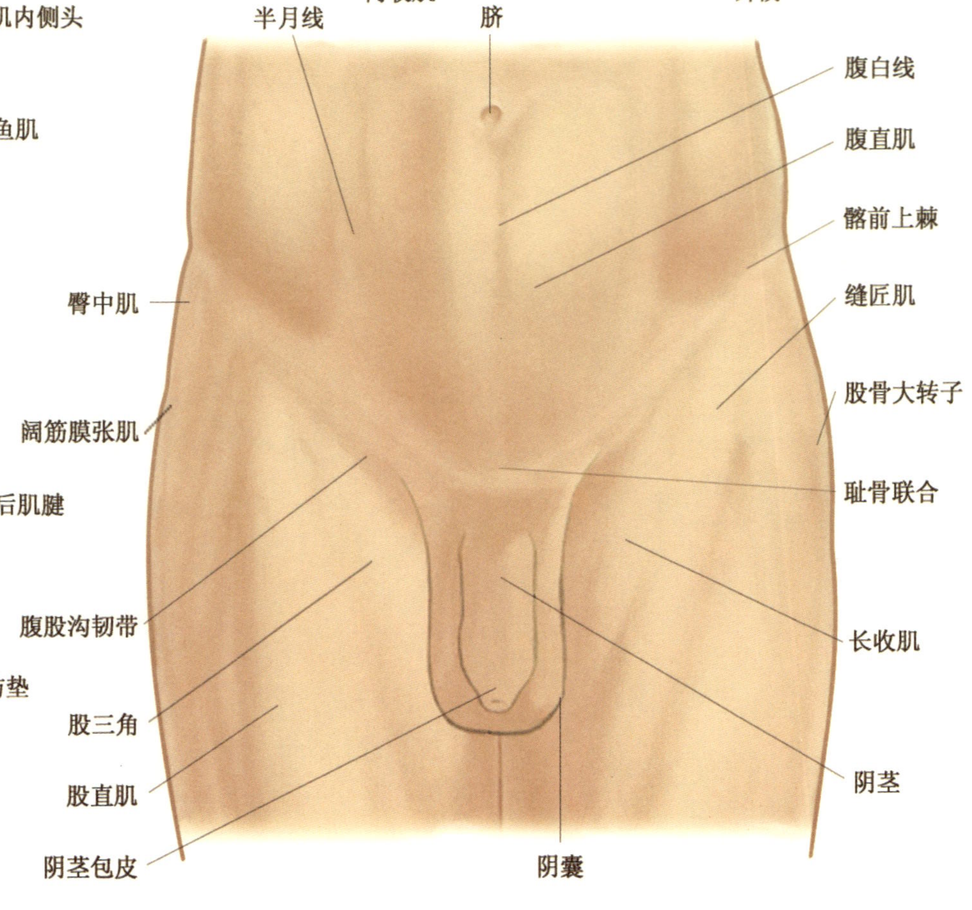
半月线
脐
腹白线
腹直肌
髂前上棘
臀中肌
缝匠肌
股骨大转子
阔筋膜张肌
耻骨联合
腹股沟韧带
长收肌
股三角
股直肌
阴茎
阴茎包皮
阴囊

人体表面标志

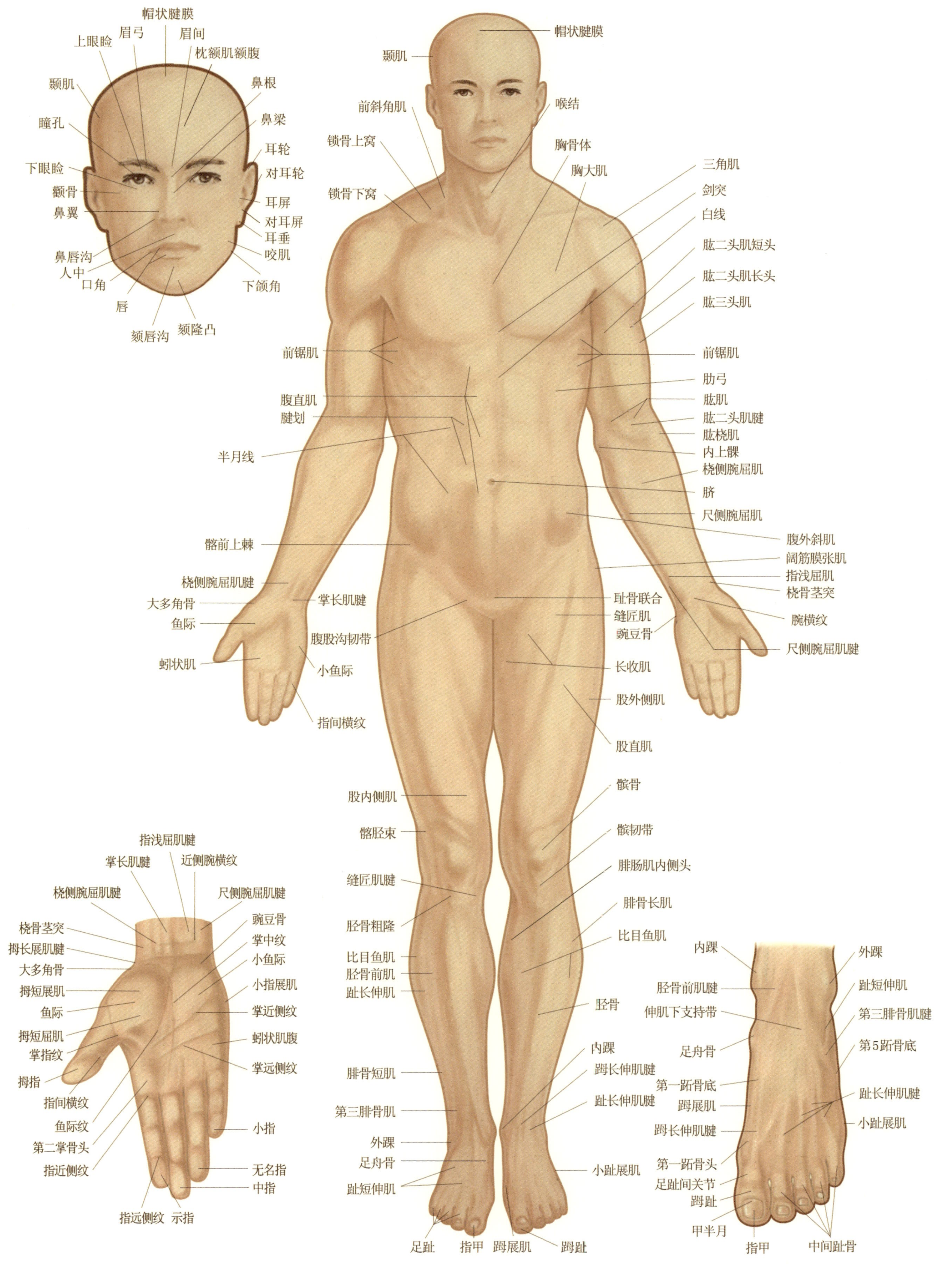

帽状腱膜
眉弓
眉间
上眼睑
枕额肌额腹
颞肌
鼻根
瞳孔
鼻梁
耳轮
下眼睑
对耳轮
颧骨
耳屏
鼻翼
对耳屏
耳垂
鼻唇沟
咬肌
人中
口角
下颌角
唇
颏唇沟
颏隆凸
帽状腱膜
颞肌
前斜角肌
喉结
锁骨上窝
胸骨体
胸大肌
锁骨下窝
三角肌
剑突
白线
肱二头肌短头
肱二头肌长头
肱三头肌
前锯肌
前锯肌
肋弓
腹直肌
肱肌
腱划
肱二头肌腱
肱桡肌
半月线
内上髁
桡侧腕屈肌
脐
尺侧腕屈肌
髂前上棘
腹外斜肌
阔筋膜张肌
指浅屈肌
桡侧腕屈肌腱
桡骨茎突
大多角骨
掌长肌腱
耻骨联合
腕横纹
鱼际
缝匠肌
腹股沟韧带
豌豆骨
尺侧腕屈肌腱
蚓状肌
小鱼际
长收肌
股外侧肌
指间横纹
股直肌
髌骨
股内侧肌
髂胫束
髌韧带
腓肠肌内侧头
缝匠肌腱
腓骨长肌
胫骨粗隆
比目鱼肌
比目鱼肌
胫骨前肌
趾长伸肌
胫骨
内踝
腓骨短肌
踇长伸肌腱
趾长伸肌腱
第三腓骨肌
小趾展肌
外踝
足舟骨
趾短伸肌
足趾
指甲
踇展肌
踇趾
指浅屈肌腱
掌长肌腱
近侧腕横纹
桡侧腕屈肌腱
尺侧腕屈肌腱
豌豆骨
桡骨茎突
掌中纹
拇长展肌腱
小鱼际
大多角骨
小指展肌
拇短展肌
鱼际
掌近侧纹
拇短屈肌
蚓状肌腹
掌指纹
掌远侧纹
拇指
指间横纹
鱼际纹
小指
第二掌骨头
指近侧纹
无名指
中指
指远侧纹
示指
内踝
外踝
胫骨前肌腱
趾短伸肌
伸肌下支持带
第三腓骨肌腱
足舟骨
第5跖骨底
第一跖骨底
踇展肌
趾长伸肌腱
踇长伸肌腱
小趾展肌
第一跖骨头
足趾间关节
踇趾
甲半月
指甲
中间趾骨

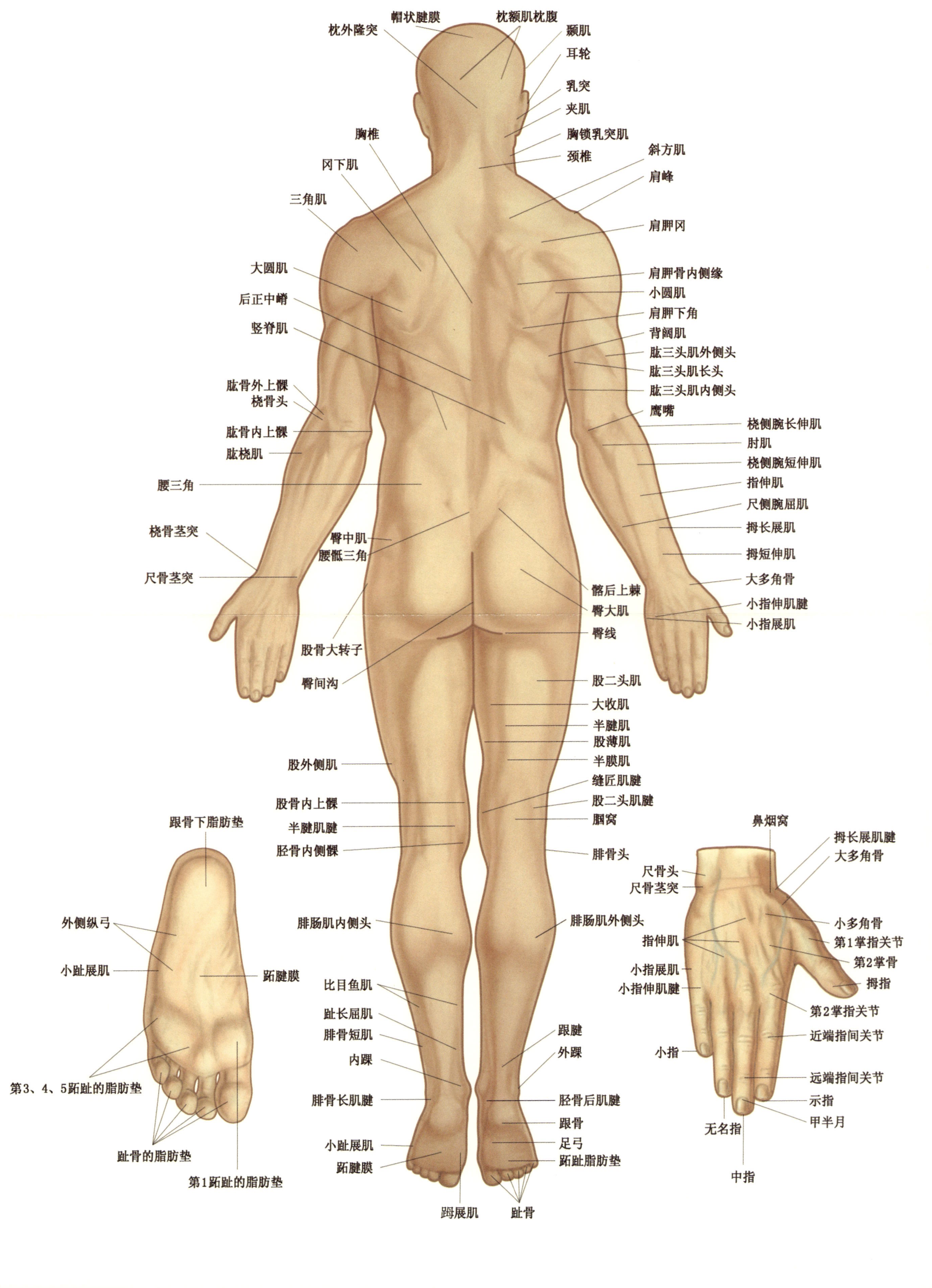
帽状腱膜
枕外隆突
枕额肌枕腹
颞肌
耳轮
乳突
夹肌
胸锁乳突肌
胸椎
颈椎
冈下肌
斜方肌
肩峰
三角肌
肩胛冈
大圆肌
肩胛骨内侧缘
后正中嵴
小圆肌
竖脊肌
肩胛下角
背阔肌
肱三头肌外侧头
肱三头肌长头
肱骨外上髁
桡骨头
肱三头肌内侧头
鹰嘴
肱骨内上髁
桡侧腕长伸肌
肘肌
肱桡肌
桡侧腕短伸肌
腰三角
指伸肌
尺侧腕屈肌
拇长展肌
桡骨茎突
臀中肌
腰骶三角
拇短伸肌
尺骨茎突
大多角骨
髂后上棘
小指伸肌腱
臀大肌
小指展肌
臀线
股骨大转子
臀间沟
股二头肌
大收肌
半腱肌
股薄肌
股外侧肌
半膜肌
缝匠肌腱
股骨内上髁
股二头肌腱
半腱肌腱
腘窝
胫骨内侧髁
腓骨头
跟骨下脂肪垫
外侧纵弓
小趾展肌
跖腱膜
第3、4、5跖趾的脂肪垫
趾骨的脂肪垫
第1跖趾的脂肪垫
腓肠肌内侧头
腓肠肌外侧头
比目鱼肌
趾长屈肌
腓骨短肌
内踝
腓骨长肌腱
小趾展肌
跖腱膜
跟腱
外踝
胫骨后肌腱
跟骨
足弓
跖趾脂肪垫
拇展肌
趾骨
鼻烟窝
拇长展肌腱
大多角骨
尺骨头
尺骨茎突
小多角骨
第1掌指关节
指伸肌
第2掌骨
小指展肌
拇指
小指伸肌腱
第2掌指关节
近端指间关节
小指
远端指间关节
示指
甲半月
无名指
中指